U0389550

幸福怀孕：
医师妈妈的怀孕圣经

Xing fu ♥ Huai yun

管　睿◎主编

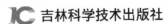吉林科学技术出版社

图书在版编目（CIP）数据

幸福怀孕：医师妈妈的怀孕圣经 / 管睿主编 . — 长春：
吉林科学技术出版社，2015.4
ISBN 978-7-5384-9000-8

Ⅰ . ①幸… Ⅱ . ①管… Ⅲ . ①妊娠期－妇幼保健－基
本知识②分娩－基本知识③婴幼儿－哺育－基本知识
Ⅳ . ① R715.3 ② R714.3 ③ R174

中国版本图书馆 CIP 数据核字（2015）第 063815 号

幸福怀孕：医师妈妈的怀孕圣经

主　　编　管　睿
出 版 人　李　梁
策划责任编辑　孟　波　端金香
执行责任编辑　解春谊
模　　特　于　洋　张莹楠　张子璇　小　静　刘　微　陈圆圆　于　娜
封面设计　长春市一行平面设计有限公司
制　　版　长春市一行平面设计有限公司
开　　本　710mm×1000mm　1/16
字　　数　400千字
印　　张　23
印　　数　1－7000册
版　　次　2015年5月第1版
印　　次　2015年5月第1次印刷

出　　版　吉林科学技术出版社
发　　行　吉林科学技术出版社
地　　址　长春市人民大街4646号
邮　　编　130021
发行部电话/传真　0431-85635177　85651759　85651628
　　　　　　　　　85635181　85600611　85635176
储运部电话　0431-86059116
编辑部电话　0431-85642539
网　　址　www.jlstp.net
印　　刷　长春人民印业有限公司

书　　号　ISBN 978-7-5384-9000-8
定　　价　49.90元

前 言

Qianyan

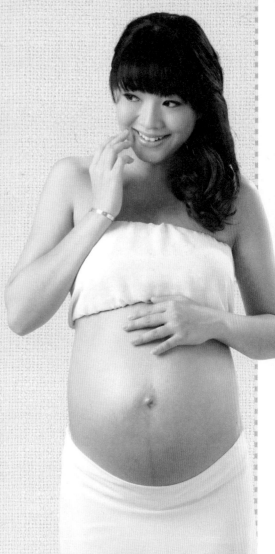

　　孕育一个健康、聪明的宝宝，是所有父母的共同心愿。很多新手父母，在宝宝出生前，都会想了解一些有关养育宝宝的知识。而在怀孕期间，每一位准妈妈都会有没完没了的问题，心情总是处于一种起起落落的状态，又时常会对怀孕后的生活感到无所适从。

　　"十月怀胎，一朝分娩"，其中的甜蜜与艰辛，只有经历过的人才能体会。怀孕又是一段历经40周的旅程，在旅途中你会发现身体、心理的很多变化。怀孕不仅仅孕育了一个宝宝，对于孕妈妈来说，也是一次个人成长的过程。女性怀孕后，往往会渴望了解很多问题，比如在怀孕的40周里身体会发生什么样的变化，胎儿在孕妈妈的肚子里长多大了，营养够不够，胎儿发育得好不好，需要做哪些检查，怎样给胎儿进行胎教，等等。

　　全书内容可靠，文字通俗易懂，全彩图解的设计会让孕妈妈对怀孕期间每一周的身体变化和重要提示都一目了然。本书让准爸爸也积极参与进来，一起感受迎接新生命的美妙和神奇！这是一本让孕妈妈和胎儿一起健康成长的书。

目录 MULU

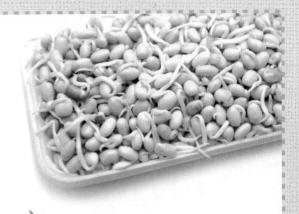

4 孕前健康准备

5 孕前营养准备

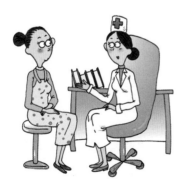

第二章
孕1月

1 怀孕第1周

2 怀孕第2周

3 怀孕第3周

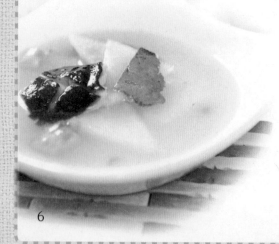

第三章

孕2月

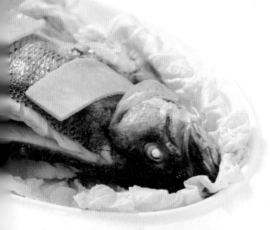

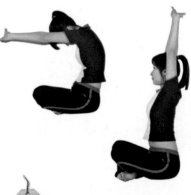
目录

第四章

孕3月

 1 怀孕第9周

 2 怀孕第10周

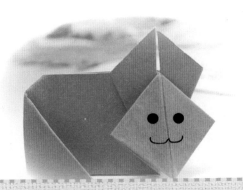

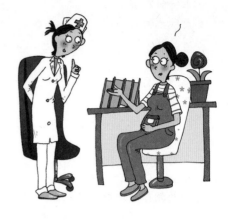

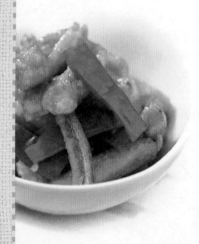

目录

第五章

孕4月

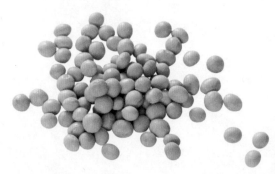

第七章

孕6月

 1 怀孕第21周

2 怀孕第22周

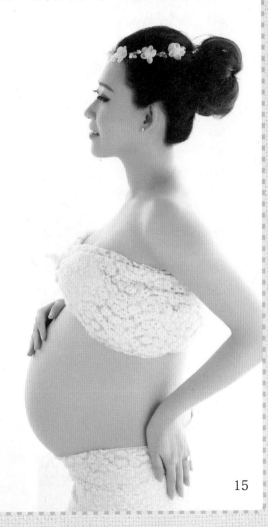

第八章
孕7月

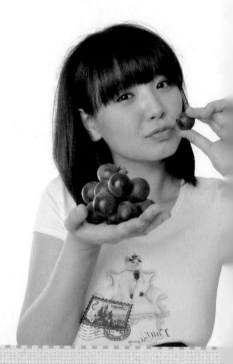

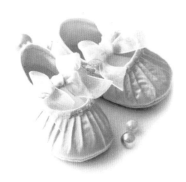

4 怀孕第28周

3 怀孕第27周

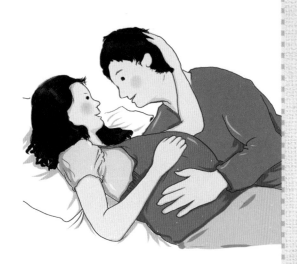

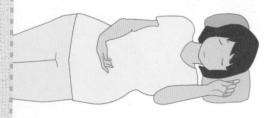

目录

第十章
孕9月

1 怀孕第33周

4 怀孕第32周

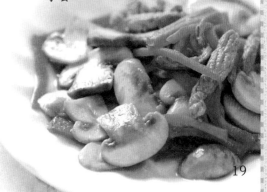

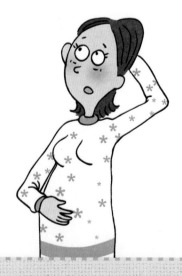

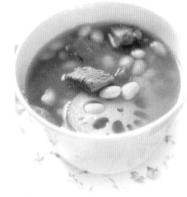

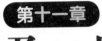

第十一章
孕10月

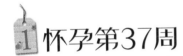

怀孕第37周

怀孕第38周

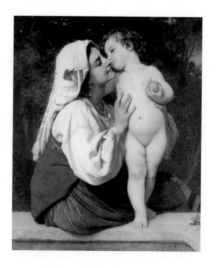

第一章
孕前准备

　　未来宝宝的健康与母亲孕前和孕后的精神健康有着密不可分的关系。乐观的心态、健康的心理对宝宝的成长大有助益。因此，夫妻双方在决定要孩子以后，就要努力调整自己的情绪，以一种积极乐观的心态面对宝宝的到来。

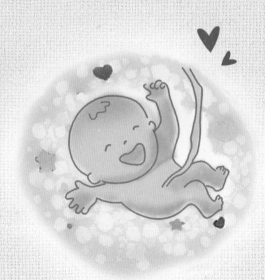

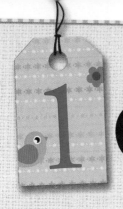

受孕知识小课堂

了解女性身体

子宫

子宫呈倒置的梨形，它位于骨盆腔中央，在膀胱和直肠之间，下端连接阴道，两侧有输卵管和卵巢。成年女性的子宫长7~8厘米、宽4~5厘米、厚2~3厘米。

子宫腔内覆盖有黏膜，称子宫内膜，从青春期到更年期，子宫内膜受卵巢激素的影响，发生着周期性的变化。

没有受精时，子宫内膜在每次的生殖周期都会自然增生，而后脱落形成月经。

性生活时，子宫仅为精子到达输卵管的通道。若发生受精，受精的卵子就会由输卵管进入子宫，植入子宫内膜，并利用子宫内膜内层的养分作为胚胎早期发育的营养，进而成为胚胎发育、成长的场所。

输卵管

输卵管位于子宫的两侧，长10~12厘米，内端连接子宫，是输送卵子的像喇叭形状的弯曲管道。输卵管具有运送精子、摄取卵子及把受精卵运送到子宫腔的重要作用。输卵管全长由内侧向外侧可分为4段。位于子宫壁内的一段为输卵管间质部，经子宫口通往宫腔。

输卵管峡部短而狭窄，是结扎输卵管达到避孕目的的地方。输卵管壶腹部沿卵巢前缘向下弯行，至卵巢上端向后

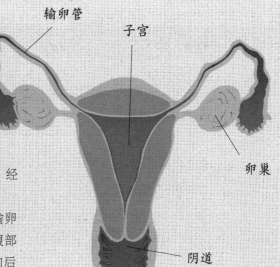

输卵管　　子宫

卵巢

阴道

弯曲，比较粗长，约占输卵管全长的2/3，是卵子受精形成受精卵的地方。若受精卵由于输卵管的病变未能移入子宫，而在输卵管内发育，就是平常所说的宫外孕了。输卵管末端膨大的部分为输卵管伞部，向后弯曲覆盖卵巢的大半个部分。输卵管管口有许多指状突起，有"拾卵"作用。

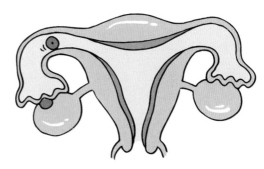

阴道

阴道是由肌肉与内壁黏膜组成的肌性管道，具有伸展性，位于腹侧的膀胱、尿道和背侧直肠之间，上端为子宫颈口，下端开口位于阴道前庭。

性成熟期的女性，阴道长度为7～8厘米，阴道内壁黏膜表面类似内脏膜，可分泌黏液，抑制病菌繁殖，避免阴道和子宫受到感染。阴道是弹性很大、伸缩性很强的器官。阴道壁表面覆盖着弹性很大的一层黏膜，黏膜形成许多皱褶，平时前后的黏膜相互连接为一体，将子宫所分泌的白带或经血通过阴道排出体外。当性生活时，阴道自然张开；分娩时，随着胎儿离开母体降生出来，阴道会尽可能地张开以使胎儿通过。

卵巢

卵巢是产生卵子和分泌女性激素的器官。卵巢大小如同葡萄，呈椭圆形，分别位于子宫两侧。两个卵巢通过卵巢固有韧带连接子宫。卵巢的大小、形态随年龄而变化，性成熟前较小，表面光滑；性成熟期卵巢最大，成年女性卵巢重5～8克；以后多次排卵，表面留下许多瘢痕；绝经后卵巢萎缩变小、变硬。

作为保障人类繁衍传代的重要器官，卵巢虽小，但能量巨大，既是卵子产生的场所，又可以分泌多种性激素。卵巢从胚胎时期就具备了产生卵子的功能，并在胎儿出生时，携带有40万～50万个卵细胞来到人世间，每个不成熟的卵细胞都被一层薄组织围绕，称为卵泡。卵细胞的数量也因人而异，而且会因成长发育逐渐减少。正常情况下，人的一生中只有数百个卵细胞发育成熟，绝大部分都在发育过程中退化死亡。而这些成熟的卵子中，只有特别幸运的那个才能受精发育成胚胎，长成宝宝出现在我们面前。在绝经前，两个卵巢交替排卵，排卵一般发生在月经前的14天左右，这就是排卵期。如排卵后不受精，那么14天后来月经。一般情况下女性45岁左右逐渐停止排卵，50岁左右卵巢随月经停止而趋向萎缩。

了解男性身体

睾丸

睾丸位于男性的阴囊内，左右各一个，呈微扁的椭圆形，表面光滑，是生成精子的地方。睾丸每日可产生上亿个精子，是名副其实的庞大的"精子制造工厂"。睾丸内有数百条弯弯曲曲的小管，称作曲细精管。每条小管的直径还不到1毫米，但很长，所有小管的长度加起来约为250米，这些小管就是产生精子的场所。

正常情况下，男性胎儿在子宫内发育的后期，睾丸即降入阴囊内。少数在出生后逐渐下降，但最晚不应超过1年。睾丸随着性成熟迅速生长，步入老年后随性功能的衰退而萎缩变小，丧失产生精子的能力。因此，准爸爸的适龄孕育也是优生优育的必要条件。

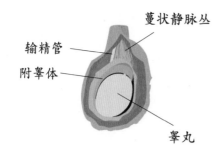

蔓状静脉丛
输精管
附睾体
睾丸

输精管

输精管是输送精子的重要管道，大约40厘米，细长，一端与附管汇合后形成射精管。输精管和射精管主要作用是输送精子，后者还有喷精液的功能。输精管的主要功能是把精子从附睾输送到尿道；输精管是将成熟精子从附睾输送到前列腺部及尿道的唯一通道。

了解孕育过程

孕育一个新生命，是令人称奇的神秘体验。精子和卵子产生后，究竟要经历怎样的历程，才能受孕成功，下面一起来了解一下。

卵子与排卵

卵子是女性从出生开始自体内携带而来，新生儿两侧卵巢有70万～200万卵泡，青春期只剩下30万个卵泡。但只有400～500个原始卵泡发育成熟，逐月排出体外。随着身体的成长，卵子的数量逐渐减少。卵子较精子大，它的外层有保护膜，由透明带和颗粒细胞组成。在一个月经周期中，卵巢内常有几个甚至十几个卵泡同时发育，但受大脑中下丘脑和垂体分泌的激素的调节，一般只有1个发育完全成熟。大约两周后，成熟卵泡最终破裂，排出卵子，这就是排卵。

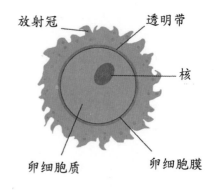

放射冠
透明带
核
卵细胞质
卵细胞膜

精子与射精

精子在睾丸内的精曲小管生成后，已形成像蝌蚪状精子，但是这些精子没有发育成熟，并不具备受精能力。要成为一个幸运的精子，还要在附睾内经历精子成熟过程，以及在女性生殖道内进行顽强的拼搏过程。

从睾丸内出来的精子是能够活动的，但进入附睾头段后，即失去活动能力。精子在附睾内运动的过程中，又逐步获得了活动能力，先出现原地摆动，再有转圈式运动，最后才有成熟精子特有的摆动式前向运动。精子的运动方式，也是衡量精子是否成熟的一个标志。

在性生活过程中，储藏在附睾内的精子会随着副性腺产生的分泌物喷射出去，形成射精。一次射精会排出2～6毫升的精液，含有大约两亿个精子，其中约100～200个精子可以顺利到达卵子所在的地方，精子在前列腺分泌液刺激下加速运动，约有20万个精子展开卵子争夺战。

受精与着床

当男性在射精时，大约会有两亿个精子进入到女性的阴道内，但并不是所有的精子都有可能进入输卵管，与卵子相遇。女性阴道的酸性环境会首先淘汰掉一批"体弱病残"者，而且只有20万个精子会穿过阴道进入输卵管。

最为神奇的是，当第一个精子进入卵子后，卵子立即就会释放一种化学物质将自己包围起来，而将其他精子阻挡在外，免受打扰。当卵子和精子相遇的时候，精子的尾巴就消失了，头部膨大起来，与卵子结合形成一个含有46条染色体的受精卵。

从精子与卵子相遇到受精卵着床需要7～8天，着床部位多在子宫体上部的前壁或后壁，缺口多在受精后的11～12天修复。受精卵着床后，逐渐发育成胚胎及与母体建立联系的附属物——胎盘、胎膜、脐带及羊水等。

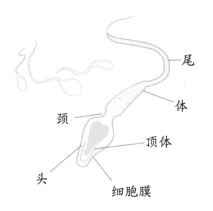

尾

体

颈

顶体

头

细胞膜

正确测算排卵期

计划怀孕时，准妈妈掌握好准确的排卵期是至关重要的。如果在排卵日前5天至排卵日同房，那么受孕的概率最高，准父母就可以做好迎接新生命的准备了。

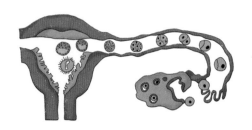

排卵试纸测定法

女性尿液中的促黄体生成激素会在排卵前24小时左右出现高峰值，而排卵试纸就是通过测定这种峰值水平来确定排卵日期，准妈妈不妨去用排卵试纸测定自己的排卵期。在早上10点到晚上8点之间的任何时间，准妈妈用吸管取自己的适量尿液滴在试纸指定的位置，静静等待几分钟后就能得到结果了。如果试纸显示的是阳性，说明你会在14～48小时之内进入排卵期，如果显现的是阴性，说明排卵期还需要一些时间，不用着急，耐心等待第二天再测就好。

下腹隐痛感觉法

这种方法适用于有排卵期痛感的敏感女性，会在卵子从卵巢中排出的瞬间感到剧烈的疼痛，尤其是下腹部的右侧隐隐作痛。如果你在月经中期有这种疼痛的感觉，那就是排卵向你发出的信号，这一天也正是排卵日。使用这种方法，必须排除其他原因造成的下腹疼痛。

宫颈黏液观察法

宫颈黏液的黏稠度随着月经与排卵周期而改变，只要掌握其中的奥妙，就很容易分辨出排卵期。一般女性在月经刚过后的几天内阴道分泌物很少，并显得浓浊、黏性大，不利于精子存活，是我们所说的安全期。到了月经中间即排卵前1～2天，宫颈黏液分泌相对增多，可以看见少许乳白色的黏液，而且像鸡蛋清一样清澈透明，用手指尖触摸能拉出很长的丝，阴道也变得越来越湿润。出现这样的白带表示马上要排卵了，一般持续3～5天。在这几天中，宫颈的黏液可以帮你过滤异常精子，为健康的精子提供营养和通道，使之顺利地进入输卵管，是"命中率"最高的时候。排卵期过后阴道分泌物又会逐渐减少，又变得浓浊、黏稠，不再能拉丝了，所以一定要掌握好时机。

数字推算法

如果你是月经周期非常规律的女性，就可以用数字法推算自己的排卵周期。女性的排卵期一般在下次月经来潮前的14天左右。例如，你的月经周期为28天，如果这次月经来潮的第一天是在8月1日，那么下一次就应该是8月29日，那么这个月的13、14、15、16、17日中间任何一天都可能是排卵日，不过，由于女性的月经周期有时会随外界因素而变化，或者你本身月经就不规律，这种方法常常显得不够准确。

基础体温测定法

这是最常用、效果也比较明显的方法。女性的体温会随着月经周期而发生微妙的变化，在没有发生饮食、运动、情感波动等足以改变体温的前提下，测量的体温就是基础体温。月经期和月经后的7天内是持续的低温期，中途过渡到高温期后，再返回低温期，然后下次月经开始。从低温期过渡到高温期而成为分界点的那一天，基础体温会特别低。以这一天为中心，前两天和后3天被称作排卵日。

女性的体温变化是比较细微的，因此准妈妈先到药房购买女性专用的基础体温计，它的刻度细，能测量出较精密的体温。睡前把基础体温计放在枕边随手可以拿到的地方，早上睡醒睁开眼睛，在没有换衣服，也没有起床上厕所之前，将体温计放在舌头下，闭紧嘴巴，测量3～5分钟，并记录在基础体温表上。每天在固定时间测量，以免在时间差内体温升高，使测量记录失去意义。坚持做1个月后，就可以绘制以28天月经周期为基准的基础体温表了。

你将发现，低温期持续14天后，在排卵期的体温会升高0.3℃～0.5℃，进入14天高温期。如果没有妊娠，基础体温将迅速下滑；如果妊娠，将会停经，高温期将会延续至妊娠4个月。如果低温期持续时间很长，则有可能没有排卵，应及早向医生咨询。

如何判断自己是否怀孕

尽早知道宝宝是否来临有很多好处，比如可以提早对胎儿加以保护，避免有害因素影响，搞好优生。但怎样才能确定自己已经怀孕了呢？有很多方法都会帮助你获得答案。

基础体温测试法

一般女性排卵前体温在36.5℃以下，排卵后体温上升0.3℃～0.5℃，但如果发现自己的基础体温持续保持高温两周以上，甚至像有轻微的感冒症状，便应该想到，这是有喜讯的征象。

早孕试纸测试法

怀疑自己怀孕后，可用市售的早孕试纸，按说明进行自我检测，而且有部分试纸在月经过去1天后即可测出结果，或在同房后7～10天进行检测，极为方便。

虽然许多试纸都表明女性在错过经期1天后便可测试，但事实上，这是因人而异的。为了让结果可靠些，最好还是在月经推迟两周后再做检测，而且用早起第一次排出的尿液检测，测出结果最准确。如果测试结果呈阳性但很不明显，你就该假设自己怀孕了，去医院检查一下吧。

早孕试纸的测试结果受很多因素的影响，虽然产生阳性结果不像阴性结果那样误诊率高，但也有不少非怀孕因素会导致测试结果呈阳性。

如近期有过流产、卵巢肿瘤等病症，或服用一些生育类药品，都可能导致检测的失误。如果你怀疑自己怀孕了，不管测试结果如何，最好去医院检查。

去医院检查

B超检查

使用B超检查，最早在怀孕5周时就可从屏幕上看见子宫里幼小的胚囊，并可以见到妊娠环，若在妊娠环内见到有节律的胎心搏动和胎动，可确定妊娠，而且是活胎。B超对宫外孕也能准确诊断，既方便，又准确。

妊娠试验

通过妊娠试验，可以较早确诊早孕。这是因为当受精卵植入子宫后，就会产生一种新的激素，叫人绒毛膜促性腺激素（HCG）。这种激素分泌后即进入血液，由尿排出。因此，通过血和尿中的HCG测定，就可判断是否妊娠。其实早孕试纸也是根据这个原理制作的。

妊娠试验分为尿妊娠试验和静脉血妊娠试验，后者灵敏度高，最早可在受孕后10多天在母血中测出绒毛膜促性腺激素，受精卵在子宫着床后10周达到高峰，之后逐渐下降。

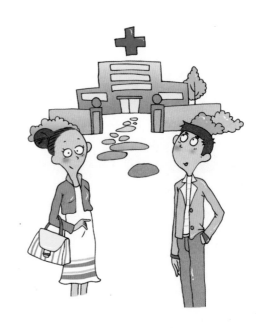

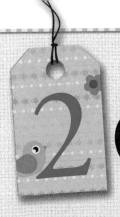

孕前心理准备

做好孕前心理准备

决定生孩子是人生中的一件大事，这会给身体和日常生活带来很大影响，有时甚至难以承受。因此，怀孕前先有一个周全的考虑会给妊娠带来最好的开始。在孕育小生命之前，除了做好物质、生活准备外，心理上更应做好充分的准备，这种准备有时比其他准备更重要。

心理准备即精神准备，这是容易被忽视的一件重要的孕前准备。所谓心理准备是要求夫妻双方在心理状态良好的情况下受孕。凡是双方或一方受到较强的精神刺激，都会影响精子或卵子的质量，即使受孕后也会因情绪的刺激而影响母体的激素分泌，使胎儿不安、躁动，影响其生长发育，甚至流产。因此当心绪不佳、抑郁、苦闷时，或夫妻之间关系紧张、闹矛盾时，都不宜受孕，应该等到双方心情愉快时再受孕。

消除忧虑感

一些年轻女性对怀孕抱有一种担忧心理，怕怀孕会影响自己优美的体型；怕分娩时会产生难以忍受的疼痛；怕自己没有经验带不好宝宝；担心产后上班后无人照料宝宝等等。其实，这些顾虑都是没有必要的。毫无疑问，怀孕后，由于生理上的一系列变化，体型也会发生较大的变化，但只要按照科学的方法进行锻炼，产后体型很快就能得到恢复。事实证明，凡是在产前做孕妇体操，产后认真进行产后健美操锻炼的年轻妈妈，身体的素质及体型都很好地恢复到原状并有所增强。

许多著名的女运动员、女演员都曾生育过宝宝，但她们的体型并没有太大的变化，身段仍然非常好，其关键原因就在于认真锻炼。另外，分娩时所产生的疼痛也只是很短暂的一阵，只要能够很好地按要求去做，同医生密切配合，就能减少痛苦，平安分娩。

保持乐观稳定的情绪

怀孕是大多数女性要经历的人生过程，是件喜事。作为女性能体会到十月怀胎的艰辛滋味，也不枉母亲这一光荣称号。从女性到妻子，从妻子到准妈妈，从准妈妈到母亲，所有的变化都是人生应该经历的自然过程与阶段。

因此，无论是新婚的年轻夫妻，还

是结婚数载的老夫妻，无论是妻子还是丈夫，只要以自然平和的心态，接受这些自然的事实，用聪明的大脑思考，用可以沟通的方式与生活伴侣及时沟通，共同解决每个过程或每个阶段可能发生的问题或矛盾，并及时地加以处理和解决，就能孕育出健康的宝宝。

生男生女都一样

树立"生男生女都一样，宝宝健康才重要"的新观念。对于这一点，不仅准妈妈本人要有正确的认识，而且家庭所有成员都应达成共识。特别是老一辈人要从"重男轻女"的思想桎梏中解脱出来，给予子女更多的鼓励和关心，解除准妈妈的后顾之忧。

学习相关的孕产知识

了解孕期将会出现的某些生理现象，如早期的怀孕反应、中期的胎动、晚期的妊娠水肿、腰腿痛等。若一旦有这些生理现象的出现，孕妇应能够正确对待，泰然处之，避免不必要的紧张和恐慌。怀孕期间，母体为了适应胎儿生长发育的需要，全身各系统都会发生不同程度的生理与心理改变，其中精神与神经系统的正常调节规律易失衡被破坏，由此而出现兴奋与抑制间的不协调。因此，了解这些知识就更为必要。

不管你是正在盼望着怀孕，还是始终抱着顺其自然的想法，或是对可能发生的事情感到困惑、担忧、恐惧，甚至在你还没来得及做任何基本准备时已经怀孕，即使这样，一旦怀孕成为事实，就要愉快地接受它。准妈妈要清楚的是，怀孕、分娩不是疾病，而是一个正常的生理过程，天下几乎绝大多数的女性都经历过、正在经历或将要经历这个阶段。一旦决定成为准妈妈，就要以一种平和、自然的心境迎接怀孕和分娩的过程，从怀孕的那天起就意味着责任随之而来，这是作为一名女性最重要的时刻，以愉快、积极的心态对待孕期所发生的变化，坚信自己能够孕育一个代表未来的小生命，完成将他平安带到这个世界上的使命，就是准妈妈需要做的心理准备。这可以帮助准妈妈顺利度过孕期的每一阶段，并给未来宝宝的生长发育奠定坚实的基础。

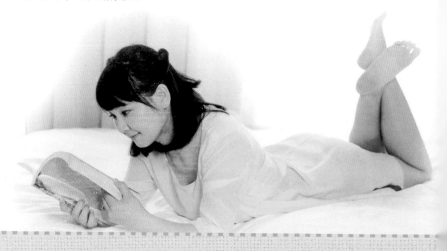

准爸爸要更加体贴妻子

对于准爸爸而言，妻子怀孕之后，不仅生理上发生变化，在心理上也会产生许多变化，如烦躁不安、唠叨、爱发脾气、对感情要求强烈或冷淡等。对于这些变化，准爸爸应当理解和体谅，并采取各种方法使妻子的心情愉快，顺利地度过孕产期。尤其要主动从事家务劳动，对妻子更加体贴，这样既可减少妻子的疲劳，又可增加妻子的欢愉。妻子怀孕后，对食物的要求也会有所变化，为此，准爸爸要有足够的心理准备，做好频繁采购、挑选、更换的思想准备。总之，想想将要降临的小宝宝，一切付出都是值得的。

有心理准备的准妈妈会使孕期更顺利

有心理准备的准妈妈与没有心理准备的准妈妈相比，前者的孕期生活要顺利从容得多，妊娠反应也轻得多。有了这样的心理准备，孕前及孕期生活一定是轻松愉快的，家庭也充满幸福、安宁和温馨，胎儿一定会在优良的环境中健康成长。所以准妈妈一定要做好怀孕前的心理准备。

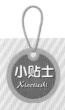

小贴士 Xiaotieshi

准爸爸培训课堂

未来宝宝的健康与母亲孕前和孕后的精神健康有着密不可分的关系。乐观的心态、健康的心理对宝宝的成长大有助益。夫妻双方在决定要孩子以后，要努力调整自己的情绪，以一种积极乐观的心态面对宝宝的到来。

适应从妻子到准妈妈的角色转换

对于准爸爸而言，妻子怀孕之后，不仅生理上发生变化，在心理上也会产生许多变化，如烦躁不安、唠叨、爱发脾气、对感情要求强烈或冷淡等。对于这些变化，准爸爸应当理解和体谅，并采取各种方法使妻子的心情愉快，顺利地度过孕产期。尤其要主动从事家务劳动，对妻子更加体贴，这样既可减少妻子的疲劳，又可增加妻子的欢愉。妻子怀孕后，对食物的要求也会有所变化，为此，准爸爸要有足够的心理准备，做好频繁采购、挑选、更换的思想准备。总之，想想将要降临的小宝宝，一切付出都是值得的。

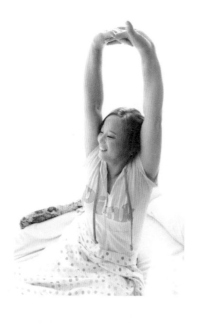

接受变化

小生命的诞生会使夫妻双方的二人世界从此变为三人世界，孩子不仅要占据父母的生活空间，而且还要占据夫妻各自在对方心中的空间，这种心理空间的变化往往被年轻的夫妻所忽视，从而感到难以适应。

拉拢婆婆

你的妈妈会对你付出无私的爱，也许还会搬过来跟你同住，来帮你度过这段"艰苦岁月"。但如果远水解不了近渴，不要忘了，在你旁边还有亲爱的婆婆和小姑。

婆婆毕竟是过来人，养育了你亲爱的丈夫。不妨把你的担心和苦恼告诉她吧，她会因你的依赖而增添对你的信任，即使以前有些分歧也会在你们真诚的相互信任中消散，不但解除了你的担忧，还能增进婆媳关系。

请教同事

亲朋好友聚少离多，同事关系在日常工作和生活中的地位日益重要起来，和睦相处形成一个和谐一致、心情舒畅的工作环境是非常重要的。特别是对于怀孕后还要坚持工作的职业女性，告诉同事你真实的怀孕状况，他们也会乐于给你方便，以此在工作中寻求最大的便利。

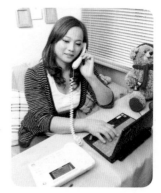

依靠"闺密"

你最重要的时刻怎么能少了"闺密"的支持！一些与准爸爸都不可能说的事情，可以和闺密细细说来，一起去寻求解决的办法。可以一起制订合理的健身计划，参加有益健康的活动。即便只是在一起喝喝茶、散散步，也能减轻你的心理压力。

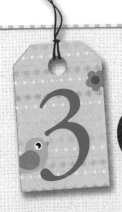

3 孕前生活细节准备

最佳生育年龄

医学界没有特别规定，一般认为：女性最佳生育年龄为24～29岁，男性最佳生育年龄为27～35岁。

准妈妈最佳生育年龄

怀在24～29岁这一时期，女性身体发育完全成熟，卵子质量高，分娩危险小。若早于20岁怀孕生育，胎儿与发育中的母亲争夺营养，对母亲健康和胎儿发育都不好。超过29岁，遗传物质发生突变的机会随之增多，怀孕的概率会下降，而且容易患孕期并发症。

准爸爸最佳生育年龄

男性精子质量在27～35岁达到高峰，而且处于这个年龄段的男性智力成熟，生活经验比较丰富，会关心爱护妻子，有能力抚育好婴幼儿。男性过了35岁，体内的雄性激素也开始衰减，平均每过1年其睾丸激素的分泌量就下降1%。男性年龄过大，精子的基因突变率相应增高，精子的数量和质量都得不到保证，对胎儿的健康也会产生不利影响。

最佳受孕期

最佳受孕季节为每年的7～9月，每天的最佳受孕时间为晚上9～10时。

最佳受孕时机

女性每月有6天时间为受孕最佳时机，即排卵前5天至排卵后一天。上午7～12时，人体的各器官功能状态呈上升趋势；13～14时，是白天里人体功能最低时刻；下午5时再度上升，晚11时后又急剧下降。一般来说，晚9～10时是同房受孕的最佳时刻。而且此时同房后，女性长时间平躺睡眠有助于精子游动，能增加精子与卵子接触、相遇的机会。

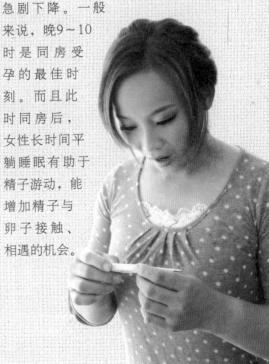

最佳受孕季节

每年的7月上旬到9月上旬为最佳受孕季节。此时早孕反应正值秋季，避开了盛夏对食欲的影响，而且夏末秋初水果和蔬菜品种丰富、新鲜可口，此时可有计划地补充营养，调理饮食，为母子提供充足的营养。冬季大气中二氧化硫、总悬浮颗粒浓度最高，出生缺陷率约为7.8‰；夏秋季浓度最低，出生缺陷率在5‰～5.8‰。7～8月份受孕，可使怀孕早期避开寒冷的冬季，第二年的初春当风疹、流感等病毒来临时，妊娠已达中期，胎儿已平安地度过了致畸的敏感期。春暖花开时，胎儿已渐趋成熟，宝宝正好在风和日丽、气候适宜的春末夏初时节出生，对宝宝的护理比较容易，洗澡不容易受凉，还能到室外呼吸新鲜空气，沐浴温暖的阳光。

孕前性生活要和谐

性生活是孕育的必经过程。但是不适当的性生活让很多男性失去了做爸爸的机会。所以性保健既是随时随地的事情，又是不能忽略的重要环节。

注意卫生

不卫生的性生活不但会造成妻子感染，严重的还会引起不孕。男性外生殖器包皮中，常有分泌物积聚，细菌容易繁殖。当性生活时，容易将细菌带入妻子尿道和阴道并引起感染。因此每次性生活前后，要各自清洗一次，保持外生殖器的清洁。而且应该避免在妻子的经期发生性关系，以免造成致病细菌上行感染，输卵管发生炎症，或导致输卵管阻塞而不孕。

谨慎性生活

性生活处理不当，不但影响生活质量，严重者还可能导致不孕不育。夫妻性生活频率过高，就会导致精液量减少和精子密度降低，使精子活动率和生存率显著下降，如果精子并没有完全发育成熟，与卵子相会的"后劲"就会大大减弱，受孕的概率自然降低。对于能够产生特异性免疫反应的女性，如果频繁地接触丈夫的精液，容易激发体内产生抗精子抗体，使精子黏附堆积或行动受阻，必然不能和卵子结合，导致女性免疫性不孕。但如果性生活次数过少，精子在体内滞留过久，会自然衰老、死亡，活动能力下降，而且异常精子数量增多，精子质量也下降，也不利于受孕。正常的性生活表现为每周2～4次，有规律性，而且要在双方愉悦的情况下进行。

控制体重

准备要宝宝了，但你了解自己的体重吗？如果你的体重低于或高于标准体重的15%～20%，就要注意了！

标准体重计算

我国常用的标准体重计算公式为：男性：标准体重（千克数）＝身高（厘米数）－105；女性：标准体重（千克数）＝身高（厘米数）－107.5。若实测体重占标准体重的百分数上下10%为正常范围，大于10%～20%为过重；大于20%为肥胖；小于10%～20%为消瘦；小于20%为明显消瘦。比如说你身高160厘米，那么你的标准体重为：160－107.5=52.5千克。若你的体重大于58千克就是过重了，小于47千克就偏瘦，要适当增重。

适度运动

生命在于运动。孕前锻炼不但可以消耗多余的脂肪，恢复适当的体重，防止孕期并发症的发生，而且对增强准妈妈的体质也有重要影响。适度的运动不但能够促进准妈妈体内激素的合理调配，确保受孕时体内激素的平衡，也能使受精卵顺利着床。运动还能增强准妈妈身体的免疫力，防止孕期细菌的侵袭，避免流产、早产的发生。如果能一直坚持下去，准妈妈的全身肌肉会更加有力，特别是骨盆肌，对减轻日后分娩时的难度和痛苦非常有效。怀孕前要以舒缓的运动为主，慢跑、散步、游泳、瑜伽都是

不错的选择。准爸爸可以每天陪着准妈妈中速步行30分钟，每周游泳1～2次，或每周做2～3次瑜伽等，准妈妈在锻炼身体的同时，也能保持心情愉悦，提高受孕的概率。

不要过度节食

体重超标的准妈妈也许会采取节食的方式减肥，这是不可取的。节食对身体危害极大，因为不能摄入维持身体正常运行的各种营养物质，如蛋白质、糖类等，会影响身体的免疫，而且节食过度会引起内分泌功能失调，导致生殖功能紊乱，严重的会影响排卵，致使不孕的发生。因此最好根据营养师为自己制订合理的营养食谱，采用少食多餐的方法，细嚼慢咽，加上合理的锻炼，在适当调整体重的同时为胎儿储备充足的营养基础。

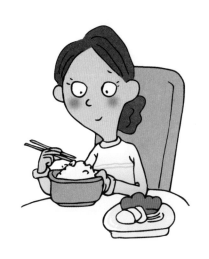

合理调整饮食

过胖或过瘦都是体内营养不均衡，缺乏锻炼造成的，一定要把控制体重作为计划中不可或缺的一项任务，无论过胖过瘦都应积极进行调整，力争达到正常状态。过瘦的女性，应注意增加优质蛋白质和脂肪食物的摄取，多吃鸡、鸭、鱼、肉类、蛋类和大豆制品，增加自己的营养。

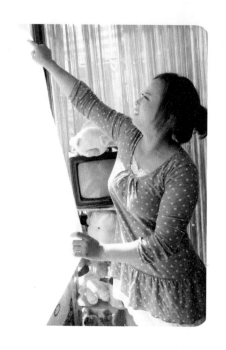

打造舒适的居住环境

一个好的居住环境，不但有利于准父母的身心健康，同时，对胎儿的健康发育也起着积极的作用。

装修材料的选择要慎重

如果你正准备装修房子，为宝宝提供一个舒适健康的环境，那么一定要注意：装修材料中的有害物质，如甲醛、苯、甲苯、乙苯、氨等，无法在短时间内完全散发出去，因而会危及胎儿健康，增加先天性畸形、白血病的发病率。所以在装修时一定要注意选择有环保标志的产品，购买真正的绿色家具。

如果刚装修完新房，不要急于搬进去。为了确保安全，在装修好后，请卫生防疫部门帮助检查装修后的房子内，上述物质的含量是否超标，目前我国安全标准建议苯不应超过2.4毫克/立方米，甲醛不应超过0.08毫克/立方米。装修好的房屋最好在有效通风换气3个月后，在室内嗅不到甲醛的异味时才可以入住。

卧具摆放有讲究

卧具摆放是否合适，也与准妈妈的睡眠质量好坏有着直接的关系。卧室要选择采光、通风较好的地方，床铺要放在远离窗户、相对背光的地方，因为在窗户下睡觉容易受风着凉，从窗户照进来的太亮的光线也影响睡眠。要选棉麻织品的床单和被里，床单、被里和人的皮肤直接接触，必须要符合卫生舒适的要求，要有较好的透气性和吸湿性。枕头内的填充品和枕头的高低要适合，一般认为荞麦皮枕芯无论冬夏都适合，不会成为过敏原，可以大胆选用。不要忘了卧具要经常在阳光下晾晒，利用紫外线杀菌驱毒。

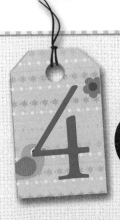

孕前健康准备

孕前必须治疗的疾病

在计划妊娠之初，一定要去正规医院做一次全面身体检查，身患下列疾病最好治愈后再怀孕。日常如果有不适症状也要及时就医，及时治疗，以免影响妊娠。

肝炎

乙型肝炎病毒携带者在妊娠期间不会受到乙型肝炎病毒的影响，但分娩或哺乳时很可能使新生儿受到感染，因此，在分娩后应立即给宝宝接种免疫球蛋白和疫苗，或舍弃母乳哺乳。对于慢性肝炎患者，如病情轻微，肝功能正常，病人年轻，体质又好，经过适当的治疗，可以妊娠。但在妊娠后应坚持高蛋白饮食并充分休息，加强孕期监护，必要时也需要住院观察。

原发性高血压病

原发性高血压病是一种具有遗传倾向的疾病，计划妊娠的女性，尤其是家族有高血压病史者，一定不要忘了测试血压。原发性高血压病会给孕妇和胎儿带来危险，原发性高血压病患者并非不能妊娠，但极易在妊娠期加重病情，而且多是重症。

通过体检发现原发性高血压病的人，需请专家进行全面检查并给予适当治疗，以决定能否妊娠，在医生的全面评估和允许下，才可以妊娠。

妊娠前虽有高血压，但程度轻、病程短的女性，要注意生活起居，要充分摄取高蛋白饮食，控制盐分的摄入。避免过度疲劳、睡眠不足、精神紧张，争取在妊娠前使血压恢复正常，而且年龄不要太大才好。如果必须用降压药，必须使用适于孕妇的安全药物。

心脏病

凡有呼吸困难、易疲劳、心慌、心悸症状的女性应检查心脏，确诊为心脏病的女性应在妊娠前进行治疗。

妊娠期女性全身的血容量比未孕期高，心脏负担也明显加重。而分娩是一种强体力劳动，心脏负担十分重，孕前心脏功能越差，孕后发生问题的概率就越大。心脏病严重的女性怀孕后，很有可能引起早产或死产，情况严重时甚至会造成孕妇死亡。因此，患严重心脏病的女性不宜怀孕。

在心脏病中，心脏瓣膜病、心内膜炎、心脏畸形等病，如果症状不严重，日常生活没有障碍，可以妊娠。但这类女性的妊娠危险高于健康女性，如果想怀孕的话一定要选择有心脏病专业医生的医院，做全面检查，认真评估心脏状况，有必要的应接受医生的生活指导。

糖尿病

糖尿病对母儿均有较大危害。身患糖尿病的孕妇患上高血压疾病的概率比普通人高2～4倍，而且胎儿有可能生长过大，给分娩带来困难。糖尿病孕妇的流产、死产，以及出现畸形儿的概率都比较高，不过只要在妊娠前接受适当的治疗，妊娠期间严格遵守医生的指示，也可以顺利分娩，不必过分紧张。

患有糖尿病的女性首先要进行各种检查，确定是否可以计划受孕。妊娠以后，孕妇要进行血糖自我监测，严格将血糖控制在正常范围内，同时要定期到医院做产前检查，密切观察胎儿的生长发育情况。如果发现孕妇病情加重或胎儿异常，应酌情考虑终止妊娠。

肾脏病

患肾脏病的人如果怀孕往往伴随血压升高，随着症状的加重，有的人会出现流产或早产，还有的人则必须进行人工引产。根据肾脏病的程度和症状不同，是否可以妊娠、分娩请与专业医生商量，并应在未取得医生许可之前进行避孕。

在肾脏病治好以后，也应有一段观察期，在得到医生的同意后再怀孕。怀孕后应定期检查，在肾内科及产科医生的监护下持续妊娠。尤其到怀孕中晚期，要每周去医院重点检查。若肾功能严重受损，则要终止妊娠。

贫血

在妊娠前如果发现患有贫血，首先要查明原因，确认是哪种原因引起的贫血，以便进行积极地调理。若为缺铁性贫血在饮食中摄取足够的铁元素和蛋白质，或服用铁剂，待贫血症状基本被治愈后方可怀孕。

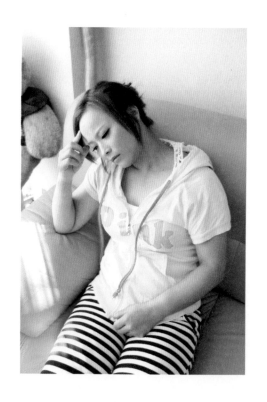

结核病

如有持续低热、容易疲劳、咳嗽、咳痰等症状，应及时就诊。结核病的治疗要在使用抗结核药物治疗等疗法的同时摄取充足的营养，安静休息，生活要有规律。重症者要进行手术，治愈后可以妊娠，分娩。

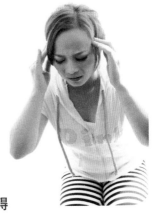

什么是不孕不育

繁衍子孙是每个人的天性和权利。但如果育龄夫妇婚后没有避孕，在正常规律的性生活下一年内从未受孕，就要警惕是不是患有不孕不育症了。受孕是一个复杂的生理过程，在前面生理结构中已经提到，卵巢排出正常卵子，父亲提供正常数量和质量的精子，然后卵子和精子能够在输卵管内相遇并结合成受精卵，最后受精卵能够正常植入子宫内膜即是成功怀孕。只要中间某一环节出现任何纰漏，就可能导致不孕。

男性不育的原因

男性不育占不孕不育的30%，主要原因有：

精子异常

由于男性睾丸先天发育不足或慢性疾病等原因造成无精子、精子数量少、精子活动力减弱或形态异常，导致不育。

精子运送障碍

附睾及输精管阻塞，阻碍精子通过；阳痿或早泄等生理状况造成精子无法进入输卵管，致使精子无法与卵子结合。

自身免疫因素

有的男性因为自身的免疫因素，致使精子及精液在体内产生抗精子抗体，造成男性不育。即使射出精子，精子也会发生自凝而被阴道内的酸性环境杀死，不能通过子宫颈黏液。

女性不孕的原因

卵巢异常

卵巢有规律的排卵是生育的必要条件。先天性卵巢发育不全、多囊卵巢综合征、卵巢功能早衰及功能性卵巢肿瘤等卵巢异常都会影响卵巢排卵。卵巢无排卵的原因多由于下丘脑—垂体—卵巢轴中任何一个环节存在病理障碍所致，也受身体其他内分泌腺疾病因素所影响。无排卵的表现为一般月经周期少于21天，或出现不规则阴道出血，月经稀少，甚至闭经。

子宫功能异常

子宫发育不良、慢性子宫颈炎、子宫颈肌瘤等影响受孕。子宫内膜异位症不但破坏卵巢组织，而且造成严重盆腔粘连，导致不孕。子宫肌瘤也会导致不孕。子宫角部的肌瘤可造成输卵管扭曲、变形，影响精子或受精卵通过，减少受孕机会。黏膜下的子宫肌瘤占据宫腔的位置，影响受精卵着床。比较大的肌瘤可改变宫腔的正常形态，压迫输卵管，影响受孕。

输卵管阻塞

输卵管担负着使精子和卵子相遇并顺利将之运送到宫腔中的重要任务，如果输卵管有炎症，就会导致输卵管阻塞，精子不能通过与卵子相遇，造成不孕。

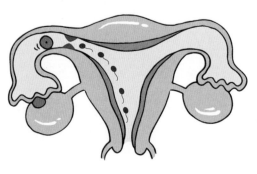

关于辅助生殖技术

在医学技术发展迅速的今天，因为不孕不育没法拥有宝宝的难题已经迎刃而解。试管婴儿技术、人工授精技术可以为不孕不育患者带来光明和希望。如果你的身体出现问题，千万不要丧失信心，先进的医学技术可以让你实现做母亲的愿望。

试管婴儿

试管婴儿即体外受精后进行培养，然后将胚胎移植到母体子宫中，是治疗绝对不孕症和部分相对不孕的最后办法。如果由于卵巢发育不良、早衰，子宫内膜异位症，输卵管闭塞、积液、粘连等，甚至由于部分免疫性不孕，女性体内存在抗精子抗体、宫颈异常，男性精液异常等原因不明导致的不孕，可考虑尝试使用体外受精和胚胎移植技术，从而拥有自己的宝宝。

人工授精

人工授精是用人工方法，将经过处理的精子注入女性生殖道内，使女性怀孕的一种方法。根据精液的来源不同，分为丈夫精液或供精者精液两种。

前者适用于男性性功能障碍、性生活后试验异常经治疗无效及子宫颈黏液内有抗精子抗体等；后者适用于男方无精子或男方携带有遗传病基因等症。

孕前禁忌药品

准备怀孕的女性在怀孕前可能会生病，生了病以后，应根据情况合理用药。有些药物对治病有利，对怀孕却极为不利。夫妻双方在孕前服药，会影响将来胎儿的生长发育吗？有研究表明，许多药物会影响精子与卵子的质量，或者导致胎儿畸形。准备受孕女性一定在医生指导下服药，下列药物在妊娠期服用对胎儿有一定风险。

西药

抗生素类

如四环素类药，可致骨骼发育障碍，牙齿变黄，先天性损失白内障等。链霉素及卡那霉素，可致先天性耳聋，并损害肾脏；氯霉素可抑制骨髓造血功能，新生儿肺出血；红霉素能引起肝损害，磺胺（特别是长效磺胺）可导致新生儿黄疸。

解热镇痛药

阿司匹林或非那西汀，可致骨骼畸形，神经系统或肾脏畸形。

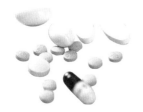

镇静药

甲丙氨酯可导致发育迟缓、先天性心脏病；地西泮片可造成发育迟缓；巴比妥可致指（趾）短小，鼻孔通联；氯丙嗪会造成视网膜病变。

激素

雌激素会造成上肢短缺（海豹样），女婴阴道腺病，男婴女性化、男婴尿道下裂；可的松可致无脑儿、唇腭裂、低体重畸形；甲状腺素可导致胎儿畸形。

抗肿瘤药

环磷酰胺可导致四肢短缺、外耳缺损、腭裂；一硫嘌呤可导致脑腔积液、脑膜膨出、唇裂、腭裂。

维生素及其他

过量的维生素A、B族维生素、维生素C会致畸；马来酸氯苯那敏或苯海拉明能造成肢体缺损。

中药

中药成分复杂，对于生殖细胞的影响不容易被察觉，而许多人始终认为中药性温，补身无害，甚至随便去药房抓药使用，这都是极其危险的做法。准妈妈应该慎重服用的中药有：麝香、斑蝥、水蛭、䗪虫、商陆、巴豆、牵牛、三棱等，可致畸胎、死胎及流产。

43

受孕与遗传

智商

从遗传学的角度上讲，人体的每一个特征都与遗传有密切关系，如相貌、形体、性格、动作姿势、声音等方面，子女都可能与父母有相似之处。

智力的遗传更是相当复杂，它并非只是一个遗传单元，因此可能会从父母那里继承智力的方方面面。许多基因的共同参与决定了智力，因此单个基因对智力的特定贡献显得非常渺小。虽然单个基因对智力产生的影响很小，但是产生的累积效应却是巨大的。

一般来说，智力受遗传的影响是十分明显的，有人认为智力的遗传因素约占60%。父母的智力高，孩子的智力往往也高；父母智力平常，孩子智力也一般；父母智力有缺陷，孩子有可能智力发育不全。这种遗传因素还表现在血缘关系上，父母同是本地人，孩子平均智商为102；而隔省结婚的父母所生的孩子智商达109；如果父母是表亲，孩子的智商一般不高，甚至会很低。

但是不可否认，智力虽然受遗传影响，而后天的环境对智力也有极大的影响。后天教育、训练以及营养等起决定作用。音乐世家对孩子自幼便有熏陶作用，但将一个音乐世家的子弟放到一个完全没有音乐的环境中去，那么这孩子也难成音乐家。

身高

身高属于多基因遗传，而且决定身高的因素35%来自爸爸，35%来自妈妈，其余30%则与营养和运动有关。假若父母双方个头不高，那只剩30%的后天身高因素，决定了力求长高个的尝试不会有明显效果。

鼻子

一般来说，高而宽的大鼻子呈显性遗传。双亲中有一个是鼻梁挺直的，遗传给孩子的可能性就很大。另外，鼻子的遗传基因会一直持续到成人阶段。小时候呈矮鼻梁的孩子，长到成人时期，还有变成为高鼻梁的可能。

青春痘

这个让少男少女耿耿于怀的容颜症，与遗传有关。因为父母双方若患过青春痘，子女的患病率将比无家族史者高出20倍。

肥胖

体型也属于多基因遗传。据统计，父母均瘦，宝宝也多为瘦型，仅有7%会胖；父母之一肥胖，宝宝有40%肥胖；父母都肥胖，宝宝有80%肥胖。肥胖的人往往有家族史，但环境因素对体型的影响也很大，出生后的生活条件、营养情况、运动情况、工作性质等因素均对体型有影响。

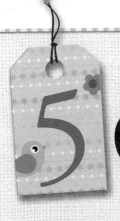

5 孕前营养准备

备孕营养饮食计划

计划怀孕的女性，吃什么和吃多少，都会从正反两方面影响受孕能力。下面这些关于食物的非常重要的食用方法，能够同时提高你受孕和孕育健康宝宝的机会。

因此，应在怀孕前1年至3个月时间里改善你的饮食。食物对男女的生殖能力都有影响。如果你和丈夫都坚持膳食平衡，就能提高你受孕和孕育健康宝宝的机会。看看下面这些为你提供的具体指导，你的丈夫也能从中得到很多营养知识，从而成为一个健康的准爸爸。

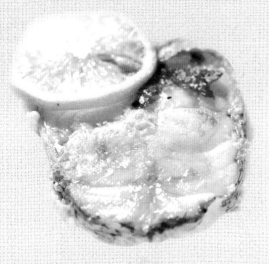

达到理想体重

在尝试怀孕时，你可能需要减轻些体重，但如果原来体重过轻的话还需要增加体重。最好能让自己的体重接近标准值，因为过重或是过轻都会降低你的受孕机会。不过，在采取任何饮食调整或健身计划前，记得先征求一下营养师或健身指导的意见。

如果你的体重过重，明智的膳食计划应该包括低脂和高纤维的食物，但也要记得运动。如果你能加入把健身与膳食建议结合在一起的团体，而不是自己从饮食中寻找方法的话，就更有可能怀孕。如果错误地采取了速成节食法，一下减掉很多体重，则会耗尽你体内储存的营养，这并不是开始孕期的好方法。

遵循健康的饮食计划

健康饮食就是说膳食要均衡，避免高脂肪和高糖的食物，如蛋糕和饼干等。对于准妈妈来说膳食要多样化，包括：

健康饮食计划	
1	水果和蔬菜，可以是新鲜的、冷冻的、罐装的、干的，也可以制成果汁
2	糖类食品，如面包、面条、大米、土豆等
3	蛋白质类，如瘦肉、鸡肉、鱼肉、蛋类、豆类等
4	鱼，每周至少要吃两次，包括一些高脂鱼，但每周吃高脂鱼的次数不能超过两次。新鲜的金枪鱼、鲭鱼、沙丁鱼、鳟鱼等都是高脂鱼
5	奶制品，如牛奶、奶酪、酸奶等，这些食物中都富含钙
6	富含铁的食物，如牛羊肉、豆类、干果、面包、绿色蔬菜、强化早餐麦片等，在你准备怀孕时，此类食物都能为你增加铁元素的摄入

如果你在吃含铁食物时吃一些含维生素C的食物，如水果、蔬菜或喝一杯果汁，都有利于身体对铁的吸收。

补充维生素

虽然均衡的膳食基本能满足你所有的营养需求，但一些专家认为，即使是身体最健康的人，可能也需要一些额外帮助。不过要记住，维生素补充剂只是为了强化身体，并不能替代健康饮食。另外，一些非处方的补充剂可能会包含大剂量维生素和无机盐，而对发育中的胎儿有害，所以，明智的做法是早在怀孕前就选择专为孕妇配置的药丸，或含大约100%日常推荐量的补充剂，其中不会含有过大剂量的维生素或无机盐。

摄取大量叶酸

不只是女性，人人都需要更多的叶酸，这种维生素能降低心脏病、脑卒中、癌症、糖尿病等疾病的发病率，还能减少宝宝患有像脊柱裂等神经管出生缺陷的风险。神经管出生缺陷是指当围绕中枢神经系统的神经管不能完全闭合时，发生的一种严重的先天疾病。

准备怀孕的女性应该每天补充0.4毫克叶酸，即400微克，至少应从孕前3个月到怀孕头3个月一直吃叶酸。医生建议曾经生过神经管畸形宝宝的女性应服用剂量更高的叶酸补充剂，即每天5毫克。如果你或你丈夫，或是你们的直系亲属有神经管畸形，你也应该每天服5毫克叶酸。

此外，最好多吃富含叶酸的食物，如深绿色蔬菜(菠菜、甘蓝、豌豆苗、油菜等)、柑橘类水果、坚果、全麦食品、糙米、强化面包和麦片等。

以下食物不妨多吃

研究发现，精子的生存需要优质蛋白质、钙和锌等无机盐以及一些微量元素，精氨酸及多种维生素等。如果偏食，饮食中缺少这些营养素，精子的生成会受到影响，或许会产生一些"低质"精子。受孕之前半年内夫妻双方就需要做好饮食上的准备，净化自身的内环境，要多吃含叶酸、锌、钙的食物。多吃瘦肉、蛋类、鱼虾、动物肝脏、豆类及豆制品、海产品、新鲜蔬菜、时令水果等。男性多吃鳝鱼、泥鳅、鸽子、牡蛎、麻雀、韭菜等食物。

为了产生优质的精子和卵子并一朝结合成受精卵，以下的食品不妨多吃：

食物名称	功　效
海带	对放射性物质有特别的亲和力，其胶质能促使体内的放射性物质随大便排出，从而减少积累和减少诱发人体机能异常的物质
春韭	又称起阳草，富含挥发油、硫化物、蛋白质、纤维素等营养素。春韭温中益脾、壮阳固精，其精纤维可帮助吸烟饮酒者排除体内的毒素（孕妇慎用韭菜）
海鱼	含多种不饱和脂肪酸，能阻断人体对香烟的反应，并能增强身体的免疫力，海鱼更是补脑佳品
豆芽	贵在"发芽"，无论黄豆、绿豆，豆芽中所含多种维生素能够消除身体内的致畸物质，并且能促进性激素的生成
鲜果、鲜菜汁	贵能解除体内堆积的毒素和废物，使血液呈碱性，把积累在细胞中的毒素溶解并由排泄系统排出体外

孕前不宜吃的食物

辛辣食物

辣椒、胡椒、花椒等调味品刺激性较大，计划怀孕或已经怀孕的女性食用大量这类食品后，同样会出现消化功能的障碍。因此，建议你尽可能避免摄入此类食品。

含咖啡因的食品

准备怀孕的女性不要过多饮用含咖啡因食品，咖啡因作为一种能够影响女性生理变化的物质可以在一定程度上改变女性体内雌、孕激素的比例，从而间接抑制受精卵在子宫内的着床和发育。

鸡精

鸡精的成分是谷氨酸钠，进食过多会影响锌的吸收，不利于胎儿神经系统的发育。

人参、桂圆

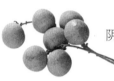

中医认为孕妇多数阴血偏虚，食用人参会引起气盛阴耗，加重早孕反应、水肿和高血压症状等；桂圆辛温助阳，孕妇食用后易动血动胎。因此，建议你食用前谨慎考虑。

腌制食品

这类食品虽然美味，但内含亚硝酸盐、苯丙芘等，对身体很不利。

各种"污染"食品

应尽量选用新鲜天然食品，避免食用含添加剂、色素、防腐剂的食品。水果要洗净后食用，以免农药残留。

烤牛羊肉

应尽量减少吃烤肉的次数和数量。因为烤牛羊肉在熏烤的过程中，炭火的呛烟中含有多种致癌物质，烤肉时肉的营养也随之被破坏，而且未烤熟的肉还容易携带弓形虫，因此不适合待孕夫妇食用。

低脂牛奶

全脂牛奶和低脂牛奶的动物脂肪含量相差1%～2%，食用低脂牛奶会增加女性无卵性不孕的风险。

因为一方面营养学家认为低脂肪牛奶可以降低心脏病风险，而另一方面消费者也认为低脂牛奶可以保持体形。但是最新研究表示，食用低脂牛奶同时也会增加女性无卵性不孕的风险。在跟踪研究了18 000名已婚女性之后，美国哈佛大学公共卫生学院的营养研究员查瓦罗发现，在3430起未孕案例中，有438起是由于女性未排卵造成的。

杀精食物有哪些

瓜子

瓜子中含有抑制睾丸功能成分，能引起睾丸萎缩，影响正常的生育功能，故待孕夫妇不宜多食。

咖啡

咖啡之所以具有提神醒脑的作用，是因为它所含的咖啡因刺激了人的交感神经。交感神经掌握人体日间的所有活动，它受到刺激，人就会精神振奋，活力倍增。而副交感神经专管人夜间的生理、勃起等与性相关的活动，它与交感神经属于表与里的关系。

当交感神经活动频繁时，相对较弱的副交感神经就会受到压抑，临床表现则为性欲的减退。

大蒜

多食大蒜会引起上火、胃痛、眼睛不适，还有明显的杀灭精子的作用，待孕夫妇如食用过多，对生育有着不利的影响，故不宜多食。

奶茶

目前市售的珍珠奶茶多是用奶精、色素、香精和木薯粉(指奶茶中的珍珠)及自来水制成。而奶精主要成分氢化植物油，是一种反式脂肪酸。反式脂肪酸会减少男性激素的分泌，对精子的活跃性产生负面影响，中断精子在身体内的反应过程。

啤酒

如果已经患了肾脏方面的疾病，又无限制地大量喝啤酒，会使尿酸沉积导致肾小管阻塞，造成肾脏衰竭。

如果在验血的时候，发现肾脏有问题，恐怕肾功能此时已经受损不轻了，与其等验血来了解肾脏，还不如平时就定期进行尿检，因为验尿是了解肾脏最为简便快捷的方法。

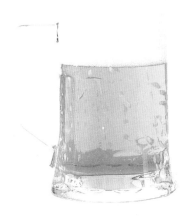
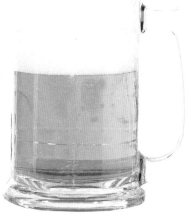

吃什么食物补精子

富含精氨酸的食物

精子形成的必要成分是精氨酸，精氨酸含量较高的食物有：鳝鱼、泥鳅、鱿鱼、带鱼、鳗鱼、海参、墨鱼、章鱼等，其次是山药、银杏。

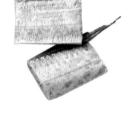

富含锌的食物

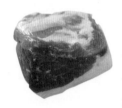

另外，体内缺锌亦可使性欲降低，精子减少。精子量少的男子，可先作体内含锌量检查。若因缺锌所致，应多吃含锌量高的食物。含锌量高的食物有牡蛎、牛肉、鸡肉、鸡肝、花生、猪肉等。

富含性激素的食物

适当增加一些富含性激素的食物：如羊肾、猪肾、狗睾丸、牛鞭、鸡肝的摄入，能促进精原细胞分裂和成熟，对生精很有益处。

富含蛋白质的食物

优质蛋白质与精氨酸食品：优质蛋白质是形成精液的主要原材料。含高蛋白质的食品有瘦肉、猪脊髓、狗肉、牛羊肉、鸡鸭、蛋类、鱼虾、豆制品等。精氨酸是产生精子的必要成分，缺乏时可以发生少精症。

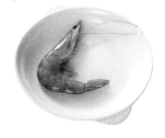

富含维生素的食物

补充各种维生素：维生素类有为精子提供原料、促进精子生成、保持性器官不受侵害等作用。其中维生素E与生殖系统关系最为密切，具有防止性器官老化，以及增强精子活力的多种作用。

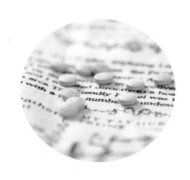

第二章
孕1月

当发现怀孕的那一刻，你或许是惊喜或许是惊慌或诧异，一切情绪归于宁静后，心底最强的愿望就是：我的胎儿要健康，要相信你的宝宝是最坚强的，好孕会与你相伴。

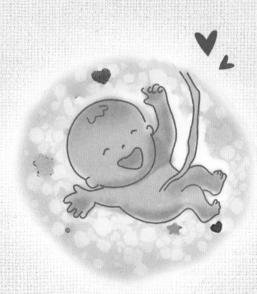

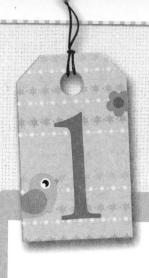

怀孕第1周

胎儿与孕妈妈的变化

准备怀孕

为了健康的怀孕，至少需要6个月以上的准备期。只有夫妻双方的健康状况、心理状态、经济条件及周围环境具备怀孕条件时，才能实现顺利的怀孕和分娩。

如果你是准备怀孕的女性，就应该从计划怀孕的那一刻起，远离可能对健康不利的所有因素，让自己的生活规律起来。

孕妈妈的身体变化

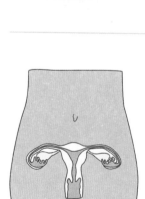

在怀孕的第一个月，对于大多数孕妈妈来说，只是每月如期而至的月经不再出现，其他症状暂时还不明显，只有极少数身体比较敏感的孕妈妈在这个月月末可能会有怕冷、低热、慵懒、困倦和嗜睡等不适症状，但此时还没有到下个月月经"光顾"的日子，孕妈妈也不会把此类症状与怀孕联系起来，粗心的孕妈妈还以为自己感冒了呢！

孕妈妈健康呵护

注意自己的情绪

怀孕期间，孕妈妈心情的好坏与否，是决定宝宝性格好不好的一个至关重要的因素。如果孕妈妈的心情好，宝宝自然也会安静愉快；如果孕妈妈的心情很差，那么宝宝也会缺乏耐性。

做自己喜欢做的事

一个人在做自己喜欢做的事情的时候，往往心情都非常愉快。当然，这个爱好必须以健康为前提，比如做家务、做按摩、听音乐等。经常观看喜剧电影和喜剧书籍，这可以帮助孕妈妈调节情绪，忘掉不愉快的事情。

多吃水果和蔬菜

水果蔬菜营养丰富，并且其特殊的芬芳有助于改善情绪，使你获得平静的心情。

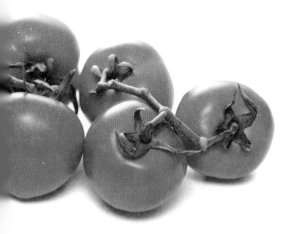

阴道出血怎么办

着床出血

正常受精着床是不会出血的。受精卵着床一般发生在受精约6天后，这个时候大多数母体没有特别明显的反应，少数女性阴道内会有一些红色或粉红色的血迹，这就叫做着床出血。出现受精卵着床出血时，一般不需要治疗，身体也不会出现不适反应，只要注意日常保健就可以了。另外，怀孕初期阴道出血，有些时候并不是着床出血，须警惕病理性出血，如宫外孕等。

病理性出血

病理性出血的几种情况	
宫外孕	当受精卵发育到一定程度，会使输卵管壁发生破裂而导致阴道出血。由于这种出血是流在腹腔内，经阴道流出血可能并不多。但这种失血往往会发生晕厥、休克等症状，救治不及时，会十分危险
葡萄胎	葡萄胎流产一般开始于闭经的2～3个月。阴道流血多为断断续续少量出血，但有的也可能会有反复多次大量流血的情况
流产	当出现流产征兆时，这种流血多伴有下腹疼痛，流血量由少到多，血色由暗到红，腹痛由隐痛逐渐发展到较剧烈的疼痛
其他	此外，像子宫颈息肉、宫颈炎症子宫颈癌、前置或低置胎盘等，也可能引起阴道出血

孕期防辐射服的选用

怎样选择面料

目前，市面上制作防辐射服的面料主要有两种，即不锈钢纤维和碳素纤维。从防辐射的角度来讲，前者优于后者。所以，孕妈妈在购买时要注意面料的区分。

样式的选择

较为常用的是背心款，但根据不同人群和季节的需要也有短裙款、长袖款、吊带款、兜肚款等选择。

如何辨别真伪

首先是用手摸，如果手感较硬，一般质量就不可靠。其次，正规厂家生产的防辐射服都会随产品配有一小块单独的面料，如果将这块面料用火烧过，能看到一层密密的金属网的便是真的使用不锈钢纤维纺织的。此外，还可以用防辐射服将手机包住，包裹的厚度与严密度就像将手机装在衣服口袋中为宜，如果手机没有信号，就可以证明防辐射服的品质不错。

本周孕妈妈注意事项

注意生殖器官的卫生，由于女性的外生殖器官较为复杂，尿道口周围皮肤以及黏膜的褶皱较多，很容易受到外界的污染，滋生细菌。因此怀孕第1周的孕妈妈要注意保持外生殖器官的卫生清洁，保持良好的阴道环境。每天都需要清洗和更换内裤，需要注意的是清洗时用干净的温水即可，尽量不要用专门的清洁液、护理液，以免破坏阴道内酸碱平衡。怀孕1周的孕妈妈要注意戒烟戒酒，因为过度地吸烟饮酒会导致精子和卵子发育畸形，造成婴儿发育的异常，因此想要一个健康的宝宝，必须注意保持一个健康的身体和心态，远离烟酒，为宝宝的健康发育着想。

怀孕1周的孕妈妈此时可以自己测算排卵日期了。可以用基础体温法来测量，也就是每天早上醒来后在不做任何运动的前提下，用体温表测量体温，观察变化值，这样坚持一个月后，就可以做成一个曲线的基础体温表。通常情况下，排卵期的体温会升高$0.3℃\sim0.5℃$，而根据这个体温表，孕妈妈就可以做好孕育新生命的准备了。

小贴士 Xiaotieshi

准爸爸培训课堂

怀孕期间该为孕妈妈做的事，该为胎儿做的事，去医院检查的内容有哪些……这些怀孕知识准爸爸也要学习，有了这些认知，准爸爸就能更积极地参与胎教，同时能可更好地理解孕妈妈的心情。

本周饮食营养

本周营养重点

重点补充

蛋白质　　B族维生素　　矿物质

适量补充

糖类　　无机盐　　钙质

平衡合理的营养

食物品种应当杂一些，注意荤素搭配、粗细结合、饥饱适度、不偏食、不挑食、不忌口，并根据个人活动量、体质及孕前体重决定摄入量和饮食重点，养成良好的膳食习惯。

饮食清淡易消化

孕妈妈在这一阶段应多进食，膳食以清淡容易消化吸收为宜，少吃油腻食物，吃饭时少喝饮料和汤，避免各种有害刺激，不吸烟，不喝含酒精和咖啡因的饮料等。

多吃有利于受精卵着床的食物

在怀孕前后必须充分摄取各种含维生素、蛋白质和钙高的食物，例如豆芽、豆腐、杂粮等。新鲜的蔬菜和水果有利于受精卵着床。其中，地瓜、土豆、柚子、樱桃、芹菜、大白菜的效果最为显著。

多吃富含叶酸的食物

孕妈妈早期的营养贮备和补充，是胎儿发育的关键。此时要摄入充足的叶酸，否则很有可能引起胎儿神经系统发育异常。孕前3个月就应该开始补充叶酸，此时还要继续补充，才能保证胎儿的脑发育正常。

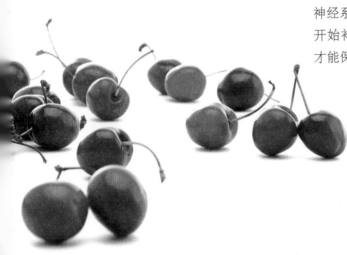

一周美味食谱

胡萝卜炒肉

瘦猪肉100克，胡萝卜1/4根，植物油5克，香菜、淀粉各适量，酱油少许，葱花、姜末各少许。

1 胡萝卜洗净，切丝；瘦猪肉切丝，加入淀粉拌匀；香菜切成末。

2 锅置火上，加入植物油烧热，放入葱花、姜末炝锅，再放入肉丝炒散，放胡萝卜丝煸炒。

3 锅里加入酱油少许，炒熟后加入香菜末即可。

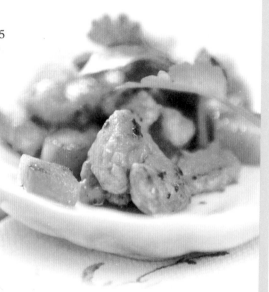

栗子扒油菜

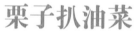

油菜250克，熟板栗肉200克，香菇50克，胡萝卜片少许，姜片、精盐、鸡精、白糖、胡椒粉、蚝油、水淀粉、酱油、料酒、清汤、植物油各适量。

1 香菇去蒂，洗净，切成两半；熟板栗肉切成两半；油菜洗净，放入沸水中焯烫一下，捞出沥水。

2 锅中加入植物油烧热，放入油菜，加入精盐、鸡精炒匀，码入盘中垫底。

3 锅中留底油烧至六成热，先下入姜片炒出香味，再放入香菇、栗子肉、胡萝卜片略炒。

4 加入精盐、白糖、胡椒粉、蚝油、酱油、料酒、清汤扒至入味，勾芡，盛在油菜上即成。

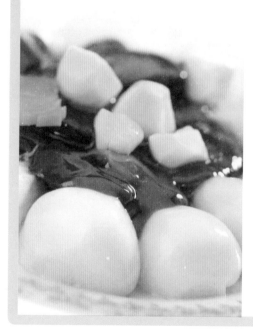

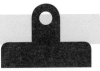

墨鱼油菜汤

墨鱼肉、油菜各200克，红椒2个。精盐适量，烧汁2大匙，料酒1大匙，柴鱼高汤8杯。

1 将油菜、红椒洗净，备用。

2 将墨鱼洗净，先切成厚片，再切成条待用。

3 锅中加入柴鱼高汤烧沸，放入墨鱼肉、油菜、红椒、烧汁、料酒煮沸，再用中火滚煮5分钟入味即可。

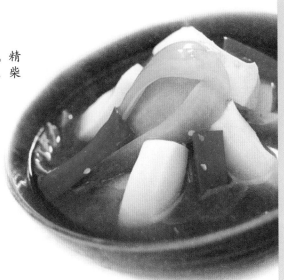

肉末番茄炒豆腐

豆腐1块，猪肉末50克，番茄25克，葱、姜各15克，精盐、白糖各1/2小匙，水淀粉、番茄酱各1小匙，植物油30克。

1 将豆腐、番茄切成小块，葱、姜切成末。

2 坐锅点火倒入植物油，下肉末煸炒均匀，放入葱姜末煸香，再放入豆腐、番茄翻炒片刻，加入番茄酱、精盐、白糖调味出锅即可。

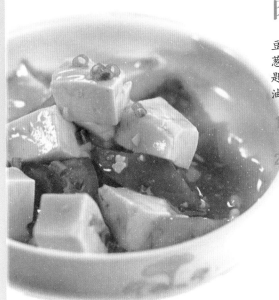

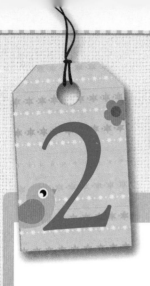

孕1月

怀孕第2周

胎儿与孕妈妈的变化

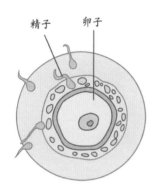

精子　卵子

胎儿的发育情况

　　子宫为排卵做好准备。尚未受精，成熟的卵细胞在输卵管中等待精子。随着月经的结束，子宫内膜重新变厚，并准备排卵。到了排卵日，成熟的卵细胞就从卵巢中出来，在输卵管内等待精子12~24小时。

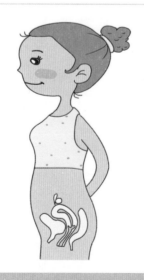

孕妈妈的身体变化

　　此时待孕妈妈身体没有发生任何变化。妊娠周的计算并不是从精子和卵细胞的相遇开始的，而是从生成具有受精能力的卵细胞和精子的瞬间开始的。所以，怀孕期以40周计算，将准备产生新卵细胞的一周视为怀孕第一周。因此待孕妈妈从末次月经开始，应随时检查是否怀孕。待孕妈妈要精确计算自己的排卵日，最好在排卵日当天跟丈夫结合。

孕妈妈健康呵护

提高受孕概率有诀窍

在享受性爱的同时，夫妻双方掌握适当的诀窍，有助于提高受孕概率。

双方保持爱的愉悦

当人处于良好的精神状态时，精力、体力、智力、性功能都处于良好状态，精子和卵细胞的质量也高。性生活时没有忧郁和烦恼，夫妻双方精神愉快、心情舒畅，此时受精，易于着床受孕，胎儿的素质也好。

男上女下最佳姿势

性生活时，男上女下姿势对受孕最为有利。这种姿势使阴茎插入最深，因此能使精子比较接近子宫颈。待孕妈妈也可以用枕头把臀部抬高，使子宫颈可以最大限度地接触精子。

掌握性生活的最佳时间

计划怀孕时，待孕妈妈掌握自己的准确排卵日至关重要。待孕妈妈每月有5天时间为受孕最佳时机，即排卵日当日或前三天后一天，那么受孕的概率最高，夫妻双方就可以做好迎接新生命的准备了。

掌握性生活的最佳时刻

17:00~23:00是受孕的最佳时刻。此时同房后，待孕妈妈长时间平躺睡眠有助于精子游动，增加精子与卵细胞相遇的机会。

时间	状态
7:00~14:00	身体状态呈上升趋势
13:00~15:00	身体状态最低时刻
17:00~23:00	身体状态最佳时刻

性生活后多躺一会儿

性爱后，有的待孕妈妈可能会想马上洗澡，如果想提高受孕概率，应该在床上多躺一会儿。这样做不但可以防止精液外流，还可以借助地球引力的力量帮助精子游动，加大受孕概率。

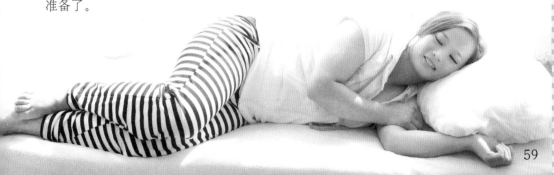

宝宝血型可预知

人的常见血型分为A型、B型、O型和AB型4种。孕妈妈检测血型，不仅可以推算出宝宝可能是什么血型，可以避免发生新生儿溶血症，这也是检测血型的目的。

父母血型	子女可能血型	子女不可能血型
A+A	A，O	B，AB
A+O	A，O	B，AB
A+B	A，B，AB，O	
A+AB	A，B，AB	O
B+B	B，O	A，AB
B+O	B，O	A，AB
B+AB	A，B，AB	O
AB+O	A，B	AB，O
AB+AB	A，B，AB	O
O+O	O	A，B，AB

做好应对早孕反应的准备

早孕反应是怀孕后身体的一种正常反应，很多刚刚得知自己怀孕的女性都会比较关注这个问题。孕妈妈在孕期的前两周主要是正确认识这一现象，做好相应的准备工作，以防到时措手不及，影响工作、生活和心情。

什么是早孕反应

早孕反应一般在末次月经后的5～6周出现，主要表现是恶心、厌食、呕吐、头晕、疲倦、对气味敏感等。并且这种现象会随着妊娠期的推进渐渐加重，在9～11周时到达最大强度，之后逐渐减弱，通常在12周自行消失。

如何克服早孕反应

通过专业的书籍、网站以及亲戚、朋友、同事多方面了解相关信息，尤其是自己的妈妈，因为她孕育你时的反应，很可能与你孕育自己宝宝时的反应极相似。此外，与做了妈妈的人多交流，还有助于尽快进入孕妈妈的角色。

1．既然产生早孕反应的原因与孕妈妈的精神状态有关，所以身心的调整、放松非常关键。刚刚怀了宝宝的孕妈妈充分做好这个工作很重要，因为从优生优育的角度讲，比较理想的状态是要求孕妈妈整个孕期都能保持愉快的身心。

2．在这个特别的时期，饮食往往成了最头疼的事情，谁不想为腹中的宝宝提供最全面的营养呢？可孕妈妈的胃口却如此之差，弄得心情十分矛盾。对此，建议孕妈妈不要过于难为自己，因为这个时候胎儿还很小，日常饮食完全可以满足他的需要。所以孕妈妈这个时候只要不吃垃圾食品、刺激性食品，完全可以根据自身的需要来选择吃什么、吃多少。

3．准爸爸及其他的亲朋好友可以在这个时候起到积极的关爱作用。这个时候的孕妈妈在身体和心理上都产生了很大的变化，她此时变成了一个特殊的人。如果此时有了什么异常表现，家里的人，尤其是丈夫应该多多理解，积极帮助妻子平稳情绪、分担家务、了解孕产期常识，多陪妻子散步、聊天，与她一起做她平时爱做的事情，等等。

本周孕妈妈注意事项

怀孕第2周的孕妈妈应该注意适当地补充叶酸了。叶酸是人体三大造血原料之一，它能够促进红细胞的生成。而如果在孕早期缺乏叶酸就会影响胎儿的神经系统正常发育，导致脊柱裂或无脑儿等神经管畸形，因此，建议生育年龄的女性应该每天补充0.4毫克的叶酸。

小贴士 Xiaotieshi

准爸爸培训课堂

此阶段是孕妈妈流产高危期。准爸爸要主动帮孕妈妈做一些家务活，比如打扫房间、洗衣服等，这些会让孕妈妈感到更踏实。

本周饮食营养

本周营养重点

重点补充

叶酸　　蛋白质

适量补充

无机盐　　B族维生素

哪些食物可以提高受孕概率

种类	名称
富含锌的食物	植物性食物中含锌量比较高的有豆类、花生、小米、萝卜、大白菜等；动物性食物中，以牡蛎含锌最为丰富，此外，牛肉、鸡肝、蛋类、羊排、猪肉等含锌也较多
富含蛋白质、维生素的食物	如瘦肉、鸡蛋、新鲜蔬菜、水果等
富含精氨酸的食物	精氨酸是精子形成的必需成分，能够增强精子活力，对维持男子生殖系统功能有重要作用。可多吃鳝鱼、海参、墨鱼、芝麻、花生仁、核桃等

科学补充叶酸

叶酸的生理功能

叶酸是B族维生素的一种，是细胞制造过程中不可缺少的营养素，是一种水溶性的维生素，是合成蛋白质和核酸的必需因子，血红蛋白、红细胞、白细胞快速生成，氨基酸代谢，大脑中长脂肪酸如DNA的代谢等都少不了它，叶酸在人体内具有不可或缺的作用。

缺乏叶酸的危害

孕妈妈早期缺乏叶酸是儿童先天性疾病发生的原因之一，有可能造成胎儿先天性神经管畸形，包括无脑儿及脊柱断裂。无脑儿一般出生后短时间内即死亡，脊柱断裂则造成胎儿终身残疾。因此建议孕妈妈在怀孕前1个月到孕早期的3个月内，每天补充400微克叶酸，可以有效预防神经管畸形的发生，还可能降低先天性心脏病的发生率。

孕中晚期叶酸缺乏，孕妈妈易发生胎盘早剥、妊娠高血压综合征、巨幼细胞性贫血等，而且胎儿易发生宫内发育迟缓、早产和出生低体重，可影响胎儿的智力发育，还可使眼、口唇、腭、胃肠道、心血管、肾、骨骼等器官的畸形率增加。叶酸还是红细胞形成所必需的物质。叶酸缺乏将导致贫血，增加流产机会，胎儿也可能营养不良。

叶酸要吃多少

人体不能自己合成叶酸，来源要从食物中摄取，孕妈妈每天需补充600～800微克叶酸才能满足胎儿生长需求和自身需要。孕妈妈应多吃新鲜的蔬菜、水果，在烹制食物时需要注意方法，避免过热，尽可能减少叶酸流失。

对于有不良妊娠史、高龄及家族中有生育过畸形胎儿史等高危因素的孕妈妈，最好在医生的指导下，每天口服叶酸片0.4毫克。

吃叶酸的正确时间

在怀孕前后3个月服用叶酸片可以取得很好地预防胎儿神经管畸形的作用；超过3个月再服用就没有太大作用了，此时孕妈妈可以停止补充叶酸。通过多吃瘦肉、蛋、奶等高营养物质，就可以促进胎儿发育。

叶酸的来源

种类	食物名称
深绿叶蔬菜	苋菜、菠菜、油菜、小白菜等
动物的肝脏	鸡肝、猪肝、牛肝等
谷类食物	全麦面粉、大麦、米糠、小麦胚芽、糙米等
豆类、坚果类	黄豆、绿豆、豆制品、花生、核桃、腰果等
新鲜水果	柑橘、橙子、草莓等

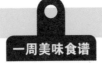

青笋拌鲜鱿

鲜鱿鱼200克，青笋100克，芝麻10克，葱段20克，精盐、鸡精、白糖各1/2小匙，辣椒油1大匙。

1 将鱿鱼去头及膜，除去内脏，用清水冲洗干净，再切成粗丝，放入沸水锅中焯烫至熟，捞出凉凉。

2 青笋去皮，洗净，切成粗丝，再用少许精盐略腌，挤干水分；芝麻用热锅炒熟，盛出。

3 将精盐、鸡精、辣椒油、熟芝麻、白糖、葱段放入盆中调匀，再放入鱿鱼丝、青笋丝拌匀，即可装盘食用。

怪味甘蓝

甘蓝350克，红辣椒、青辣椒各20克，香菜末5克，花椒10粒，香油5克。

1 甘蓝洗净，切成细丝；红、青辣椒均去蒂及籽，洗净，切成细粒；花椒洗净，放在案板上，用刀拍碎，再剁成细末。

2 锅中加香油烧热，下入花椒末煸香，倒入碗中，加入红、青辣椒末、精盐、鸡精调成味汁。

3 锅加入清水烧开，下入甘蓝丝焯透，捞出沥水，放入盘中，浇入调好的味汁，撒上香菜末，即可上桌食用。

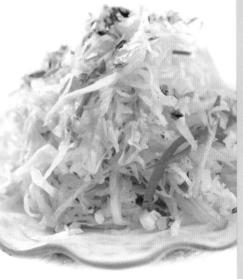

熘肝尖

鲜猪肝300克，胡萝卜片、黄瓜少许，植物油1 000克（约耗75克），绍酒、酱油各1大匙，白糖、醋1/2各小匙，精盐1/4小匙，花椒油1小匙，葱姜末、蒜片、淀粉各适量。

1　猪肝切片，加精盐、绍酒、淀粉抓拌匀，下五成热的油中滑散滑透，倒入漏勺。

2　取小碗加入绍酒、酱油、白糖、水淀粉对成芡汁备用。

3　炒锅上火烧热，加少许底油，用葱、姜末、蒜片炝锅，烹醋，下入胡萝卜片、黄瓜片煸炒片刻，再下入猪肝片，泼入芡汁，翻熘均匀，淋花椒油，出锅装盘即可。

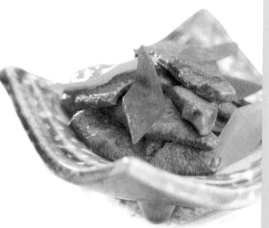

栗子双菇

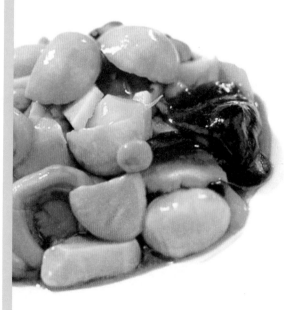

水发香菇、净蘑菇、笋片、青豆各适量，栗子150克，精盐、白糖各少许，蚝油1大匙，淀粉1小匙，香油1/2小匙，植物油2大匙。

1　栗子放入沸水中略烫一下，捞出去皮，再用沸水煮熟，捞出；香菇去蒂，洗净，入锅蒸10分钟，取出。

2　锅中加油烧热，加入蚝油、精盐、白糖及适量清水，放入香菇、蘑菇，用小火煮至入味。

3　放入栗子、笋片、青豆翻炒片刻，用水淀粉勾芡，淋入香油，即可出锅装盘。

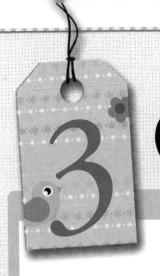

怀孕第3周

胎儿与孕妈妈的变化

胎儿的发育情况

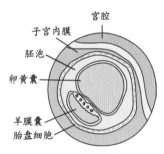

宫腔

子宫内膜

胚泡

卵黄囊

羊膜囊
胎盘细胞

精子、卵子在输卵管相遇并完成受精，受精卵从输卵管移到子宫内，开始进行细胞分裂，此时是真正意义上怀孕的开始。胚胎虽然很小，但成长速度惊人。进入母体后的上亿个精子中，只有200多个精子能顺利到达输卵管，它们赢得了与卵细胞相遇的机会。此时的受精卵是一个肌肉质小圆盘，被一层厚厚的营养胚叶细胞包裹并保护着。

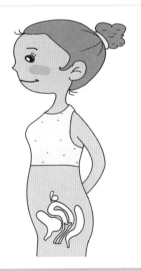

孕妈妈的身体变化

阴道的分泌物增多，也会有轻微的疼痛感。由于还没有经过一个月经周期，可能还没有发现自己已经怀孕了。精子和卵细胞已经相遇，完成了受精，但是准妈妈自己很难觉察到受精的事实。有15%的女性在排卵时会有下腹部轻微疼痛的感觉，同时阴道分泌物也会随之增多。有些女性还会出现少量的出血症状。

孕妈妈健康呵护

不知道怀孕做了这些怎么办

服用了感冒药

怀孕时要特别注意药物的服用，不过，不必为不知道已经怀孕而服用的1～2次感冒药或胃药感到担心。部分感冒药确实含有诱发畸形的成分，但是1～2次的服用量不足以影响胎儿。即便胃药、安眠药、止痛药等药物，只要不是经常性服用，也不会导致严重后果。但是，尽量避免神经安定剂等刺激神经的药物，如果怀孕时服用这些药物，应该及时向医生咨询。

服用了避孕药

停止服用避孕药后立即受孕，有些孕妈妈会担心受精卵会不会出现异常。避孕药中的激素成分大多在服用后能及时在体内分解并被排出体外，小剂量残留在体内的激素剂量对胎儿影响小。由于目前避孕药对胎儿远期影响没有足够把握，慎重起见，建议停药3～6月怀孕。

在医院拔牙了

若只是用于消除疼痛的局部麻醉不会影响胎儿发育，但怀孕初期应该尽量注意各种药物。如果怀孕期间需要进行牙科治疗，应当在状态比较稳定的怀孕中期接受治疗。

有过烫发、染发

一次烫发中使用的药物量非常少，即使渗入到皮肤内也只是很少一部分，所以不用过于担心。若已确认怀孕，最好还是避免烫发或染发。

缓解疲劳的运动保健

怀孕初期由于激素原因，孕妈妈会有无力感和疲劳感，但不能因为疲劳就整天睡觉，可通过适度的运动来缓解疲劳。由于胚胎还不稳定，不能进行强烈运动，建议适度进行伸展肌肉运动。

后背伸展运动

孕妈妈舒适地坐在地板上，双手在胸前交叉，向前伸直双臂。挺直后背，向上举起双臂。吸气，并用力向上推双臂，在慢慢呼气的同时，缓缓地放下双臂。此运动能强化后背肌肉，还能放松紧张的肩部肌肉。

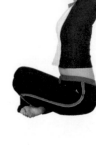

孕1月

颈部运动

孕妈妈先慢慢地向右旋转颈部，并向右侧看，再向左侧旋转，朝左侧方看。然后抬头看上方，再慢慢地低下头。另外，从右向左旋转颈部，再从左向右旋转。颈部运动能防止肌肉硬化，同时能放松紧张的颈部肌肉。

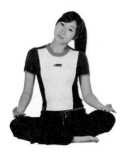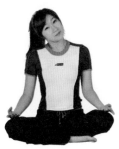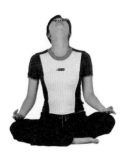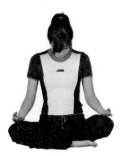

本周孕妈妈注意事项

怀孕第3周的孕妈妈要谨防感冒。通常来讲，怀孕头几天的女性极易发生类似感冒的症状，如低热或轻微的咳嗽等，如果此时的你已经做好了怀孕准备的话，就要注意不要胡乱服药，因为许多感冒药会对体内的胎儿产生不良影响。多注意休息，避免着凉，几天后如果症状加剧，就可以去医院，请医生给予你适当的治疗。

此时孕前一直补充叶酸的孕妈妈，更要同时加强多种微量元素的摄取。微量元素中的锌、铜等也对神经中枢的发育起到重要作用，因此在平衡饮食的同时，也要注意适当地摄取一些香蕉、动物内脏或者花生、瓜子等坚果类的食物。值得注意的是，孕期坚持喝孕妈妈奶粉也是一种有效地补充体内所需多种微量元素的方法。

避免吃温度太低的食物，尽量吃一些温热的食物，这样对胃会大有好处，也有利于营养的充分摄入和吸收。特别是在早餐的选择上，热粥、热牛奶和热面汤等都是很好的餐点。

准爸爸培训课堂

宣布禁酒、禁烟：此时，准爸爸为了孕妈妈和母体内胎儿的健康，应该宣布禁烟、禁酒。尤其是和孕妈妈在一起的时候，准爸爸更应该禁烟，健康的环境会使胎儿更加健康。

本周饮食营养

本周营养重点

重点补充

叶酸

适量补充

锌　　铜

钙与维生素D同时补充

经常在室内工作、缺乏日光照射的女性更容易缺钙。含钙量高的食物包括乳制品、深绿色蔬菜、蛋黄、海藻、芝麻等，对于有足量乳类饮食摄入的孕妈妈，一般不需要额外补给钙剂。

对于不常吃动物性食物和乳制品的孕妈妈，应根据需要补充钙剂。补钙的同时，还需注意补充维生素D，以保证钙的充分吸收和利用。

高蛋白不可少

怀孕早期，若孕妈妈蛋白质摄入不足，会导致胚胎大脑发育异常。尽量多食用蛋白质，如鱼类、乳类、蛋类、肉类和豆制品。

注意盐的摄取量

当肾脏发生病变功能减退时，可使排钠减少，失去水电解质的平衡，引起血钾升高，导致心脏功能受损。因此，孕妈妈的盐量应根据身体所需摄取。如果孕妈妈多吃盐，就会加重水肿且使血压升高，甚至引起心力衰竭等疾病。但是如果长期低盐或者不能从食物中摄取足够的钠时，就会使人食欲缺乏、疲乏无力、精神萎靡，严重时发生血压下降，甚至引起昏迷。研究表明，正常孕妈妈每日的摄盐量以7～10克为宜。

适量摄入碳水化合物和脂肪

受孕前后，如果碳水化合物供给不足，孕妈妈会一直处于饥饿状态，可能会导致胚胎大脑发育异常，影响胎儿的智商。因此，怀孕一个月应保证每天摄入150克以上的碳水化合物。母体和胎儿需要的必需脂肪酸来自食物中的脂肪，特别在植物油中含量较高。碳水化合物主要来源于蔗糖、面粉、大米、红薯、山药等食物。

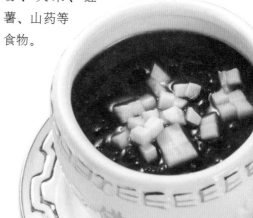

一周美味食谱

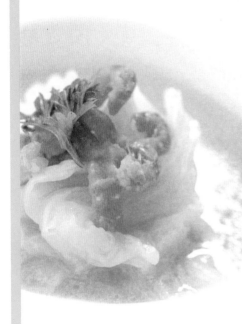

白菜叶汤

白菜叶200克，虾干10克，葱末10克，精盐1/2小匙，鸡精少许，牛奶3大匙，高汤1000克，熟猪油1小匙。

1　将白菜叶洗净，沥去水分，切成2厘米宽、4厘米长的条；虾干去除杂质，放入温水中浸泡30分钟，捞出沥干。

2　坐锅点火，加入熟猪油烧热，先下入虾干煸炒片刻，再放入葱末炒出香味。

3　添入高汤，加入白菜叶、精盐、鸡精烧沸，再加入牛奶煮开，撇去浮沫，盛入大碗中即可。

葱油海螺

鲜海螺肉300克，葱叶40克，精盐、鸡精各1/2小匙，白糖少许，食用碱、香油各1小匙，植物油1大匙。

1　鲜海螺肉洗净，片成片，放入盆中，加入清水和食用碱浸泡10分钟，然后把海螺片下入沸水锅中焯至熟，捞出凉凉，装入盘中。

2　将葱叶洗净，切成葱花，再放入四成热的油锅中炸香出味，出锅放小碗内成葱油。

3　把精盐、鸡精、白糖、香油放在盛有葱油的小碗内调匀，浇在海螺肉上，拌匀即可。

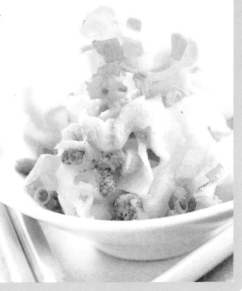

牡蛎鲜虾萝卜丝

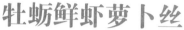

牡蛎400克，白萝卜200克，净青虾150克，水晶粉50克，香菜末、干椒丁各少许，葱花、姜片、精盐、鸡汁、胡椒粉、香油各少许，植物油2大匙。

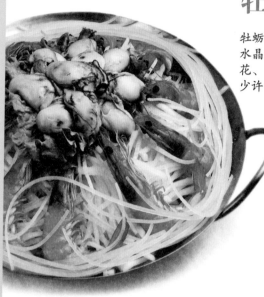

1. 牡蛎取净肉，放入沸水锅内焯水，捞出；白萝卜去皮、切成丝、焯水；净青虾焯水。

2. 锅中放入植物油烧热，放入葱花、姜片、干椒丁爆香，下入萝卜丝、青虾、水晶粉、清水和调料烧沸，再转小火炖至入味。

3. 出锅淋上香油，盛入锅仔中，青虾摆好一圈，牡蛎肉放中间，再放入葱花、香菜末即可。

菜花炝海带结

菜花300克，海带结150克，精盐1/2大匙，白糖、香醋、花椒油、植物油各2小匙。

1. 菜花洗净，切成小块，放入淡盐水中浸泡10分钟，捞出沥水；海带结洗净，沥水。

2. 锅中加入清水、白糖烧沸，下入海带结煮约10分钟至熟烂，捞出沥水。

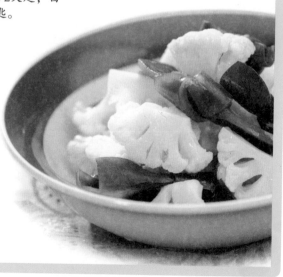

3. 净锅加入清水、植物油烧沸，下入菜花块焯至熟透，捞出沥水，放入大碗中。

4. 再放入海带结，加入调料，淋入花椒油拌匀，装盘上桌即可。

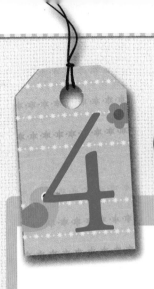

怀孕第4周

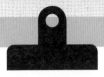

胎儿与孕妈妈的变化

胎儿的发育情况

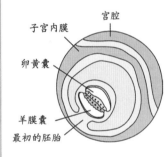

子宫内膜
宫腔
卵黄囊
羊膜囊
最初的胚胎

　　此时的胚胎已2周大，从头部到臀部长为0.36～1.00毫米。着床后5天左右，在受精卵底部的中心部位形成一道管，这就是神经管。之后神经管逐渐分化为大脑和脊椎，最终构成完整的中枢神经。心脏、血管、内脏和肌肉等重要器官和组织也在此时开始形成。这时胚胎的头部占身体的一半，下端长有尾巴，看上去像条小鱼。

孕妈妈的身体变化

　　平时细心的女性，这时就会意识到自己已经怀孕。如果出现月经该来而没来，基础体温连续14天处于高温期，那就很可能已经怀孕。怀孕后，体内的黄体酮分泌发生变化，在黄体酮的作用下，从食管到胃的括约肌松弛。这时准妈妈会出现呕吐，同时伴有腹部不适，或者下腹部隐痛等症状。

孕妈妈健康呵护

怎样推算预产期

一旦确定怀孕了，孕妈妈此时最想知道的就是胎儿何时出生，推算出预产期才能有计划地迎接宝宝的到来。

内格利计算法则

这个方法适合月经规律的女性。从末次月经开始向后计算40周，这段时间就是预产期。末次月经月份减3或加9，天数加7。例如末次月经为2010年3月10日，月数加9，日数加7，预产期为2010年12月17日。用农历计算，则月份减3或加9，天数加15。若月经周期为25天，预产期为在原有天数上相应减5；若月经周期为40天，则预产期为在原有天数上加10。

基础体温曲线计算

将基础体温曲线的低温段的最后一天作为排卵日，从排卵日向后推算264～268天，或加38周。

B超检查

月经不规律或者忘记末次月经的女性可以去医院咨询专业医师来计算预产期。一般医院可通过B超检查推算出预产期，医生做B超时测得胎头双顶径、头围及股骨的长度即可估算出胎龄，并推算出预产期（此方法大多作为医生B超检查诊断应用）。

胎动日期计算

如果你记不清末次月经日期，可以依据胎动日期来进行推算。一般胎动开始于怀孕后的18～20周。不同人对胎动敏感程度不一样，经产妇对胎儿敏感性高一些，会较早感知。计算方法为：初产妇是胎动日加20周；经产妇是胎动日加22周。

为胎儿大脑发育营造有利环境

了解什么样的环境才是有利于胎儿大脑发育的，这样在整个孕期对胎儿的大脑发育都是十分有帮助的。

胎儿赖以生长的子宫内的大致环境是：温度为恒温，光线很暗，有时会因为外部光线的强弱而有所变化。胎儿在这个"房子"里，能够感受到母亲腹部主动脉内血液流动声、胃肠蠕动声及身体活动所产生的声音和自身脐带动脉的血流声。外部的声音，比如说话声、乐声、噪声等他也能听到。这是自然常态下胎儿所处的环境，我们还可以通过人为的努力为宝宝提供怎样的外环境与内环境呢？

外环境：体验自然之美

孕妈妈多到景色宜人、空气清新的环境中散步，有利于胎儿大脑细胞核神经组织的发育。大自然是美的极致，蓝天、白云、鸟叫、花香、参天的大树、充足而清新的空气，不仅能给孕妈妈带来视觉的愉悦、身心的放松，肚子里面的胎儿同样能和母亲一道感受到自然之美，小小的他不但能通过母亲得到清新的空气，母亲的愉悦和轻松感所产生的有益元素同样会传递给胎儿。孕妈妈不要因为怀孕而变得慵懒，适当的户外活动是胎儿所需要的。

内环境：必要的脑部发育营养元素

除了叶酸外，下面几种营养元素同样需要及时地补充。

蛋白质：蛋白质的补充，要在碳水化合物和热量供给充分的前提下进行。

DHA和胆碱的适量补充：DHA这种天然存在的多不饱和脂肪酸，能优化胎儿大脑锥体细胞膜磷脂的构成成分，与胎儿的大脑及视网膜神经细胞的成熟和增长有直接关系。

锌的摄取不可忽略：锌是大脑中含量最高的金属离子，它是构成蛋白质与核酸的必备营养元素。

碘盐的摄取：这种物质是胎儿大脑和神经系统发育的必要元素，是甲状腺生成的必要原料。

本周孕妈妈注意事项

怀孕4周的孕妈妈体内的胚胎着床后不久，此时是极易发生流产的时期。因此在日常生活中要注意不提拉重物，把高跟鞋换成平底鞋。避免剧烈的运动，在这段时间里也应该禁止性生活，防止振动引起的胎盘滑落导致流产。在饮食方面，孕妈妈可能会发生一些轻微地呕吐、恶心、食欲缺乏的现象，可多吃些蔬菜和水果，核桃、大枣、蘑菇等，少吃油炸类食物，拒绝吃含有防腐剂的食品。

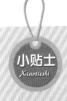

小贴士 *Xiaotieshi*　　**准爸爸培训课堂**

通过心脏跳动的声音感受到胎儿的时候，孕妈妈会有一种说不出的激动，这种激动恰恰是孕妈妈想与准爸爸一起分享的。即使准爸爸平时非常忙，但关键的时候必须与孕妈妈同行，孕妈妈的心情也会因此更好。

本周饮食营养

本周营养重点

重点补充	适量补充
叶酸	锌

不宜吃的食物

甲鱼

虽然甲鱼具有滋阴益肾的功效，但是甲鱼性味咸寒，有着较强的通血络、散淤块的作用，因而有一定堕胎之弊，尤其是鳖甲的堕胎之力比鳖肉更强。

薏米

薏米是一种药食同源之物，中医认为其质滑利。药理实验证明，薏仁对子宫平滑肌有兴奋作用，可促使子宫收缩，因而有诱发流产的可能。

螃蟹

螃蟹味道鲜美，但其性寒凉，有活血祛瘀之功效，故对孕妈妈不利，尤其是蟹爪，有明显的堕胎作用。

腌制食品

腌制食品虽然美味，但里面含有亚硝酸盐、苯并芘等成分，对身体很不利。

对食物的喜好发生改变

此时孕妈妈对食物的喜好或厌恶可能突然变得与以前不同。在怀孕期间爱吃某类食物，很可能是真实反映身体需求的自然需要。孕早期的食物，不能用绝对的对与错来划分，不要百分百确定你想吃的食物一定要绝对有营养。

适合孕早期食用的食物

谷类、橙汁、香蕉、柠檬、芹菜、面包圈、葡萄、燕麦、苏打饼干、栗子饼、樱桃、面包、胡萝卜、面条、苹果汁、番茄、酸奶、香水梨等。

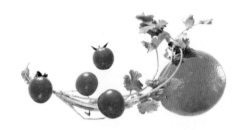

吃流质和半流质食物

流质和半流质食物通过肠胃的时间较快，像粥、汤、酸奶、果汁等流质和半流质食物，能快速缓解妊娠反应。唾液对空胃的刺激较大，易引发呕吐。孕妈妈在吃易促进唾液分泌的干的食物之前，喝些流质食物能有效抑制恶心。

一周美味食谱

平菇炒肉

鲜平菇300克，猪瘦肉100克，葱花、姜片各25克，精盐、鸡精、白糖各1小匙，酱油2小匙，香油适量，葱油、鲜汤各3大匙。

1 将猪肉去除筋膜，用清水洗净，切成小片；鲜平菇洗净，撕成片。

2 坐锅点火，加入葱油烧热，先下入葱花、姜片炒香，再放入肉片煸炒至变色。

3 下入平菇，加入精盐、酱油、白糖、鲜汤烧至入味，再放入鸡精翻炒均匀，淋入香油，即可出锅装盘。

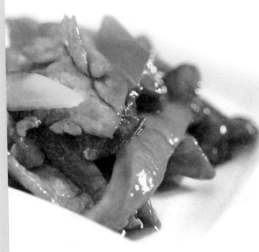

蔬菜牛肉汤

土豆、白菜、菜花、扁豆、番茄、胡萝卜、葱头各50克，香菜15克，精盐、胡椒粒、黄油各1大匙，鸡精2大匙，牛肉汤1000克。

1 将所有原料洗净，土豆、白菜切块，菜花掰成小朵，扁豆切成菱形片、焯透，番茄切块，胡萝卜切片，葱头切丝，香菜切段。

2 锅中加入牛肉汤烧沸，先下入胡萝卜、葱头、胡椒粒、香菜、黄油煮熟，再放入土豆、白菜、菜花煮开，待土豆熟透时，加入扁豆、番茄略煮，放入精盐、鸡精调味即可。

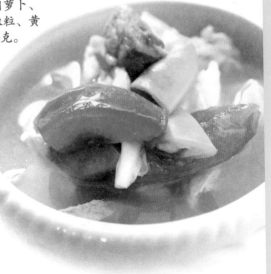

清蒸鲈鱼

鲈鱼1条约600克，蛤仔5粒，猪肉6片，火腿3片，大白菜适量，精盐、海鲜酱油各适量。

1 鲈鱼去鳞，剖净，用刀划双面各2刀。

2 大白菜洗净对切，猪肉、火腿均切片，蛤仔洗净备用。

3 大白菜摆放碗内，再放入鲈鱼，然后将蛤仔排放碗边；猪肉及火腿摆在鱼背上。

4 加入精盐、海鲜酱油及适量清水，将鲈鱼放锅中，隔水蒸30分钟即可。

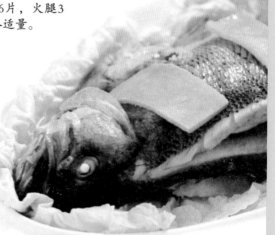

番茄炒豆腐

番茄150克，豆腐350克，青豆粒15克，精盐1/2小匙，白糖、料酒各1小匙，鲜汤150克，水淀粉2小匙，植物油2大匙。

1 将豆腐洗净，切成2厘米见方的块，再放入沸水锅中焯透，捞出沥干。

2 将番茄洗净，用沸水略烫一下，再撕去外皮，切成小丁，加入少许精盐稍腌片刻；青豆粒用清水浸泡，洗净。

3 锅中加油烧热，下入番茄略炒，再放入青豆、豆腐炒匀，然后加入料酒、鲜汤、精盐、白糖调味，用水淀粉勾芡，淋入明油即成。

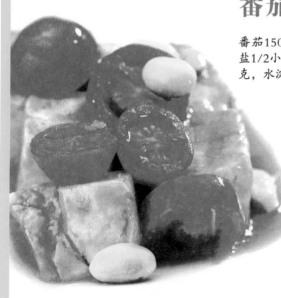

第三章
孕2月

　　这个月是一个幸福与不安的交织期，相信在45天左右，首次看到宫内有着胎心胎芽的健康的胚胎时的你一定充满了幸福。

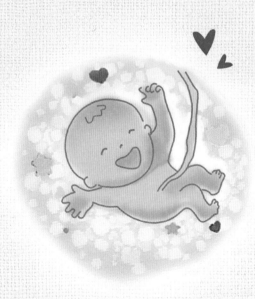

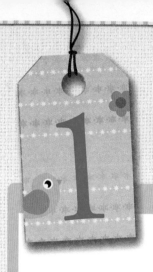

孕2月

怀孕第5周

胎儿与孕妈妈的变化

胎儿的发育情况

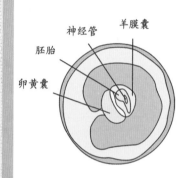

神经管　羊膜囊
胚胎
卵黄囊

　　此时胎儿3周大，从头部到臀部长1～3毫米。从形状上看，胎体可以分为身躯和头部。神经管两侧出现突起的体节，体节将会发展成为脊椎、肋骨和肌肉。从本周起，胎盘就开始提供营养，此阶段胚胎的营养主要来源于卵巢囊和子宫壁上的营养物质。

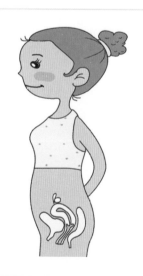

孕妈妈的身体变化

　　准妈妈就像患了感冒一样全身无力、头痛、畏寒，即使不运动也常常感到疲劳。乳房肿胀，乳头变得敏感并伴有刺痛的感觉。逐渐增大的子宫压迫膀胱，使准妈妈频繁产生尿意。乳白色的阴道分泌物也逐渐增加。此外，由于激素的影响，肠子的蠕动变得缓慢，容易引起便秘。很多准妈妈从这个时期开始就出现严重的孕吐现象。

孕妈妈健康呵护

孕吐的应对策略

每个孕妈妈出现孕吐的时期都不一样，通常从怀孕5～6周开始，平均持续35天左右。大部分孕妈妈在怀孕14周时症状会减轻一半，在怀孕22周左右时会减轻90%以上。

可能出现的怀孕早期症状

疲倦

不再有足够的精力应付习以为常的活动。典型的表现就是下班后或在上班的时候爱犯困或特别想午睡。

厌恶某些特定的气味

这是因为胎儿的自动保护系统启动，比如，孕妈妈可能在有烟的环境会不舒服。

阴道微量出血

胚胎着床时会造成轻微出血，多数女性常常会误以为是月经来了。

情绪不稳

怀孕早期大量的激素使孕妈妈的情绪变化很大，易怒、易焦虑，有时还会情不自禁地流泪。

便秘

便秘是怀孕早期一种普遍现象，这是由于激素的改变，使得肠内肌肉松弛，消化水平降低导致的。

乳房触痛

乳房有刺痛或刺麻的感觉，乳晕加深，乳房变得非常敏感，通常会在几周后消失。

恶心和呕吐

恶心、呕吐可能会误以为是感冒，有的女性在怀孕3周后就感到恶心，大多数会在怀孕5～6周时才感到恶心。

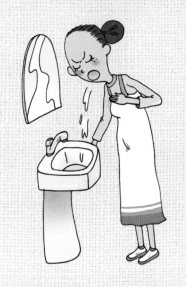

尿频

在怀孕的前几周，孕妈妈会特别频繁地想排尿，前倾增大的子宫在盆腔压迫膀胱所致（孕晚期则因为膀胱受到压迫造成的）。

本周孕妈妈注意事项

水能够及时排除体内毒素，所以孕妈妈每天补充足量的水很重要。建议水的补充原则是白天保证每两个小时喝一杯水，而不是要等到口渴了再饮水。

这个时期胎儿的心脏和血管系统处于发育的敏感期，极易受到伤害。所以孕妈妈要避免剧烈运动。要知道，你的一举一动都会影响到肚子里面稚嫩的胎儿，他此刻是多么需要妈妈的关爱与保护。

孕妈妈到了这个时期在情绪上的变化，有时候可能显得不是自己能够控制得住的了。也许你会突然想发脾气、烦躁不安、心情十分低落，这个时候最有效、最便捷的缓解方式就是深呼吸，然后想想这是做妈妈该有的体验，别人也

是这样，这是正常的。还是要鼓起做妈妈的勇气，为了胎儿一定要振奋精神，尽可能快乐起来，给胎儿一个良好的情绪胎教。

建议还处在孕早期的孕妈妈，为了胎儿安全地度过发育关键期，尽量不要出行，尤其是不宜经常乘飞机，过度的奔波劳累。这个时候的胎儿较为脆弱，外界的不良因素，比如高空辐射对胎儿来说都存在很大的威胁。

此时的睡眠，对于身体处于不适状态下的孕妈妈显得非常重要，为了让自己休息好，打理好睡眠环境很重要。室内的空气要畅通，卧室床上用品要温馨、淡雅，尤其要注意枕头和床垫的舒适程度，这些都决定着孕妈妈的睡眠质量。

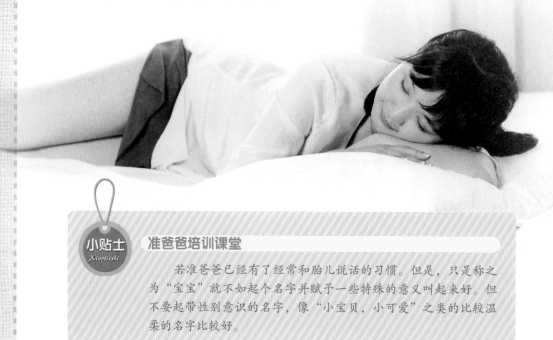

小贴士 Xiaotieshi

准爸爸培训课堂

若准爸爸已经有了经常和胎儿说话的习惯。但是，只是称之为"宝宝"就不如起个名字并赋予一些特殊的意义叫起来好。但不要起带性别意识的名字，像"小宝贝，小可爱"之类的比较温柔的名字比较好。

本周饮食营养

本周营养重点

重点补充	适量补充
叶酸	B族维生素

不要忽略维生素B$_1$和维生素B$_2$

维生素B$_1$（硫胺素）缺乏，会使孕妈妈全身无力、体重减轻、食欲缺乏。在孕期，身体组织对维生素B$_1$的需要量增加，易引起缺乏症。每日应补充维生素B$_1$约1.5毫克。维生素B$_2$（核黄素）缺乏时，由于体内物质代谢发生障碍，会出现口角炎、舌炎、皮炎、角膜炎等病症。孕妈妈每日需要维生素B$_2$约1.6毫克。动物性食物中含维生素B$_2$较多的，首先是内脏，其次是乳类和蛋类，鱼、蔬菜中含量很少。

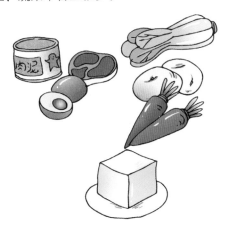

孕吐期间保证营养

孕吐期间的饮食应以"富于营养、清淡可口、容易消化"为原则，做到少食多餐，尽量食用低脂食物，多吃一些体积小、含水分少的食物，如饼干、鸡蛋、巧克力等。同时还要随时补充水分，以防出现脱水或电解质不平衡的现象。如果孕吐严重，导致不能进食，则需要住院输液止吐。

吃些开胃的食物

孕妈妈的孕吐反应有轻有重，如果孕吐很厉害，就会影响食欲，也就直接减少了供给胎儿的营养，所以，首先要打开孕妈妈的胃口，吃些开胃的食物。酸味能刺激胃分泌胃液，且能提高消化酶的活性，促进胃肠蠕动，增加食欲，有利于食物的消化与吸收，所以孕妈妈可以适当吃些。

上班时自带健康小零食

为了吃得更健康，孕妈妈可以自己带一些食物去工作。要尽量挑一些携带和食用都方便的食物，比如全麦面包、消核桃仁、杏仁等，还可以带些新鲜水果，如果办公室不方便清洗，早上出门前先将水果洗净后，用保鲜膜包好。吃工作餐的孕妈妈需要额外补充钙，可以带袋牛奶。

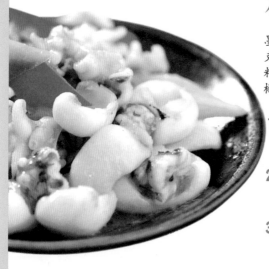

双椒墨鱼仔

墨鱼仔300克，青椒片、红椒片各25克，葱花、蒜片各5克，精盐1小匙，鸡精、白糖各1/2小匙，水淀粉2小匙，辣椒油1大匙，植物油2大匙。

1　将墨鱼仔去除内脏、洗净，放入沸水锅中焯至八分熟，捞出过凉，沥干水分。

2　锅中加植物油烧热，先下入葱花、蒜片炒香，再放入墨鱼仔、青椒片、红椒片略炒。

3　加入精盐、白糖、鸡精，大火翻炒至入味，再用水淀粉勾薄芡，淋入辣椒油炒匀，即可出锅装盘。

腰果虾仁

虾仁300克，腰果100克，鸡蛋清1个，葱末10克，姜末、蒜末各5克，精盐、料酒、香油各1小匙，酱油2小匙，白糖、米醋、水淀粉各1大匙，淀粉2大匙，鲜汤3大匙，植物油适量。

1　虾仁去除沙线、洗净，加入少许精盐、鸡蛋清、淀粉拌匀上浆；腰果放入烧至四成热的油锅中炸至脆酥，捞出沥油。

2　碗中加入精盐、鸡精、酱油、白糖、米醋、料酒、香油、鲜汤、水淀粉调v匀，制成味汁。

3　锅中留底油烧至五成热，先下入虾仁炒散，再放入葱末、姜末、蒜末炒出香味。

4　然后烹入调好的味汁，大火炒至收汁，再放入腰果翻炒均匀，即可出锅装盘。

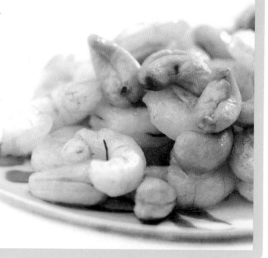

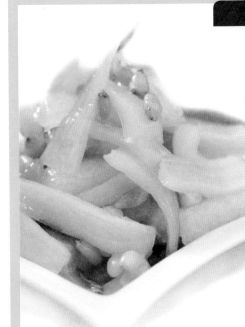

松仁拌油菜

嫩油菜300克，松子仁50克，香油4小匙，醋、白糖、精盐各适量。

1 把油菜切去根，洗净，沥去水，切成2.5厘米左右长的段。

2 锅里放入植物油烧热，下入松子仁，用小火炒至锅里溢出松子仁的香味，出锅倒入漏勺，沥去油。

3 锅里放入清水，加入精盐烧开，下入油菜段，用大火烧开，焯约2分钟捞出，沥去水，再放入盛有冷水的容器内浸泡2分钟，至凉透捞出，沥去水。

4 把油菜段放入大瓷碗中，加入醋、白糖、精盐，拌匀，尝好咸淡，加入松子仁、香油拌匀即可。

番茄翅根汤

鸡翅根200克，番茄3个，碎芹末少许，葱花、姜丝各少许，八角1粒，香叶1片，精盐适量，料酒1大匙，高汤8杯，植物油2大匙。

1 将鸡翅根洗净，焯一下；番茄洗净，用沸水烫一下，去皮，切成块。

2 锅置火上，加入植物油烧热，下入葱花、姜丝、鸡翅根、番茄翻炒均匀，再烹入料酒，倒入高汤烧开，然后放入八角、月桂叶煮至入味，再拣出八角、月桂叶，再加入精盐，撒入碎芹末即可。

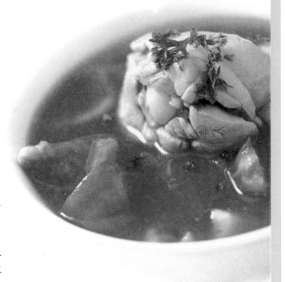

本周胎教方案

预习胎教形式

营养胎教

孕妈妈摄取适宜而平衡的营养对胎儿的健康发育非常重要。得到充足营养的胎儿，出生后体格健壮、智商高。

联想胎教

美好的联想可以使孕妈妈产生愉悦的感受，这种信息通过母体传递给胎儿，能对胎儿产生一定程度的感化。

美学胎教

通过进行一些艺术类练习，如书法、绘画等，孕妈妈本身会提高文化素养，并给胎儿创造更为安宁与舒服的生活环境。

光照胎教

只要是不太刺激的光线，皆可给予胎儿脑部适度的明暗周期，刺激脑部发育。也可以在晴朗的天气外出散步，同样能使胎儿感受到光线强弱的对比。

语言胎教

孕妈妈温柔的声音、准爸爸低沉的声音，都是胎儿的最爱。所以经常与胎儿对话，可以让胎儿感受到生动的语言胎教。

音乐胎教

通过健康的音乐刺激，孕妈妈从中获得安宁与享受，使胎儿心律平稳，对胎儿的大脑发育有良好的刺激。

运动胎教

适时、适当的体育锻炼可以促进胎儿大脑及肌肉的健康发育。

胎教适宜时间										
胎教内容	孕1月	孕2月	孕3月	孕4月	孕5月	孕6月	孕7月	孕8月	孕9月	孕10月
营养胎教	▲■●	▲■●	▲■●	▲■●	▲■●	▲■●	▲■●	▲■●	▲■●	▲■●
语言胎教				▲■●	▲■●	▲■●	▲■●	▲■	▲■	▲■
运动胎教	●	●	●	●	■	●	●	●	●	■
音乐胎教			●	●	●	●	●	●	●	●
美学胎教			■●	■●	●	●	●	●	●	■
联想胎教					●	●	●	●	●	●
光照胎教							●	●	●	■
注：▲早晨起床后　■早9点～晚6点　●晚上										

准备胎教用品

等待也是一种折磨，但可以通过胎教的准备工作来调整孕妈妈和准爸爸的心态。

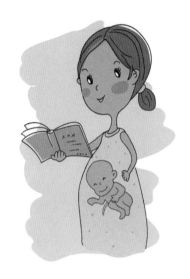

胎教用品	
1	一张高质量的CD，内容为轻快、优美、健康的音乐
2	2～3本介绍怀孕知识的书籍
3	学会几首欢快的童谣
4	下载本书推荐的世界名画高清放大版
5	准备画具
6	画一些色彩鲜艳的数字、一些简单的汉字或者汉语拼音、几道简单的算术题

避开胎教的误区

拍打"胎教"

胎儿在腹中的时候，胎动并不是胎儿闲来无事在和孕妈妈做游戏，他可能是伸个懒腰，或换个睡姿。此时对他的拍打很容易引起他的烦躁不安，并不能起到胎教的作用。

所有世界名曲都适合胎教

胎教要定时、定点，每天孕妈妈可以设定半个小时来听音乐，时间不宜过长。进行音乐胎教时传声器最好离肚皮2厘米左右，不要直接放在肚皮上；音频应该保持在2 000赫兹以下，噪声不要超过85分贝。在选择音乐时要有讲究，不是所有世界名曲都适合进行胎教的，最好要听一些舒缓、欢快、明朗的乐曲，而且要因时、因人而选曲。

胎教可以随时随地进行

首先，胎教要适时适量。要了解胎儿的活动规律，一定要选择胎儿觉醒时进行胎教，而且每次不超过20分钟。其次，胎教要有规律性。每天要定时进行胎教，让胎儿养成规律的生活习惯，同时也利于宝宝出生后良好生活习惯的养成。最后，胎教要有情感交融。在施教过程中，孕妈妈应注意力集中，完全投入，与胎儿共同体验，建立起最初的亲子关系。

85

美学胎教：画一幅动物简笔画

孕妈妈画简笔画也是美学胎教的一部分。孕妈妈可以用水彩笔画一幅动物简笔画，大脑对色彩的反应相对来说更加强烈一些，胎儿也能受到良好的刺激。

动物简笔画，就是用简单的线条画出动物主要的外形特征，要画得"简"，画得像。必须删掉细节，突出主要特征，把复杂的形象简单化。动物简笔画非常容易掌握。

边说边画

孕妈妈先想象一下小兔子的头是什么形状？耳朵又是什么形状？孕妈妈可以把小兔子的外形用四句顺口溜来概括："脑袋滴溜圆，耳朵长又扁，眼睛红又大，胡须分两边。"边说顺口溜边画小兔子。

突出动物形象的特征

孕妈妈可以根据各种动物的特征采取夸张、拟人的手法来画，使形象更加突出。例如把熊猫的脑袋画得大大的可显得更可爱，把小鸟的头画得大些可显得更活泼……孕妈妈在画动物简笔画时，一定要抓住这些小窍门，才能把动物简笔画画好。

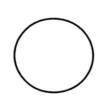

步骤1：首先画出圆形的脸。

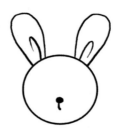

步骤2：画出兔子的耳朵和鼻子。

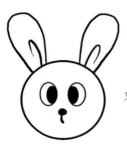

步骤3：画出兔子的眼睛。

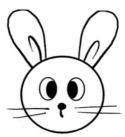

步骤4：画上胡须，完成。

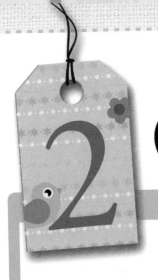

怀孕第6周

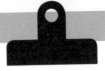

胎儿与孕妈妈的变化

胎儿的发育情况

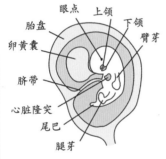

眼点　上颌
胎盘
卵黄囊
下颌
臂芽
脐带
心脏隆突
尾巴
腿芽

　　胎儿4周大了，从头部到臀部长2～4毫米，此时胎儿逐渐呈现雏形。虽然后面还拖着小尾巴，但此时手脚四肢已开始像植物发芽一样长出来，能看到明显的突起。跟腿部相比，手臂的发育较快，而且两只手和双臂很像耙子。面部的雏形也逐渐显现。同时，心脏管融合并开始收缩。此时，胎儿已拥有了自己的血流并开始循环流动。

孕妈妈的身体变化

　　怀孕后，食物到达肠胃的速度会减慢。此时准妈妈胃和十二指肠内的食物容易沿着食管逆流，所以会导致胸闷，同时容易造成消化不良。由于子宫会突然变大，加上受激素的影响，很容易导致便秘。孕吐、疲劳和尿频明显，偶尔会觉得乳房发痒并感到心口疼痛。

孕妈妈健康呵护

巧运动保健康

怀孕初期的无力感和疲劳感是由激素变化引起的，应该通过适量的运动调节心情，最好适当做做呼吸运动，能有效缓解疲劳和妊娠反应。孕妈妈在仰卧的状态下屈膝，把双手放在腹部上方，然后慢慢地吸气，吸气时要鼓起肚子，然后再慢慢将气吐尽，同时收腹。要注意要将气平静、缓慢地呼出来，呼气的时间大约是吸气时间的两倍。

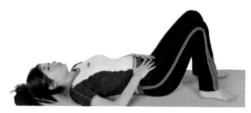 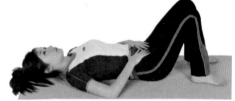

了解孕期需要检查的项目

从怀孕到分娩，孕妈妈不知道要做多少次大大小小、各种各样的检查。为此，我们为孕妈妈准备了检查日程表，孕妈妈可别忘记了定期产检，以确保母子平安。

孕期需要检查的项目												
产检频率	每月一次				每2~4周一次（怀孕28~36周）					每周一次（怀孕36周开始）			
怀孕周数	12周	16周	20周	24周	28周	30周	32周	34周	36周	37周	38周	39周	40周
检查次数	1	2	3	4	5	6	7	8	9	10	11	12	13
例行产检项目	了解病史 体重 腹围 身高 水肿检查 血压 胎心 宫高 心电图	体重 腹围 身高 水肿检查 血压 听胎心 宫高 血常规 尿常规			体重 腹围 身高 水肿检查 血压 听胎心 宫高 血常规 尿常规					体重 腹围 身高 水肿检查 血压 多普勒胎心监护 宫高 血常规 尿常规			

孕期需要检查的项目	
定期/特殊产检项目	备注
尿常规 验血常规 凝血功能 血型包括Rh血型 乙丙肝抗体 艾滋病抗体 梅毒抗体 阴道白带检查，宫颈细胞孕检查 （一年内未查过者） 肝功能 风疹病毒（自选项目） 弓形虫抗体（自选项目） 巨细胞病毒（自选项目） 心电图 超声检查颈后透明带扫描 （NT，孕11～13周） 绒毛活检（孕11～13周）（非必须）	建卡 预约B超
唐氏综合征筛查（孕14～20周） 羊水穿刺（非必须，孕16～22周）	染色体病的早期诊断。如果是高龄产妇，或唐氏筛查高风险者，在孕16～22周还需要接受羊膜穿刺，主要是看胎儿的染色体是否异常
排畸B超（孕18～24周）	
75克耐糖量三点一步诊断法 （孕24～28周）	最新诊断妊娠糖尿病： 空腹血糖≥5.1mmol/L 服糖后1°≥10.0mmol/L，2°≥8.5mmol/L 一点异常即可诊断，并指导治疗
B超（孕28～32周）	检查胎儿发育并进一步排畸
胎心监护（36周开始，每周一次） 高危孕妇可提前	每周做一次检查，孩子在此期间随时可能降生，但不是每个孕妈妈都要做这么多次检查
B超（孕36～38周）	分娩前全面检查，确认胎位、羊水及胎盘等各种情况，对分娩情况作出评估

了解孕期保健课程及内容

孕期的保健课程分为孕早期保健课程、孕中期保健课程和孕晚期保健课程。下面简要介绍一下每一阶段课程的主要内容：

1. 孕早期保健课程的内容包括：孕期发生感染将对母体和胎儿产生的影响、孕期的营养、孕期的心理卫生、孕期的体重检测重要性与保持正常体重的方法、孕期的运动、分娩的关系以及如何为分娩做好准备等。

2. 孕中期保健课程的内容包括：孕晚期怎样做好自我监护、介绍分娩的过程、丈夫在分娩中能够起到的作用、影响分娩的因素、剖宫产对于母体和婴儿的影响、阵痛助产等。

3. 孕晚期保健课程的内容包括：入院流程及医院环境介绍、产期保健知识、母乳喂养的优点与方法、新生儿常见疾病、早期教育的重要性等。

本周孕妈妈注意事项

1. 饮食宜少食多餐，尽可能避免空腹，吃容易消化的食物。

2. 注意休息，每天至少保证8小时睡眠，但不要一味地赖在床上，散步等活动还是很有必要的。

3. 这一时期是比较容易流产的时期，像搬重物等剧烈运动，孕妈妈都不要去做了，做家务及外出的次数也要尽可能减少。

4. 由于早孕反应和体质上产生的变化，可能会导致孕妈妈疲惫不堪、焦躁易怒。这时要放松精神，该放的就放一放，别给自己施加压力，注意调节、控制，可以多听听音乐和做一些平时喜欢的事情。

5. 注意保持良好的工作和居住环境，注意通风，保持空气新鲜，氧气充足。

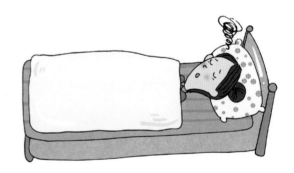

小贴士 Xiaotieshi

准爸爸培训课堂

准爸爸在胎教中的重要作用同样是不可忽视的。准爸爸要积极参与胎教，要陪同孕妈妈和胎儿一起玩耍，准爸爸在每晚睡觉之前搂着孕妈妈并给胎儿唱童谣，或讲述一下今天的工作及收获，让胎儿熟悉准爸爸的声音。

本周饮食营养

本周营养重点

重点补充

| 叶酸 | 蛋白质 |

适量补充

| 多种矿物质 | 综合维生素 |

多吃粗粮防呕吐

孕早期，由于血糖偏低、进食不足产生酮体，孕妈妈易发生食欲缺乏、轻度恶心和呕吐，这时可以多吃粗粮等含糖较多的食物，以提高血糖，降低酮体。在这段时期宜多吃鱼，因为鱼营养丰富，滋味鲜美，易于消化，特别适合孕早期食用。

为了防止恶心、呕吐，要少食多餐，少吃油腻和不易消化的食物，多吃稀饭、豆浆等清淡食物。可以在起床和临睡前吃少量面包、饼干或其他点心。

补充水分

便秘通常是因为水分缺乏而形成小而硬的大便，无法顺畅地排出体外。孕妈妈必须及时补充充足的水分。水分摄取量一般情况每天以2～3升为准，选择优质水，纯净水或矿泉水都可以。为了避免肚子受凉，应饮用温水。

食用富含食物纤维的食物

食物纤维主要存在于蔬果类、豆类、全谷类和菌类等食物中，但孕妈妈也不能食用过多，以免引起肠胀气。每日蔬菜、水果与谷、豆类食物的比例应该是5：6。

具有通便作用的食物	
玉米	玉米膳食纤维含量很高，能刺激胃肠蠕动，加速粪便排泄，对便秘大有好处
黄豆	黄豆富含丰富的膳食纤维，有利于胎儿的发育，并促进孕妈妈的新陈代谢。同时，丰富优质的膳食纤维能通肠利便，利于改善孕妈妈便秘
芋头	孕妈妈常吃芋头，可促进肠胃蠕动，帮助母体吸收和消化蛋白质等营养物质，还能清除血管壁上的脂肪沉淀物，对孕期便秘有很好的食疗作用

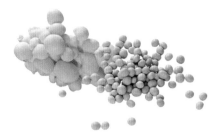

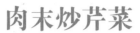

一周美味食谱

肉末炒芹菜

芹菜300克，猪五花肉150克，葱末、姜末各少许，精盐、鸡精、料酒、香油各1小匙，白糖1/2小匙，酱油2小匙，植物油1大匙。

1 将芹菜去根及叶，洗净，切成小段；猪肉洗净，剁成碎末。

2 净锅置火上，加入植物油烧至五成热，先下入猪肉末炒散至变色，再放入葱末、姜末炒出香味。

3 加入芹菜段、酱油、料酒翻炒均匀，再放入精盐、鸡精、白糖和适量清水炒至收汁，淋入香油，即可出锅装盘。

明珠扒菜心

油菜心300克，鹌鹑蛋20个，小番茄2个，葱段、姜片、精盐、鸡精、料酒、水淀粉、清汤各适量，熟猪油100克。

1 油菜心洗净，切成两半，放入沸水中焯熟，捞出冲凉；鹌鹑蛋洗净，入锅煮熟，取出去壳；小番茄洗净，切成4瓣，去籽浆、去皮。

2 锅中加油烧热，爆香姜片、葱段，加入清汤稍煮，拣去葱、姜，放入鹌鹑蛋煮熟，捞出摆盘。

3 再放入油菜心、调料扒至入味，捞出摆盘，汤汁用水淀粉勾芡，浇入盘中，摆上番茄瓣即成。

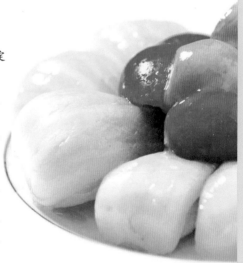

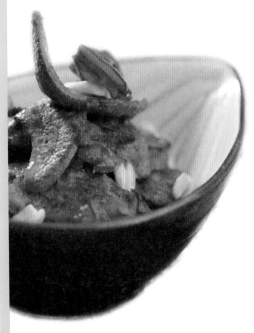

麻辣猪肝

猪肝200克，炸花生米70克，植物油75克，花椒10粒，干辣椒1/2大匙，料酒2大匙，酱油、湿淀粉各20克，葱、姜、蒜、糖、盐各1/2匙，汤适量，醋少许。

1 猪肝、蒜、姜切成片，干辣椒切节，葱切段；将肝用盐和料酒拌匀，用湿淀粉浆好后拌入油。

2 用料酒、湿淀粉、葱、姜、蒜、糖、酱油和汤兑成汁。

3 炒勺烧热放油，油热后先下辣椒、花椒、炸至黑紫色，再下猪肝片，待肝熟透即迅速注汁入勺，汁开后稍翻炒，滴入醋，加入炸花生米即成。

蛋黄紫菜包饭

米饭1碗，鸡蛋1个，黄瓜、胡萝卜各30克，烤好的海苔1片，植物油1匙。

1 平底锅里放入油，烧热；把鸡蛋液倒入，均匀地摊成鸡蛋饼；把胡萝卜、黄瓜和鸡蛋饼切成丝备用。

2 拿出一片海苔，铺在寿司帘上，把米饭铺在海苔上。

3 在米饭上放上胡萝卜丝、黄瓜丝和鸡蛋丝。

4 将寿司帘卷起，来回卷几次捏紧；用刀切成小块，装盘即可。

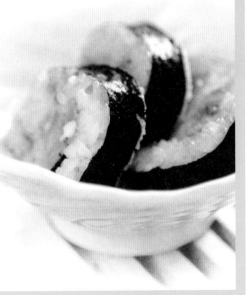

本周胎教方案

语言胎教:《面朝大海，春暖花开》

　　《面朝大海，春暖花开》是海子的抒情名篇，写于1989年1月13日。这首诗歌以朴素明朗而又隽永清新的语言，拟想了尘世新鲜可爱、充满生机活力的幸福生活，表达了诗人真诚善良的祈愿，愿每一个陌生人在尘世中获得幸福。"告诉他们我的幸福"，"告诉"意味着沟通，和人们交流、讨论关于幸福的感受和体验，我们所能感受到的"幸福"，往往是一瞬间，如同闪电一般的短暂；而就在"幸福"的那个瞬间，那种感受如同闪电直击心灵，带来巨大的冲击。

面朝大海，春暖花开

海子

从明天起，做一个幸福的人，
喂马、劈柴、周游世界。
从明天起，关心粮食和蔬菜，
我有一所房子，面朝大海，春暖花开。
从明天起，和每一个亲人通信，
告诉他们我的幸福。
那幸福的闪电告诉我的，
我将告诉每一个人。
给每一条河每一座山取一个温暖的名字，
陌生人，我也为你祝福。
愿你有一个灿烂的前程，
愿你有情人终成眷属，
愿你在尘世获得幸福，
我只愿面朝大海，春暖花开。

趣味胎教: 记录怀孕日记

　　将怀孕日记作为一份特殊的见面礼送给未来的宝宝。

末次月经日期:

_____

末次月经日期早孕反应:

_____

接受放射等有毒有害物质:

_____

阴道流血记录:

_____

妊娠反应的症状:

_____

本月异常状况:

_____

体重:

_____

情绪胎教：做母亲的感觉

做母亲是怎样的感觉？是期盼？是幸福？还是有些激动或者莫名的紧张和不安？也许你已经习惯了做一个好女儿，却没有想到今天自己也成了母亲，那复杂的情绪一时难以言表。

开始

朱自清

"我是从哪来的，你，在哪儿把我捡起来的？"孩子问他的妈妈说。

她把孩子紧紧地搂在胸前，半哭半笑地答道——

你曾被当做我的心愿藏在我心里，我的宝贝。

你曾存在于我孩童时代玩的泥娃娃身上，每天早晨，我用泥土塑造我的神像，那时我反复地塑了又捏碎了的就是你。

你曾和我们的家庭的守护神一同受到祀奉，我崇拜家神时也就崇拜了你。

你曾活在我所有的希望和爱情里，活在我的生命里，我母亲的生命里。

在主宰着我们家庭的不死的精灵的膝上，你已经被抚育了好多代了。

在我做女孩子的时候，我的心的花瓣儿张开，你就像一股花香似的散发出来。

你的软软的温柔，在我青春的肢体上开花了，像太阳出来之前的天空的一片曙光。

上天的第一宠儿，晨曦的孪生兄弟，你从世界的生命的溪流浮泛而下，终于停泊在我的心头。

当我凝视你的脸蛋儿的时候，神秘之感湮没了我；你这属于一切人的，竟成了我的。

为了怕失掉你，我把你紧紧地搂在胸前。是什么魔术把这世界的宝贝吸引到我这双纤小手臂里来的呢？

意念胎教：插上想象的翅膀

准爸妈可以在胎教中运用意念胎教，在胎儿的潜意识里播下健康的知识，准爸妈这种美好的设想可以使胎儿健康发育。

爱心是进行意念胎教的前提

因为爱在意念胎教中起重要的作用。孕妈妈在进行意念胎教的时候，首先要对胎儿充满爱心。胎儿在爱的环境中，才会产生安全感，积极地配合。

怎样进行意念胎教

如果孕妈妈想要让胎儿知道玫瑰是什么样子的，就可以轻轻地闭上眼睛，现在脑中想象一下胎儿的形象，然后在脑中想象玫瑰花的颜色、形状，同时说："这就是玫瑰花。"

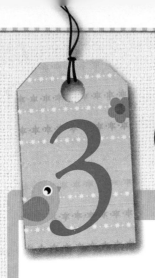

孕2月

怀孕第7周

胎儿与孕妈妈的变化

胎儿的发育情况

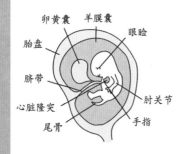

卵黄囊　羊膜囊
胎盘　　　　眼睑
脐带
心脏隆突　　肘关节
尾骨　　　手指

　　胎儿5周大了，看起来有点人形了。从头部到臀部长4～5毫米。能很清楚地看到小黑点一样的眼睛和鼻孔。胎儿的身体也发生了变化，头部将移动到脊椎上面，而且尾巴也逐渐缩短。手臂和腿部明显变长、变宽，容易区分手臂和腿部。肝、肾、肺、肠道和内部性器官更接近于完成。

孕妈妈的身体变化

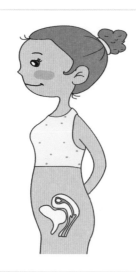

　　怀孕7周后，外表上没有任何变化，但随着子宫的增大而挤压膀胱，很容易导致尿频。这种现象将一直持续4个月，直到子宫移位到膀胱的上面。尿频本身虽然并不是什么严重的问题，但是排尿时如果出现疼痛，就应该当心是否患有膀胱炎。为了防止膀胱炎，平时要注意卫生，尽量不要憋尿。

孕妈妈健康呵护

孕妈妈的睡眠姿势

一般情况下，在孕期最合理的睡眠姿势是左侧卧位。在孕早期睡姿还是可以按照平时的习惯来，并不需要特别注意。但是为了自己和胎儿的健康，到了孕期6个月后，最好采用左侧卧位。

强化腰部和背部肌肉的运动

这个时期，胎儿仍然处于不稳定状态，为了适应即将变大的腹部，孕妈妈应该做强化腰部和背部肌肉的运动。孕妈妈做运动时，要自然呼吸，每个动作可重复做8~10次。

运动时一定注意"量"和"度"，动作轻柔、慢。有习惯流产和先兆流产者禁止此运动。

肩部运动

采用舒适的坐姿，先向上提起肩部，持续5秒，然后放松肩部。

警惕流产

此时期胎盘附着尚不牢固，最容易发生流产。孕妈妈一定要注意一些生活习惯，避免外界刺激，以免流产。

引起流产的主要原因	
遗传因素	由于染色体的数目或结构异常，导致胚胎发育不良
外界不良因素	大量吸烟、饮酒、接触化学性毒物、严重的噪声和震动、情绪异常激动、高温环境等，可导致胎盘和胎儿损伤，造成流产
母体因素	患有急慢性疾病，比如贫血、高血压、心脏病的孕妈妈容易流产或孕妈妈受到病毒感染；患有子宫畸形、盆腔肿瘤、宫腔内口松弛或有裂伤等生殖器官疾病
爸爸因素	有10%~15%的男性，精液中含有一定数量的细菌，可导致孕妈妈流产

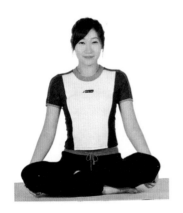
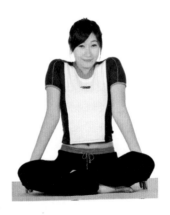

防止流产的对策	
防止外伤	避免强烈运动，不要登高，不要长时间站立、用力或劳累，也不要长期蹲着，不要经常做举高、伸腰的动作
保持良好的情绪	不良的情绪是导致流产的重要原因之一。让孕妈妈保持良好的心情和精神状态，要多一份体谅，多一份关怀和呵护，是准爸爸的主要任务
避免突然刺激	孕妈妈在怀孕早期一定要远离精神刺激性较强的电视、电影、读物等，以免造成精神紧张导致流产
补充维生素E	维生素E具有保胎的作用，多吃松子、核桃、花生
严禁性生活	谨慎性生活，以免刺激到宫颈引发宫缩，引发流产
远离病毒感染	病毒感染引起的高热会引起子宫收缩导致流产，孕妈妈要避免人多的地方，保持环境卫生，远离病毒感染
谨慎用药	最好避免服用阿司匹林、布洛芬等止痛药物
保持生殖卫生	生殖道炎症是流产的一个重要诱因，因此，孕妈妈需保持外阴的清洁

本周孕妈妈注意事项

此时已经出现孕吐的孕妈妈，要注意饮食的安排，即便再难受，为了保证必要的热量，每天也要保证至少150克的碳水化合物和50克脂肪的摄入。可以选择清淡、易消化、易吸收以及能缓解孕吐的食物，如小米粥、烤面包等，并且可以参照特别针对这一时期的食谱来丰富饮食。

孕7周的孕妈妈可以采取较为随意的睡姿，选择尽量让自己舒服的体位，如仰卧位、侧卧位等都可以，但要注意的是，趴着睡觉或者搂着东西睡觉的不良睡姿要改掉。

怀孕七周的孕妈妈早孕反应已经比较严重，也会影响到自己的情绪。此时准爸爸应做大量的工作去帮助怀孕的妻子，应当理解妻子的心情，并稳定妻子的情绪，帮助妻子尽早克服早孕反应，使妻子得到充分的休息，放松身心，并一起度过最初的艰难时刻。

小贴士 *Xiaotieshi*

准爸爸培训课堂

准爸爸要学习以前未做过的或很少做的事，比如洗衣服、做饭等，力争做到随时随地都让孕妈妈感到安心。

这些情况下，准爸爸是否做到位	
孕妈妈是否拿着重物	准爸爸有无帮忙
孕妈妈是否腿疼	准爸爸有无给按摩
孕妈妈是否经常头晕	准爸爸是否能积极为孕妈妈准备补血的食物
孕妈妈是否忧郁	准爸爸有无抱抱她

本周饮食营养

本周营养重点

重点补充

叶酸

适量补充

维生素 A

维生素 C

补充钙元素

含钙量高的食品包括乳制品、鱼、虾、蛋黄、海藻、芝麻等，对于有足量乳类饮食的孕妈妈，一般不需要额外补给钙剂。对于不常吃动物性食物和乳制品的孕妈妈，应根据需要补充钙剂，补钙的同时，还需注意补充维生素D，以保证钙的充分吸收和利用。

多吃能预防贫血的食物

本阶段对孕妈妈来说，最容易缺乏的成分就是铁。如果怀孕初期服用补铁营养品，反而容易加重恶心和呕吐症状，应该尽量通过食物摄取铁质。富含铁质的食品有猪肝、鸡肝、牛肝、鱼类、贝类、豆类等，人体对于这些食品的吸收率也很高。

胎儿最喜爱的食物

食物	营养素	食物来源	每日建议量	提醒
乳类	蛋白质、钙质、脂肪、糖类等	牛奶、酸奶、奶酪等	1～2杯（每杯250毫升）	如果无法均衡摄取各类营养素，可考虑孕妇奶粉
蔬菜类	矿物质、维生素及膳食纤维	蔬菜种类繁多，包括叶菜类、花菜类、瓜菜类与菌类	300～500克，其中绿叶蔬菜占2/3	多用凉拌或快炒的方式烹调绿叶蔬菜，尽量保留蔬菜中的营养
主食类	糖类、少量蛋白质、B族维生素及丰富的膳食纤维	米饭、馒头、面条、面包、玉米等	350～450克	偶尔吃些糙米、五谷杂粮或全麦馒头，以吸收更多的营养
水果类	丰富的维生素、矿物质、糖分	苹果、柑橘、西瓜、梨、桃等	200～400克	有妊娠糖尿病的孕妈妈，要控制摄取量
蛋豆鱼肉类	蛋白质和脂肪	鸡蛋、豆类、鱼类、虾类、贝类、猪肉、牛肉、鸡肉、鸭肉等	200～250克，其中鱼类、禽类、蛋类各50克	孕妈妈多吃鱼有好处，食用中小型鱼较安全
油脂类	主要提供脂肪	烹调用油和坚果	20～25克	炒菜时最好选择植物油，可以把坚果当零食

一周美味食谱

甜椒炒肉丝

红甜椒、黄甜椒各100克，猪瘦肉150克，青蒜、姜丝各30克，精盐、鸡精、酱油、料酒、甜面酱各少许，鲜汤、水淀粉各3大匙，植物油2大匙。

1 将红甜椒、黄甜椒洗净，去蒂及籽，切成细丝；青蒜择洗干净，切成小段；猪肉洗净，切成长丝，放入碗中，加入少许精盐、水淀粉拌匀上浆。

2 将剩下的精盐、料酒、鸡精、酱油、鲜汤、水淀粉调拌均匀，制成味汁。

坐锅点火，加油烧至六成热，先下入猪肉丝快速炒散，再放入甜面酱炒至上色。

4 加入姜丝、青蒜、甜椒丝翻炒均匀，再烹入味汁炒至收汁，即可出锅装盘。

鱼香茭白

茭白500克，泡辣椒段适量，葱末、姜末、蒜末各5克，精盐、豆瓣酱各1小匙，胡椒粉、鸡精、白糖、料酒、米醋各少许，淀粉2小匙，酱油1大匙，香油、辣椒油、清汤、植物油各适量。

1 茭白去皮，洗净，切成厚骨牌片；豆瓣酱用刀剁成细末。碗中加入酱油、清汤、精盐、料酒、米醋、辣椒油、白糖、胡椒粉、鸡精、淀粉调成鱼香汁。

2 锅置火上，加入植物油烧至七成热，放入茭白片滑透，捞出沥油。

3 锅中留底油烧至七成热，下入葱末、姜末、蒜末和豆瓣酱末炒出香味，再放入泡辣椒段煸炒一下。

4 放入茭白片，烹入鱼香汁翻炒均匀，淋入香油，出锅装盘即可。

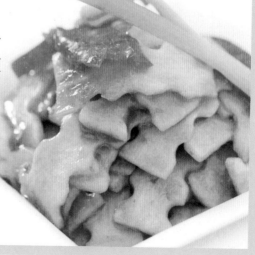

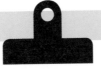

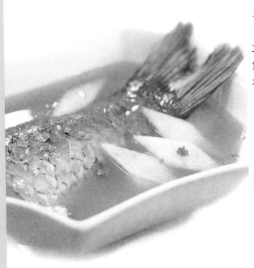

冬瓜烧鱼尾

草鱼尾1个，冬瓜200克，香菜15克，料酒1小匙，盐、酱油、白糖各1/2小匙，醋、水淀粉、料酒各1小匙，葱、姜各5克。

1 将鱼尾洗净（头、中段另用），吸干水分，用盐、料酒略腌10分钟（少盐）；冬瓜洗净去皮、籽后切片；香菜洗净切段。

2 锅入底油烧至5成热，下鱼尾两面煎至上色，下葱姜略炒出香味后加入清水适量，放入冬瓜，转小火加盐、料酒、酱油、白糖、待冬瓜烧入味，鱼尾也烧入味后转大火收汁，用水淀粉勾芡，烹醋，放入香菜段即成。

葱椒鲜鱼条

净草鱼1条(约750克)，红椒丝、姜片各15克，葱段25克，精盐1小匙，白糖、料酒各3大匙，香油2大匙，鸡汤500克，植物油适量。

1 将草鱼洗净，从背部剔去鱼骨，取净草鱼肉，再切成5厘米长的鱼肉条。

2 把鱼肉条放碗内，加上葱段、姜片、精盐、料酒拌匀，然后下入热油锅中炸透，捞出沥油。

3 锅中留底油烧热，先放入白糖、精盐、料酒、鸡汤烧沸，再放入鱼条小火煨熟，待汤汁浓稠时，加入葱段、红椒丝炒匀，淋上香油即可。

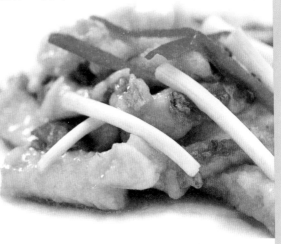

本周胎教方案

语言胎教：读儿歌

小蜻蜓

河面上，蜻蜓飞，
小小蜻蜓爱点水，
我问蜻蜓在干啥？
我在这里生宝宝。

小青蛙

小青蛙，学游泳，
头儿高抬两腿儿蹬，
蝉儿唱歌把它夸，
荷叶为它把伞撑。

大奶牛

大奶牛呀真叫棒，
走起路来晃呀晃，
吃进青草变出奶，
娃娃喝了长得壮。

美学胎教：名画欣赏《缠毛线》

这段时间孕妈妈的心情会因为受孕激素的影响时好时坏，所以可以通过欣赏一些名画来平静心情。推荐一幅世界名画《缠毛线》。

《缠毛线》是英国画家弗雷德里克·莱顿的作品。弗雷德里克·莱顿是19世纪末英国最有声望的学院派画家。画家描绘了缠毛线的母女两人，年轻的母亲坐在凳子上，姿态优美地绕着毛线，小女孩则全神专注地配合着母亲，扭动着身体。整个画面安静、祥和，让观赏者感到温馨与安宁。

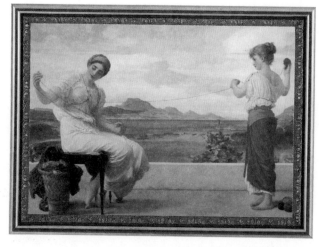

缠毛线／[英]弗雷德里克·莱顿

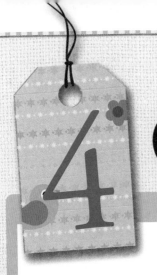

怀孕第8周

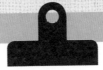

胎儿与孕妈妈的变化

胎儿的发育情况

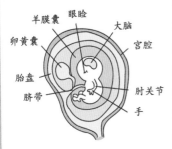

羊膜囊　眼睑　大脑
卵黄囊　　　　宫腔
胎盘　　　　肘关节
脐带　　　　手

　　胎儿6周大了，从头部到臀部长10～70毫米。胎儿的脊椎已经变直。胎儿的双手放在腹部上面，向外弯曲双膝，姿势就像在游泳。此时已经完全可以区分手臂和腿，手指和脚趾也成形了。胎儿的皮肤薄而透明，能清晰地看到血管。现在的胎儿已拥有了舌头和鼻孔，下颚开始融合成嘴巴。这周是胎儿眼睛和内耳发育的关键时期。

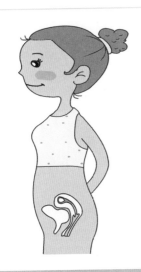

孕妈妈的身体变化

　　从此时开始，准妈妈体重逐渐增加，而且腰部曲线也消失，有时下腹部还有又硬又胀的感觉。为了提供给胎儿充分的营养和氧气，准妈妈的新陈代谢会变得更加活跃，产生大量的汗液。有时皮肤会干燥，产生皮肤瘙痒或各种粉刺，并且脸部容易发生色素变化，出现黑斑、雀斑等。

孕妈妈健康呵护

从本周起禁止性生活

孕期性生活安全吗？这可能是每一对夫妻都希望了解的。大多数的孕妈妈在孕期对待性生活的态度上都发生了变化。在妊娠的最初三个月，大多数孕妈妈都经历了性欲减退的变化，而这一时期不宜过频繁的性生活。这是因为，在孕早期，胎盘尚未发育成熟，它与子宫壁没有建立起牢固的关系，孕激素此时分泌不足，不能给予胚胎强而有力的保护，所以，此时夫妻间频繁的性生活导致流产的可能性比较大。

警惕异常妊娠

整个怀孕初期，基本上处于不稳定状态，所以一定要格外小心。有时会出现阴道出血或腹痛等症状，这是异常怀孕的征兆，应该尽快去医院接受检查。下面就让我们来了解宫外孕、葡萄胎等怀孕初期经常出现的异常症状。

小心宫外孕

当腹痛加重的同时还伴有出血症状时，有可能是发生了宫外孕。当受精卵着床于输卵管上形成宫外孕时，如果持续怀孕，有可能导致输卵管的破裂，流出的血液会积蓄在腹中。这时，孕妈妈会感觉到下腹痛或不舒服。

炎症是造成输卵管狭窄的罪魁祸首，人工流产等宫腔操作更是增加了炎症和子宫内膜进入输卵管的概率，进而导致输卵管粘连狭窄，增加了宫外孕的可能性。子宫肌瘤、子宫内膜异位症等生殖系统疾病也都可能改变输卵管的形态和功能。及时治疗这些疾病都可减少宫外孕的发生。

谨慎葡萄胎

怀上葡萄胎时，从怀孕初期开始就会出现严重的呕吐症状，而且从怀孕2～3个月开始，反复出现少量的出血症状。当腹部的隆起程度远超过实际怀孕周数对应的正常大小，应该去医院进行葡萄胎检查。怀孕初期，出现出血症状的同时下腹部出现不适或饱胀感时，有可能发生流产，出血越多胎儿越危险。因此出现出血症状时，要通过超声波检查诊断胎儿的成长状态，严重时还要接受人工流产手术。一旦得了葡萄胎，应立即刮宫，对于年龄大的女性，还应考虑全子宫切除，以防止恶性病变。

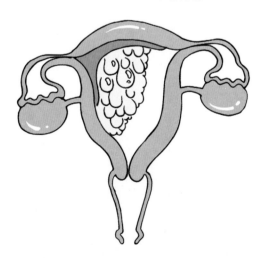

孕2月

怀孕了也可以很美

女性怀孕后，由于生理上的变化，面部会出现皮肤粗糙、松弛、黑斑和皱纹等现象。为了让孕妈妈的脸部更加干净清爽，可以尝试下面的按摩方法。

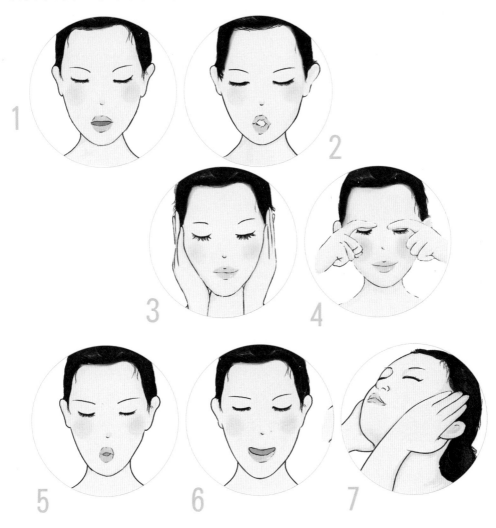

小贴士

眼睛的肌肤是很薄弱的，需要我们特别护理。正确的按摩法可以改善眼部肌肤的微循环，减少皱纹。用两手的手指自两边眼角沿着下眼眶按摩六个小圈，然后绕过眼眶，回到眼角处轻轻按一下。

105

本周孕妈妈注意事项

此时的尿频，成了工作中的孕妈妈需要应付的一件烦心事。孕妈妈要养成好习惯，做到有尿及时排。

处于早孕反应严重时期的孕妈妈，异常的疲倦感会把人弄得烦恼不堪，这个时候不要太勉强自己，要听从身体的指挥，保证良好的休息。

有些孕妈妈在孕期仍然和平时一样，没有发生孕吐等早孕反应，于是开始担心是不是自己或胎儿有什么问题。

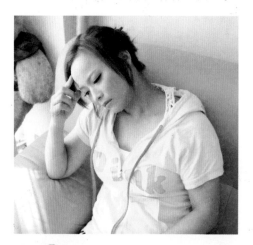

其实，每一个人在孕期的表现都不尽相同，没有什么感觉不能说明自身或胎儿有问题，反而应该为自己没有遭受早孕反应的折磨而庆幸。

因为孕妈妈在这个时候喜欢吃酸食，呕吐的时候牙齿上面也会沾染残渣，这些都对牙齿健康不利，所以孕妈妈经常刷牙很重要，做到口腔清洁对自己和胎宝宝的健康都十分有利。

孕期注意个人卫生很重要，孕妈妈在洗澡时一是注意水温不要过高，二是不要时间过长，三是尽量淋浴，不提倡盆浴。

怀孕以来的第一次产检

通常情况下，怀孕后需要进行的第一次正式产检应该是在孕期的第8~12周进行。在这一次产检中，你所选择的医院会为你建立一个孕期档案，这个档案将记录你孕期全程每一次的身体检查记录。

小贴士 Xiaotieshi

准爸爸培训课堂

虽然现在胎儿的记忆中枢还没有完全形成，但是怀孕初期进行适当的刺激，其中的一部分也会被记忆在胎儿大脑中。准爸爸适时给孕妈妈唱歌，如果感到不好意思，也可以买孕妈妈喜欢的音乐带作为礼物送给她。给孕妈妈讲故事，如果不太擅长，也可以用胎教童话书作为礼物送给她。因为这些都是孕妈妈所希望的并想要得到的东西。孕妈妈负责怀胎的胎教，准爸爸负责协助的胎教。

孕2月

本周饮食营养

本周营养重点

重点补充

叶酸

适量补充

蛋白质　　维生素D

这些水不能喝

久沸或反复煮沸的开水

水在反复沸腾后，水中的亚硝酸银、亚硝酸根离子以及砷等有害物质的浓度相对增加。喝了久沸的开水以后，会导致血液中的低铁血红蛋白结合成不能携带氧的高铁血红蛋白，从而引起血液中毒。

没有烧开的自来水

因为自来水中的氯与水中残留的有机物相互作用，会产生一种叫"三羟基"的致癌物质。孕妈妈也不能喝在热水瓶中贮存超过24小时的开水，因为随着瓶内水温的逐渐下降，水中含氯的有机物会不断被分解成为有害的亚硝酸盐，对孕妈妈身体的内环境极为不利。

保温杯沏的茶水

因为茶水中含有大量的鞣酸、茶碱、芳香油和多种维生素等。如果将茶叶浸泡在保温杯的水中，多种维生素被大量破坏而营养降低，茶水苦涩，有害物质增多，饮用后会引起消化系统及神经系统的紊乱。

喝水时间有讲究

1. 早晨起床后喝一杯温开水，补充睡眠中流失的水分，减低血液浓度，并使血管扩张以促进血液循环。孕吐严重时要少量多次饮水。

2. 白天要每隔1～2小时喝1次水，每次喝200毫升即可。

3. 晚饭后两小时喝1次水，睡前减少喝水，以免夜间上厕所影响睡眠。

加大铁元素的补充

为预防孕妈妈贫血，增加铁元素的补充至关重要。为了摄取和补充铁元素，孕妈妈应大量摄取鱼、肝、牡蛎、海螺等，必要时补充铁剂。

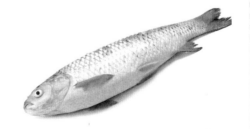

孕2月

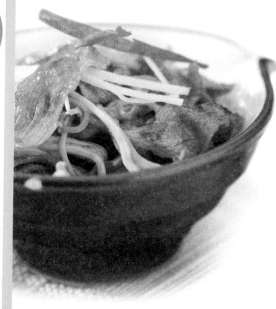

金菇爆肥牛

金针菇200克，肥牛肉片150克，姜丝10克，精盐1/2小匙，料酒、黄油、植物油各1大匙。

1 将金针菇去根，洗净，分成小朵，再放入沸水锅中焯烫一下，捞出沥干；肥牛肉片洗净，放入沸水锅中略焯一下，捞出冲净。

2 炒锅置火上，加入植物油和黄油烧热，先下入姜丝炒出香味。

3 再放入金针菇、肥牛肉片略炒，然后烹入料酒，加入精盐炒匀，即可出锅装盘。

番茄炒豆腐

番茄150克，豆腐350克，青豆粒15克，精盐、鸡精各1/2小匙，白糖、料酒各1小匙，鲜汤150克，水淀粉2小匙，植物油2大匙。

1 将豆腐洗净，切成2厘米见方的块，再放入沸水锅中焯透，捞出沥干。

2 将番茄洗净，用沸水略烫一下，再撕去外皮，切成小丁，加入少许精盐稍腌片刻；青豆粒用清水浸泡，洗净。

3 锅中加油烧热，下入番茄略炒，再放入青豆、豆腐炒匀，然后加入料酒、鲜汤、精盐、白糖、鸡精调味，用水淀粉勾芡，淋入明油即成。

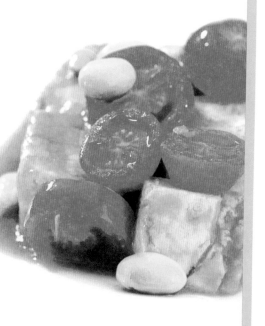

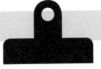

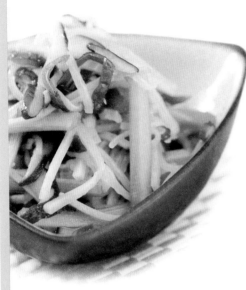

什锦香菇丝

香菇150克，木耳丝、芹菜段、熟火腿各50克，熟鸡蛋饼40克，粉丝20克，蒜末10克，花椒15粒，精盐、芥末、香油各2小匙，料酒、香醋各1小匙，植物油2大匙。

1　粉丝切成段；香菇、木耳与熟火腿、熟鸡蛋饼分别切丝。

2　锅中加入清水、精盐、植物油烧开，分别下入香菇丝、木耳丝、芹菜段、粉丝焯熟，捞出沥水，放入碗中，再加火腿、鸡蛋丝、蒜末拌匀。

3　锅中加油烧热，下入花椒粒炸出香味，倒入碗中，加入精盐、料酒、香醋、香油调匀成味汁，浇在香菇丝上即可。

银牙白菜牡蛎汤

牡蛎500克，黄豆芽、白菜叶各100克，姜丝少许，精盐1小匙，葱油适量，清汤750克，植物油2大匙。

1　将牡蛎去掉外壳，取牡蛎肉，去掉杂质，放入沸水锅内焯烫一下，捞出，沥水；白菜叶洗净，切成小段；黄豆芽去根，洗净。

2　锅置火上，加入植物油烧热，下入姜丝炝锅，添入清汤，加入牡蛎肉、黄豆芽煮沸。

3　撇去浮沫，加入白菜叶、精盐煮2分钟，淋入葱油，出锅即可。

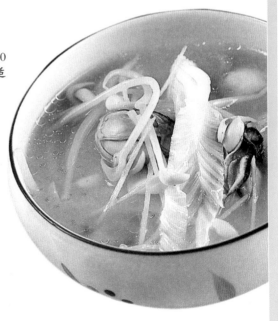

本周胎教方案

语言胎教：童言无忌的小故事

爸爸5岁了

"小珍，你能说出爸爸今年多大了吗？"幼儿园的老师问。

"爸爸今年5岁了。"小珍回答道。

老师笑了："小珍，难道你爸爸和你一样大？"

"是的，我爸爸亲口对我说过，他是从我出生那天开始当爸爸的。"

星星会闪耀

一位乘客带着女儿坐在飞机上，空中小姐问这个可爱的小女孩说："为什么飞机飞这么高，都不会撞到星星呢？"小女孩回答："因为星星会'闪'啊！"

到底有多远

去年夏天，我们一家人开车去佛罗里达州的迪斯尼乐园玩。出发前，我告诉孩子，旅程很长，谁也不许问"还有多远""什么时候到"之类的问题。旅程刚开始，果然没有人提问题。到了第三天晚上9点钟，5岁的小女儿苔丝叹了一口气，说："等我们到达，我会不会已经6岁了？"

听妈妈的话

母亲节快到了，我问妈妈想要什么礼物。

妈妈说："只要你乖乖的，听妈妈的话就好了，妈妈不要什么礼物。"

既然如此，我想等我生日的时候，我也不要什么礼物，只要妈妈听我的话就好了！

给妈妈点歌

那天我在宿舍听广播，听到一个很小的女孩给她的妈妈点歌，她说妈妈很辛苦，星期天也不能休息，要到书店买好多习题集给她做，于是她就想为妈妈点一首歌。主持人一听，感动地说："多懂事的孩子啊！请问你想为妈妈点什么歌？"小女孩用稚气的声音说："我想点辛晓琪的《女人何苦为难女人》。"

我想要一只狗

安娜的妈妈又怀孕了，她问安娜："你希望妈妈再给你带来个弟弟呢，还是妹妹？"安娜想了想说："我只想要一只小狗。"

音乐胎教：《三只熊》

三只熊

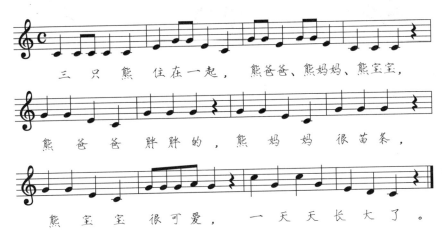

三 只 熊 住在一起， 熊爸爸、熊妈妈、熊宝宝，

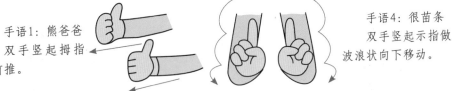

熊 爸 爸 胖胖的， 熊 妈 妈 很苗条，

熊 宝 宝 很可爱， 一 天 天 长 大 了。

手语1：熊爸爸
双手竖起拇指
向前推。

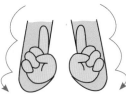

手语4：很苗条
双手竖起示指做
波浪状向下移动。

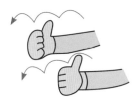

手语2：胖胖的
双手竖起拇指向
前做波浪式推进。

手语5：熊宝宝
双手竖起小指
向外画圈。

手语3：熊妈妈
双手竖起示指向
上移动。

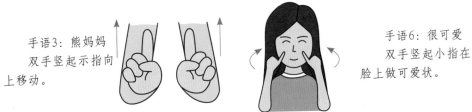

手语6：很可爱
双手竖起小指在
脸上做可爱状。

运动胎教：动动手指来做操

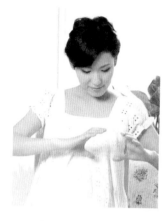 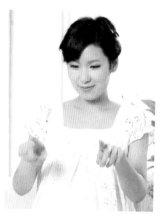 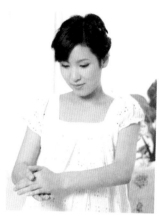

步骤1：我是一个大苹果。（双手张开比划成"大"苹果）

步骤2：小朋友们都爱我。（双手示指点着前面的人）

步骤3：请你先去洗洗手。（双手做洗手的动作）

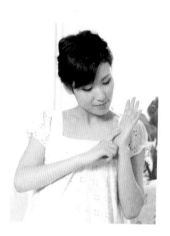

步骤5：别碰我！（挥动右手表示"不"）

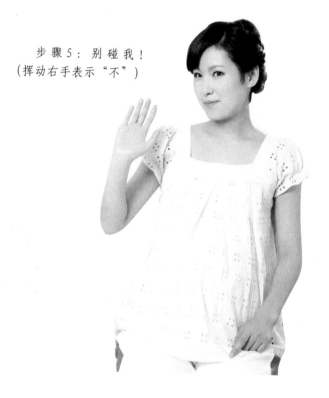

步骤4：要是手脏。（用右手示指点着左手手掌）

第四章
孕3月

　　平安度过这个月，你就会迎来最舒服的几个月。这个月的胎儿已经度过危险期了，孕妈妈可以适当对胎儿进行胎教，健康40周孕期已经完成了一大步。

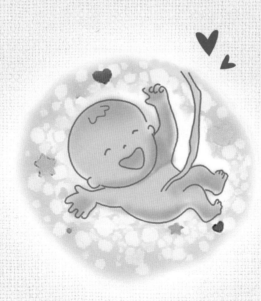

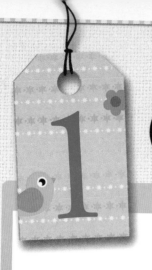

孕3月

怀孕第9周

胎儿与孕妈妈的变化

胎儿的发育情况

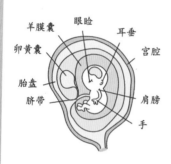

羊膜囊　眼睑　耳垂
卵黄囊　宫腔
胎盘　肩膀
脐带　手

　　胎儿7周大了，尾巴开始消失，背部挺直。手臂逐渐变长，同时形成了手臂关节，所以可以随意弯曲，而且形成了手指和指纹。腿部开始区分为大腿、小腿和脚，同时形成脚趾。视网膜的神经细胞开始生成，面部肌肉和上嘴唇也进入了发育阶段。

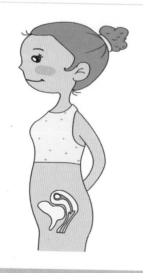

孕妈妈的身体变化

　　从怀孕第九周开始，乳房会明显变大，有时还会伴随疼痛，偶尔能摸到肿块。这也是激素导致的结果，不用过于担心。随着子宫的增长，准妈妈会感觉到整个身体都在发生变化。下腹部和肋部开始出现疼痛，可能会出现双腿麻木，同时又紧绷得发痛，腰部也会逐渐酸痛。

孕妈妈健康呵护

孕妈妈洗澡时的注意事项

洗澡能够清洁身体，令人神清气爽，更有利于人体的新陈代谢。而对处于怀孕期间的孕妈妈而言，洗澡却存在着一定的危险因素，因此，在洗澡的时候就需要多加注意，小心谨慎，以免腹中胎儿受到不必要的伤害。

洗澡的时间不应该太长

孕妈妈在洗澡时，身体受到热水的刺激，体内血管扩张，这样血液多流入四肢和躯干，而进入大脑和胎盘的血液就相应减少，所运输的氧气自然也少。人的脑细胞本身对缺氧环境的耐力就很低下，再加上孕妈妈身体的特殊状况，所以洗澡的时候很容易出现昏厥事故。

若孕妈妈在浴室久待，不仅自身可能会出现恶心、头晕等症状，还极有可能造成胎儿缺氧。胎儿大脑在短时间内处于缺氧状态时，一般不会出现不良后果，但是一旦时间过长，神经系统的生长发育就极有可能受到影响。因此，孕妈妈在洗澡时一定要记得时间不能过长。专家建议以不超过15分钟为宜。

要注意调节洗澡的水温

水温过高，对胎儿的正常发育不利，对大脑的伤害极深。胎儿在母亲体内是完全浸泡在羊水里的，通过脐带与母体进行营养交换。孕妈妈洗澡时候的水温应该与羊水的温度接近，保持在37℃～42℃之间最为理想。孕妈妈最忌寒凉，所以洗澡水的温度也不能太低，夏天就算再热也不能冲凉，而是应该用温水冲洗身体。

还应该注意的是，洗澡前后的温差变化不可过大，迅速变化的温度会刺激孕妈妈子宫收缩，有造成流产或早产的可能。

洗澡最好采用淋浴

如果常进行坐浴，沐浴之后的脏水更容易进入到阴道内，引发宫颈炎、附件炎等妇科炎症，严重时甚至会导致早产。因此，孕妈妈还是用淋浴的方式更为安全。如果有其他特殊情况一定要坐浴，就务必要确保洗澡水和浴缸的清洁卫生。另外，孕妈妈由于在怀孕期生理构造发生极大变化，身体的平衡性减弱，所以在洗澡时一定要穿上有防滑底的拖鞋，而且要保证浴室内通风条件良好，最好不要锁门，这样出现意外情况时可以得到家人的及时帮助和救护。

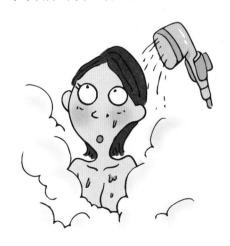

115

避开有害和易感染环境

有害易感染的环境易导致流产，孕妈妈要避免去人多的地方，远离感染。

避免接触电磁炉

电磁炉发射的电磁场很高，比冰箱高出上千倍，甚至上万倍。专家建议：孕妈妈应当避免接触电磁炉。怀孕期间，准爸爸要主动承担做饭的责任，让孕妈妈远离不良电磁波的危害。

少用微波炉

在微波炉中，食物的分子被高频的电磁波振动，产生热量，可以烹熟鸡或鱼。关键的问题是，如果微波炉密封不好，也可能给人带来危害，尤其是在孕早期，有可能会导致胚胎的畸形。

看电视不宜超过3小时

据调查，每周接近荧光屏20小时的70多位孕妈妈中有20%的孕妈妈发生自然流产。因此提醒孕妈妈，不要一有时间就坐在电视机前，而应多到室外活动，每天看电视不宜超过3小时。

本周孕妈妈注意事项

对孕妈妈来说，从这段时间起，便秘的现象开始频繁发生，而且越发顽固。所以，孕妈妈在早晨起床之后可以空腹喝杯温水或者牛奶，平日饮食多注意吃些蔬菜、水果，让膳食纤维帮助肠胃运动，使排便变得自然通畅。

另外，贫血的现象在这一阶段也可能频繁发生。严重的贫血可能会导致胎儿发育不完全甚至死胎，直接对孕妈妈和胎儿的健康造成极大伤害。因此，在饮食方面要注意调节，多补充肉类、蛋白质类食品，多喝肉汤，多吃补血类食物等。

孕妈妈是最容易出现牙齿疾病的人群，所以在怀孕期间应该要注意保护自己的牙齿。稍有不注意，多数孕妈妈常常会出现程度不一的妊娠期牙周问题，甚至有少数情况严重的孕妈妈可能出现牙龈血管瘤。因此，孕妈妈在刷牙的时候要特别小心，尽量选择一些刷头较软的牙刷，而且在刷牙的时候不要太用力，以免引起牙龈出血和牙周脓肿。

小贴士
Xiaotieshi

准爸爸培训课堂

准爸爸在家的时候可以为孕妈妈做一些按摩，缓解孕妈妈的疼痛与疲劳，按摩的同时可以放一些轻柔的音乐让孕妈妈放松身心。

本周饮食营养

本周营养重点

重点补充

叶酸

适量补充

蛋白质　　水

如何挑选孕妇奶粉

从声音判别优劣

虽然奶粉装在袋中看不见，但可以用手捏住包装摇动，听听是否会发出"沙沙"的声音，声音清晰的奶粉为质量较好的奶粉。

查看奶粉的色泽

优质的孕妇奶粉颜色一般为乳白色或乳黄色，颗粒均匀一致，产品中无可见杂质，无结块现象。把奶粉放入杯中用温开水冲调，静置几分钟后，水与奶粉就会溶在一起，没有沉淀。

有无异常气味和味道

优质的奶粉具有奶香味和轻微的植物油味，无异味，并且甜度适中。

查看包装

正规厂家的奶粉包装完整无损、平滑整齐、图案清晰，印刷质量高；清楚地标有商标、生产厂名、生产日期、生产批号、净含量、营养成分表、执行标准、适用对象、食用方法等。

增加蛋白质和热量的摄取

在这个时期，基础代谢量比怀孕前增加25%左右，孕妈妈会快速消耗大量的热量，因此应该摄取充分的蛋白质和热量的摄取。

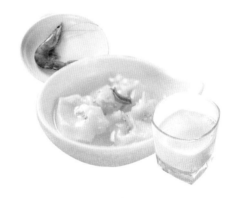

摄取必要的维生素

维生素是孕早期胎儿发育和孕妈妈保持健康必不可少的营养素。孕妈妈需要随时补充维生素A和B族维生素、维生素C、维生素D、维生素E等。

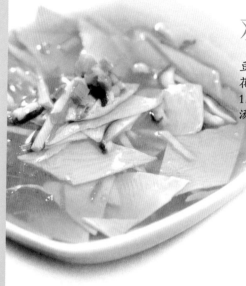

双冬豆皮汤

豆腐皮3张，冬菇2朵，冬笋50克，葱花、姜末各10克，精盐、鸡精、香油各1/2小匙，酱油2小匙，植物油2大匙，鲜汤500克。

1 将豆腐皮上笼蒸软，取出，切成菱形片；冬菇用温水泡发，除去杂质，洗净，切成丝；冬笋去皮，洗净，切成小片。

2 锅中加入植物油烧热，先下入葱花、姜末炒香，添入鲜汤，放入冬菇丝、冬笋片、豆腐皮烧沸。

3 撇去浮沫，再加入鸡精、精盐、酱油调好口味，淋入香油，出锅装碗即成。

糖醋酥鱼片

净鲤鱼肉400克，面包糠适量，鸡蛋2个，葱花、姜末、蒜末各15克，精盐1小匙，胡椒粉、鸡精、酱油各少许，米醋、料酒、香油各2小匙，白糖、水淀粉各3大匙，鲜汤、植物油各适量。

1 精盐、酱油、米醋、料酒、胡椒粉、白糖、水淀粉、鸡精、香油、鲜汤调匀成味汁。净鲤鱼肉切成小片，加入料酒，精盐拌匀，再磕入鸡蛋，加入水淀粉搅拌均匀。

2 锅中加入植物油烧至五成热，把鱼片裹匀面包糠，放入油锅内炸至表皮酥香，捞出鱼片，沥干油分，码盘。

3 锅中留底油，复置火上烧热，放入葱花、姜末、蒜末炒香，烹入味汁炒至浓稠，出锅浇淋在鱼片上即成。

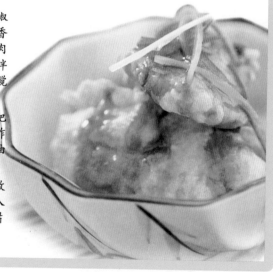

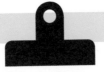

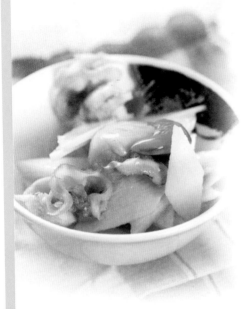

山药炒花蛤

活花蛤500克，山药200克，香菜段50克，葱丝15克，姜丝10克，精盐1小匙，料酒2小匙，花椒油1/2小匙，植物油2大匙。

1 花蛤放入清水中浸泡，使其吐净泥沙，再捞出冲净，放入盘中，然后入锅蒸至八分熟，取出凉凉，去壳取肉，用过滤后的原汤洗净。

2 山药去皮、洗净，切成象眼片，再放入沸水锅中略焯一下，捞出沥干。

3 锅中加油烧热，先下入葱丝、姜丝炒香，烹入料酒，加入山药片、蛤肉、精盐炒匀，然后撒上香菜段，淋入花椒油，即可出锅装盘。

鱼肉胡萝卜汤

胡萝卜150克，鱼肉(黄花鱼)300克，芋头80克，油菜心50克，精盐适量，白酱油1小匙，料酒1大匙，姜汁、胡萝卜汁各2大匙。

1 黄花鱼洗涤整理干净，斩掉头尾，取中段鱼肉洗净，斩成段，加入料酒、姜汁腌渍20分钟。

2 胡萝卜洗净，切长条块；芋头去皮，洗净，切块，浸于水中；油菜心洗净，切瓣。

3 汤锅加入高汤烧沸，下入胡萝卜、黄鱼段、芋头块、油菜心，加入精盐、白酱油、料酒、胡萝卜汁烧沸，煮至熟透入味即可。

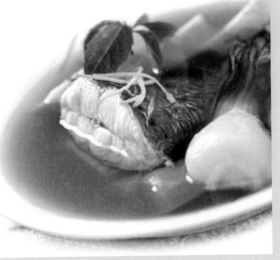

本周胎教方案

美学胎教：名画欣赏《金色的秋天》

推荐孕妈妈欣赏俄国著名风景画家列维坦的名作《金色的秋天》。列维坦被称为"色彩抒情诗人"，他的画是俄罗斯大自然的象征，画家用自己的色彩勾勒出了俄罗斯独特的风光。

列维坦的这幅《金色的秋天》创作于1895年，画面充满了阳光，湛蓝的天空，仿佛活生生的会呼吸似的，天空飘浮着灰白色的云，阳光穿过云朵照耀在同样蓝的发亮的小溪上，田野正在由绿变黄，树叶已全部变成金黄色，清晰可见的笔触宣泄着画家心中涌动的激情湛蓝的天空。画家运用潇洒稳健的笔触和色块，高度概括地描绘了俄罗斯金黄色秋天的自然景象。这幅画是一首秋天的颂歌，观赏者看后顿觉心旷神怡，一扫心中的灰暗。

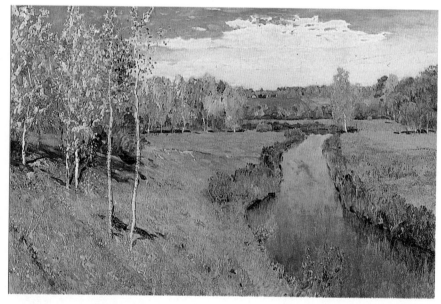

金色的秋天／[俄]伊萨克·列维坦

情绪胎教: 远离孕期抑郁症

孕期抑郁症小测验

孕妈妈不良的情绪会增加胎儿在发育过程中的危险，因此孕妈妈要及时发现自己是否有抑郁倾向，学会管理自己的情绪。

是与否	具体表现
☐	每天大部分时间对所有或大多数平时感兴趣的活动都失去了兴趣
☐	体重显著下降或增加正常体重的5%，食欲显著降低或增加
☐	每天失眠或睡眠过多，白天昏昏欲睡
☐	每天精神亢奋或萎靡不振
☐	每天感到疲劳，缺乏精力
☐	每天感到自己没有价值，或者自责自贬
☐	每天注意力和思考能力下降，作决定时犹豫不决
☐	脾气变得暴躁，经常发脾气
☐	有反复自杀的意念或企图
☐	认为永远不可能再有属于自己的私人时间
☐	和朋友、邻居都很淡漠，几乎没有交往过
☐	害怕离开家或独自在家

如果孕妈妈在连续两周内表现出上述症状中4种及4种以上，则说明可能已经患上孕期抑郁症，如果其中一种或两种情况在近期特别严重，则必须引起高度重视，及时就医。

缓解抑郁情绪小妙招

情绪不好的时候不要吃太多的肉类和甜食，因为这些酸性食物会使孕妈妈更加烦躁。

方法	具体做法
告诫法	想象着胎儿正在看着自己，告诉自己不要生气，凡事没有完美
转移法	离开使自己感到不开心的环境
协调法	每天和丈夫在宁静的环境中散散步，说说夫妻间的恩爱往事
呼吸法	当心情烦躁时深呼吸，放松全身，微闭双目，用鼻子慢慢吸气，以5秒钟为标准，再用10秒钟通过嘴慢慢呼气，反复呼吸3分钟，放松心情
美容法	经常改变自己的形象，换一个发型，穿上自己喜欢的衣服，保持良好的心境

寻求贴心支持与帮助

1. 保证每天和准爸爸的亲昵交流时间，获得丈夫的关爱。

2. 向亲人和朋友表达自己的情绪，将不良情绪及时宣泄出去。

3. 适度地上网，阅读育儿书籍，观看积极向上的电视节目，与其他孕妈妈交流怀孕心得，分享怀孕的喜悦。向有过生产经验的同事、朋友咨询经验。

4. 将自己置身于积极、阳光的人群中，获得乐观的心态，抵御抑郁情绪。

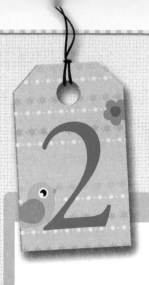

孕3月

怀孕第10周

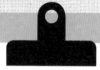

胎儿与孕妈妈的变化

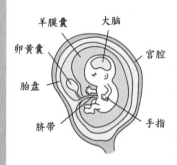

胎儿的发育情况

胎儿8周大了，从臀部到头部长30～40毫米。本周胎儿脑的发育非常迅速。眼睛和鼻子清晰可见，双眼逐渐向脸部中央移动，胃肠也达到其最终的位置上。胎儿的手腕和脚踝已经形成，能分辨出手指和脚趾。生殖器官已经开始形成，但仍不能分辨出性别。

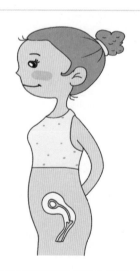

孕妈妈的身体变化

准妈妈的形象开始发生很大的改变，乳房开始增大，需要更换大一些的胸衣了，腰围也开始变大。乳头乳晕色素加深，有时感觉腹痛，同时阴道有乳白色的分泌物流出。准妈妈可能会发现在腹部有一条深色的妊娠纹，甚至面部也会出现褐色的斑块，不必太担心，分娩结束会逐渐消失。

孕妈妈健康呵护

如何应对孕期情绪不稳定

怀孕之后，体形的改变和身体上的不适都会给孕妈妈的心理造成极大的压力，导致情绪容易波动，若被愤怒等不良情绪冲昏了头脑，则极有可能导致出血甚至流产。所以，孕期的孕妈妈必须要学着用理智来控制愤怒的情绪，避免腹中胎儿受到伤害。

那么当面对不良情绪时，孕妈妈该如何化解呢？最好的方法不是逃避或者无视，而是正视问题。把在孕期产生出的各种生理和心理上的疑问都一一列出，在门诊检查或者做产检的时候咨询专业医生，或者参加相关培训的心理课程，这样就能从根本上解决问题。

为孕妈妈提供一些具体的情绪调节方法，以帮助你度过情绪不稳的阶段：

对问题进行辩证分析

即看问题不要只看到不利的一面，而是应该用乐观向上的眼光多看看有利的那方面，这样就能够安定心神。

音乐熏陶和哼歌

在心情不好的时候，可以听听音乐，或者独自哼唱一首自己喜欢的歌曲，使心情在最短时间内获得松弛和平复。在听歌的同时，还可以想象腹中的胎儿随着音乐轻微摆动，调动自身的欢乐情绪和良好的精神状态。

用幽默对待愤怒

幽默是改善情绪的一剂良药，它可以使烦恼烟消云散，使尴尬气氛变得融洽和谐，使痛苦减淡。妙趣横生、诙谐机智的语言不但能够有效调节不良的情绪，对胎儿的心智发育也是一种潜移默化的教导和滋润。

固定看一位专家或医生

建议孕妈妈在孕期的检查中，最好能够固定看一位专家或医生，这样医生就会针对你的个人情况，给出一些比较适合你的较好的建议，即使孕期出现突发情况，也能做到心中有数，积极应对。

进行畸形儿检查

在本周可以进行畸形儿检查了。根据孕妈妈的年龄、健康状况、病例不同，检查方式也会有所不同。

染色体检查对孕妈妈安全吗

染色体检查是一项创伤性检查。如果操作正确，染色体检查是安全的。有0.6%～2.9%的孕妈妈在绒毛膜取样后可能发生子宫痉挛、阴道少许流血。这些症状持续时间短，对怀孕无不良影响。

哪些人需要做染色体检查

并不是所有女性都需要做染色体检查，下列情况可以推荐接受此项检查。

1	年龄大于35岁的女性，想尽早知道胎儿是否染色体异常
2	生过畸形儿的女性再次怀孕
3	家族中有遗传病历史的女性
4	有反复自然流产或有胎死宫内经历的女性

本周孕妈妈注意事项

此时孕妈妈应该已经接受过初次的产前检查，建立了孕妈妈保健卡，要按照医生的要求，定期做检查。怀孕最初三个月仍然处于容易流产的危险时期，所以孕妈妈应该了解一些对自己身体和胎儿发育都有利的一些事情。

不要提重物，也不要长时间站立或者突然起身和下蹲，尽量避免进行任何有可能使身体受到震动和冲击的工作，保证身体处于平稳状态。

充足的睡眠不仅可以使孕妈妈保持良好的心态和精力，也是腹中胎儿能够顺利成长的必要条件。最好能够在午休时间安排一个短暂的午睡，既能补充精力，也能以开朗的心境做好下午的工作。

切忌长时间空腹，因为空腹状况下容易加重孕妈妈的早孕反应。可以随身带些干净、营养的小零食，如核桃仁、红枣、小饼干之类，工作累了的时候可以随意吃一点。

多与人沟通，向家人和朋友讲讲内心的郁闷，释放紧张情绪，也可以与同事多交流，取得他们的理解和帮助，以减轻工作压力。

怀孕期不断胀大的子宫会压迫膀胱，导致孕妈妈排尿次数增多，这时候千万不要不好意思，孕期及时排净小便有利于排毒和加快新陈代谢。所以如果工作环境离卫生间较远，可以申请掉换到方便上厕所的位置上。

一旦出现少量出血或者下腹部疼痛，应该立刻躺下休息，并及时将情况告诉医生。如果病症继续加重，要马上入院诊治。

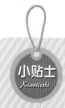

小贴士 *Xiaotieshi*　　**准爸爸培训课堂**

胎儿对子宫外的声音和妈妈的情绪都会做出反应。胎儿在肚子内也会有视觉、听觉、嗅觉、味觉，还会打嗝儿。准爸爸一边深情地抚摸孕妈妈微微鼓起的肚子，一边轻柔地跟胎儿说话。经常进行这样的对话，胎儿出生后也一定能记住准爸爸的声音。

本周饮食营养

本周营养重点

重点补充

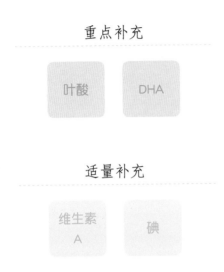

适量补充

了解DHA、EPA

DHA，是二十二碳六烯酸的英文缩写，俗称脑黄金，是一种对人体非常重要的多不饱和脂肪酸。DHA是神经系统细胞生长及维持的一种主要元素，是大脑和视网膜的重要构成成分，在人体大脑皮层中含量高达20%，在眼睛视网膜中所占比例最大，约占50%，因此，DHA对胎儿的智力和视力发育至关重要。

EPA，二十碳五烯酸的英文缩写，是人体自身不能合成但又不可缺少的重要营养素，因此称为人体必须脂肪酸。

食物中的DHA

藻类

藻类中DHA含量高，EPA含量低，并且能量直接从海洋中获取，不含色素，安全性高，抗氧化能力强，最有利于吸收。因此，孕妈妈宜首选藻类DHA制品。

干果类

如核桃、杏仁、花生、芝麻等。其中所含的α-亚麻酸可在人体内转化成DHA。

鱼类

DHA含量高的鱼类有鲔鱼、鲣鱼、鲑鱼、鲭鱼、沙丁鱼、竹荚鱼、旗鱼、金枪鱼、黄花鱼、秋刀鱼、鳝鱼、带鱼、花鲫鱼等。就鱼的身体部位所含的营养而言，DHA含量高的部分又首推眼窝脂肪，其次则是鱼油。

重点补充维生素E

维生素E具有保胎作用，一般成年女性的维生素E的需求量是8毫克，孕期则需要10毫克左右。

维生素E广泛存在于核桃、豆制品、芝麻、瓜子、金枪鱼、虾中，孕妈妈不妨多食用。

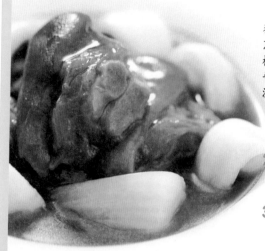

锅焖黑椒猪手

猪蹄2个（约800克），油菜心50克，葱段、姜片各15克，桂皮、八角、花椒、精盐、鸡精各少许，白糖1小匙，酱油3大匙，料酒5大匙，黑椒汁、水淀粉各2大匙。

1 油菜择洗干净，放入加有少许精盐的沸水中焯透，捞出装盘。

2 猪手刮洗干净，切成块，用桂皮、八角、花椒、葱、姜略腌，再放入热油中炒至上色。

3 加入精盐、鸡精、料酒、黑椒汁，加盖焖煮1小时，再淋入水淀粉、明油，捞出装盘。

时蔬鸡蛋炒饭

大米饭200克，香菇丁50克，胡萝卜、生菜丝各适量，鸡蛋1个，葱花15克，植物油1大匙，鸡精1小匙，精盐1/2小匙。

1 将鸡蛋磕入碗中，搅成蛋液；香菇丁和胡萝卜丁分别下入沸水中焯透，捞出沥干。

2 炒锅上火，加入植物油烧至六成热，先放入鸡蛋液炒至定浆。

3 再下入葱花炒香，然后加入香菇、胡萝卜、大米饭炒匀，再放入精盐、鸡精、生菜丝炒至入味，即可装盘上桌。

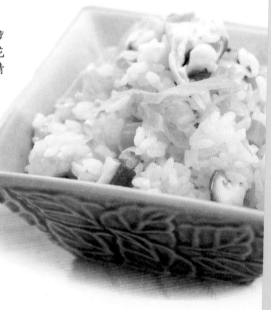

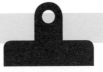

胡萝卜南瓜牛腩饭

米饭、牛肉各100克，胡萝卜20克，南瓜50克，高汤、精盐各适量。

1　胡萝卜洗净，切块；南瓜洗净，去皮，切块备用。

2　将牛肉洗净，切块，焯水；倒入高汤，加入牛肉，烧至牛肉八分熟时，下胡萝卜块和南瓜块，加精盐调味，至南瓜和胡萝卜酥烂即可。

3　饭装盆打底，浇上炒好的牛肉即可食用。

豆豉双椒

豆豉1包，红辣椒250克，青辣椒500克，蒜、青蒜丁适量，酱油1/3杯，糖1小匙，植物油30克。

1　青、红辣椒去籽切丁，蒜切碎，豆豉泡软沥干备用。

2　锅内放入少许植物油烧热，爆香蒜，加入豆豉同炒，再加入青、红辣椒炒1分钟，加入青蒜、酱油、糖炒匀入味，最后拌入青蒜丁即可。

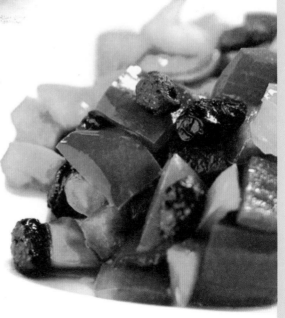

本周胎教方案

趣味胎教：动手玩折纸

　　有趣的折纸游戏可不是小朋友的专利，孕妈妈不妨试一试，手指动一动，胎儿更聪明。

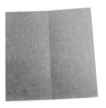 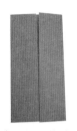 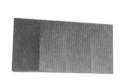 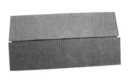

步骤1：将正方形纸对折，然后展开，在中间留下一条折痕。

步骤2：将左右两个边向折痕折叠后打开。

步骤3：将纸张沿不同方向再次对折。然后展开。

步骤4：将上下两个边向折痕折叠后打开。

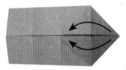 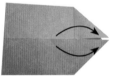 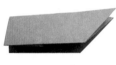 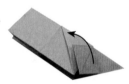

步骤5：按照箭头所示，用手指分别打开右边的上下两个边。

步骤6：将折叠后的三角形还原。将折纸左边的矩形向后翻折。

步骤7：将整个折纸的上部向后折。

步骤8：按箭头所示，将右边的三角形展开。

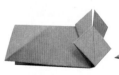 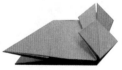 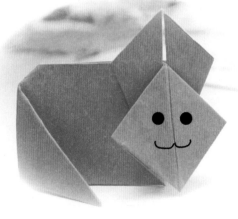

步骤9：将右边三角形两个顶角向上翻折。将右边四边形的底角向后折。

步骤10：如图所示将左边角向右边折叠。

语言胎教: 一起唱儿歌

今天给胎儿讲些什么呢? 读几首朗朗上口的童谣吧!

堆雪人

天上雪花飘, 我把雪来扫。

堆个大雪人, 头戴小红帽。

安上嘴和眼, 雪人对我笑。

拍手歌

你拍一、我拍一, 天天早起练身体。

你拍二、我拍二, 天天都要带手绢。

你拍三、我拍三, 洗澡之后换衬衫。

你拍四、我拍四, 消灭苍蝇和蚊子。

你拍五、我拍五, 有痰不要随地吐。

你拍六、我拍六, 瓜果皮核不乱丢。

你拍七、我拍七, 吃饭细嚼别着急。

你拍八、我拍八, 勤剪指甲常刷牙。

你拍九、我拍九, 吃饭之前要洗手。

你拍十、我拍十, 脏的东西不能吃。

红气球、绿气球

红气球、绿气球, 长长尾巴圆圆头,

好像只只花蝌蚪, 跟着个个小朋友。

小朋友, 一松手, 蝌蚪就向天上走。

做早操

早晨空气真叫好, 我们起来做早操。

伸伸臂, 弯弯腰, 踢踢腿, 蹦蹦跳,

天天锻炼身体好。

小雨点

小雨点, 沙沙沙,

落在小河里, 青蛙乐得呱呱呱。

小雨点, 沙沙沙,

落在大树上, 大树乐得冒嫩芽。

小雨点, 沙沙沙,

落在马路上, 鞋子啪叽啪叽啪。

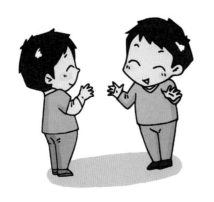

七个果果

一二三四五六七, 七六五四三二一。

七个阿姨来摘果, 七个篮子手中提。

七个果子摆七样,

苹果、桃儿、石榴、柿子、李子、栗子、梨。

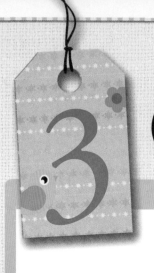

怀孕第11周

胎儿与孕妈妈的变化

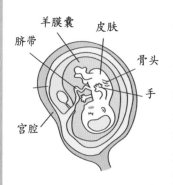

胎儿的发育情况

羊膜囊　皮肤
脐带
骨头
手
宫腔

胎儿9周大了，从头部到臀部长44～60毫米。此时的胎儿已经度过发育的关键期，受感染或药物影响的风险大大减小。此时完全形成了肝脏、肾脏、肠、大脑、肺等重要的身体器官，而且各器官可以发挥功能。现在可以看到胎儿手指甲或头发等细微部分。同时，外生殖器也开始发育。

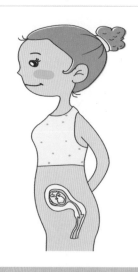

孕妈妈的身体变化

由于血液循环加强，准妈妈的手和脚变得更加暖和，也会更容易口渴，这时期准妈妈一定要补充水分。

子宫几乎占据了骨盆，耻骨上面的下腹部发生感觉上的变化，已经可以触及子宫底，并刺激膀胱，出现尿频症状。随着血液供给量的上升，可以观察到乳房附近的静脉呈青色。

孕妈妈健康呵护

孕妈妈如何睡个好觉

如果孕妈妈睡眠不足，可引起疲劳过度、食欲下降、营养不足、身体抵抗力下降，增加孕妈妈和胎儿感染的机会，造成多种疾病发生。一般正常人需要8小时的睡眠，孕妈妈因身体发生一系列特殊变化，容易感到疲劳，可适当延长1小时为宜，一般至少应在8小时。

工作期间困了怎么睡觉

孕妈妈要将疲倦嗜睡的事情和上司、同事都讲一讲，尽量得到他们的体谅。如果公司有空闲的小会议室，孕妈妈在里面准备一把躺椅，困时就休息一会儿。如果没有，孕妈妈可以带上小耳塞，在自己的座位上打个盹儿，切忌趴在桌子上睡，影响手臂和脸部循环和神经传导。

好睡姿有好睡眠

孕期保持良好的睡姿很重要，孕早期因为腹部不是很明显，只要觉得自己舒服，睡觉的姿势不必刻意要求。但如果有胃灼热和恶心的困扰，可以选择右侧卧，这样能尽快排空胃酸，会比较舒服。到了孕晚期，左侧卧可能是比较适当的睡姿。因为左侧卧不会压迫大静脉，对胎儿血液的回流有帮助。

孕妈妈要科学进补

从宣布怀孕喜讯开始，孕妈妈的身边就开始堆砌各种各样的补品。其实，营养品、高补食物并不是多多益善，一定要根据自身的身体状况，适当地科学进补。

合理调节饮食

怀孕期间所需的各种营养，都广泛存在于各类食品中，如果孕妈妈的饮食习惯良好，身体健康，只要均衡营养，就能达到滋养身体，促进胎儿发育的最佳效果。

适当补充营养剂

如果孕妈妈的妊娠反应严重，常呕吐不止，或者有贫血等营养缺乏现象，就需考虑适当补充营养剂了。根据医生的建议，有针对性地调整膳食并吃补充营养剂。

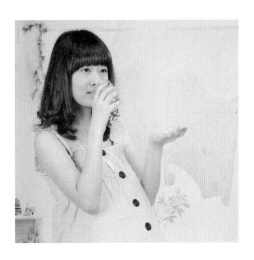

本周孕妈妈注意事项

孕妈妈要根据自己的身体实际承受情况，对工作量力而行。一旦感觉身体出现异常，应立即在家休养，千万不可强打精神外出工作。如果所在单位有例行体检活动，要注意避免受到X射线的照射。

不断增大的子宫会使得孕妈妈腰背部的负担加重，再加上女性腰部和腹部的肌肉较为松弛，支撑内脏越来越吃力，致使脊椎要承担的重量增加，这就容易使脊柱的生理弯曲向后伸展过度。这时候，孕妈妈如果不注意休息，稍微感到劳累或者身体不平衡都会引起腰部疼痛，而且这种酸痛还会发展到腿，引起大腿甚至到小腿的一侧或者两侧的疼痛。

因此，孕妈妈感到疲劳时要立刻休息。休息时可以用枕头、抱枕等柔软、有一定厚度的东西垫在膝窝下侧；床铺尽量要平坦结实，不要使用太过柔软的床垫或弹簧垫，睡觉时双腿微微弯曲有利于腿部肌肉的放松和休息；避免频繁弯腰或者长久站立；外出时应该穿着柔软舒适的平底鞋或者高度较小的坡跟鞋；再有就是注意补充钙元素和水分，也能够减轻腰背的疼痛，在腰痛得较厉害时可以用热水袋热敷腰部。

居家休息时，要保证充足的睡眠，生活起居要规律，并且可以适当追加睡眠的时间。睡眠时，孕妈妈可以自行选择较为舒适的体位，一般认为，左侧卧可以减轻子宫右旋对血管的压迫，有利于胎儿的血液循环和养料供给。无论是坐还是卧，都应该尽量抬高腿，这样有助于减轻孕妈妈腿部的水肿和静脉曲张状况。

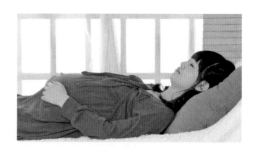

小贴士 *Xiaotieshi*

准爸爸培训课堂

你是否认为只有孕妈妈的心情才会影响胎儿的发育？其实准爸爸的品格和生活习惯对胎儿也有潜移默化的影响。有句俗话，家里若有怀孕的孕妈妈，准爸爸随便折断一根树枝都会对孩子产生坏的影响，当然沉迷游戏、赌博、吸毒这类的就更不可做了。只有准爸爸问心无愧，品行端正，才可能养出品性好的孩子。

本周饮食营养

本周营养重点

重点补充

叶酸	钙

适量补充

锌	B族维生素

一些水果不能吃过多

山楂

山楂能活血化瘀通经，对子宫有一定的收缩作用，在怀孕早期应注意要少量食用，有流产史或有流产征兆的孕妈妈应忌吃，即使是山楂制品也不能大量食用。

柑橘

因为柑橘性温味甘，补阳益气，过量食用反而于身体无补，容易引起燥热而使人上火，发生口腔炎、牙周炎、咽喉炎等。

西瓜

西瓜属于凉性水果，有利尿作用。吃过多西瓜容易造成孕妈妈脱水。胎动不安和胎漏下血，有早产症状者的孕妈妈要忌吃。而且西瓜含糖量较高，吃多了容易造成妊娠糖尿病。

猕猴桃

猕猴桃性寒，故脾胃虚寒者应慎食，经常性腹泻和尿频者不宜食用。有先兆性流产现象的孕妈妈千万不可吃猕猴桃。

荔枝、桂圆

孕妈妈怀孕之后，体质一般偏热，阴血往往不足。一些热性的水果应适量食用，否则容易产生便秘、口舌生疮等上火症状。

多吃应季食物

新鲜的应季食物能给胎儿输送新鲜的氧气和营养，因此应充分摄取应季的根、茎、叶类蔬菜和新鲜水果。饮食忌辛辣、过咸、过冷，以清淡、营养的食物为主。

133

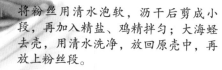

一周美味食谱

蒜香蒸海蛏

大海蛏5只，粉丝适量，蒜蓉、香葱末、精盐、鸡精、胡椒粉、白糖、植物油各少许。

将粉丝用清水泡软，沥干后剪成小段，再加入精盐、鸡精拌匀；大海蛏去壳，用清水洗净，放回原壳中，再放上粉丝段。

2 锅中加上植物油烧热，下入一半蒜蓉炸至金黄色，倒入小碗中，加入剩余的蒜蓉、精盐、鸡精、胡椒粉、白糖调匀成味汁。

3 把调好的味汁浇在海蛏和粉丝上，然后入锅蒸至熟，取出装盘，撒上香葱末即可。

上汤浸菠菜

菠菜300克，胡萝卜25克，草菇20克，枸杞子15克，松花蛋1/2个，姜片10克，精盐1小匙，鸡精、香油各1/2小匙，猪骨汤4大匙，植物油2大匙。

1 菠菜择洗干净，放入沸水中焯透，捞出沥干，装入碗中。

2 胡萝卜洗净，切花，草菇洗净，切片，一起用沸水略焯，捞出沥干；松花蛋切成小块。

3 锅中加入植物油烧至六成热，先下入姜片、松花蛋略煎一下。

4 再添入猪骨汤，放入枸杞、胡萝卜、草菇、精盐、鸡精烧开，然后淋入香油，浇在菠菜上即可。

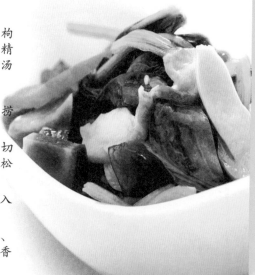

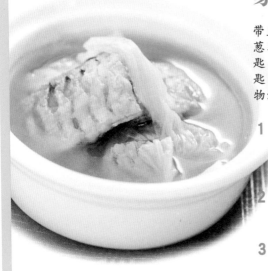

家常带鱼煲

带鱼1条，白菜叶、水发粉丝各75克，葱花、姜末、蒜末各少许，精盐1大匙，白糖、酱油、香醋、香油各2小匙，豆瓣酱、料酒各1小匙，鲜汤、植物油各适量。

1　带鱼去内脏、洗净，切成小段，再用精盐、料酒、酱油略腌，下入热油中炸透，捞出沥油；白菜叶洗净、焯水，同粉丝一起放入砂锅。

2　锅中加油烧热，下入葱花、姜末、蒜末、豆瓣酱炒香，放入料酒、鲜汤、精盐烧沸。

3　加入带鱼段、白糖、酱油、香醋炖至熟，加入白菜叶和粉丝稍炖，淋上香油，出锅即可。

椒盐小黄鱼

净小黄鱼450克，青椒粒、红椒粒、洋葱粒各10克，鸡蛋黄3个，葱花少许，精盐、椒盐粉、料酒各1/2小匙，胡椒粉少许，吉士粉1小匙，淀粉2小匙，植物油600克。

1　净小黄鱼加入精盐、料酒、胡椒粉、吉士粉、鸡蛋黄拌匀，裹匀淀粉，放入烧热

2　锅中留底油烧热，下入青椒粒、红椒粒、洋葱、葱花炒出香味，放入炸好的小黄鱼，撒上椒盐粉翻炒均匀，即可出锅装盘。

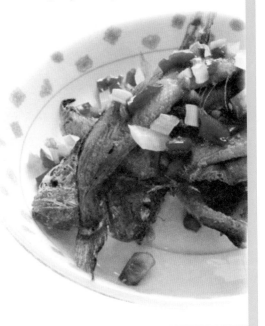

本周胎教方案

趣味胎教：猜猜动物谜语

身体越来越沉重，情绪也起伏不定，孕妈妈放松心情，和胎儿一起猜猜谜语吧！

谜题

1. 不走光跳，吵吵闹闹，
   吃虫吃粮，功大过小。

2. 凸眼睛，阔嘴巴，
   好像一朵大红花。

3. 远看是颗星，近看像灯笼，
   到底是什么，原来是只虫。

4. 白天总睡觉，晚上忙不停，
   打猎一辈子，只在屋里行。

5. 沙漠一只船，船上载大山。

6. 小小一条龙，胡须硬似粽，
   活着没有血，死了满身红。

7. 身披花棉袄，唱歌呱呱叫，
   田里捉害虫，丰收立功劳。

8. 前有毒夹，后有尾巴，
   全身二十一节，中药铺要它。

9. 叫马不像马，长个宽嘴巴，
   天天下河塘，从不捉鱼虾。

语言胎教：诗朗诵《致大海》

推荐孕妈妈给胎儿朗诵舒婷的《致大海》。舒婷，中国著名女诗人。舒婷和同代诗人顾城、梁小斌等以迥异于前人的诗风，在中国诗坛上掀起了一股"朦胧诗"大潮。《致大海》是朦胧诗潮中的优秀作品。

致大海（节选）

舒婷

大海的日出，
引起了多少英雄由衷的赞叹。
大海的夕阳，
招惹多少诗人温柔的怀想。
多少支在峭壁上唱出的歌儿，
还由海风日夜，
日夜地呢喃。
多少行在沙滩上留下的足迹，
多少次向天边扬起的风帆，
都被海涛秘密，
秘密的埋葬。
有过咒骂，有过悲伤，
有过赞美，有过荣光。

谜语答案

1. 麻雀
2. 金鱼
3. 萤火虫
4. 猫
5. 骆驼
6. 虾
7. 青蛙
8. 蝎子
9. 河马

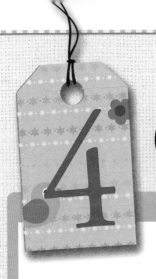

怀孕第12周

胎儿与孕妈妈的变化

胎儿的发育情况

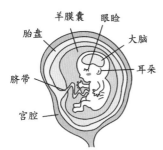

羊膜囊　眼睑
胎盘　　　　大脑
脐带　　　　耳朵
宫腔

胎儿10周大了，从头部到臀部60毫米，重12克左右。此时期胎儿会迅速成长，身体会长大2倍左右，而其脸部结构已基本形成。虽然没有生成新的器官，但是巩固了几周前初长成的身体器官。胎儿的肌肉已非常发达，可以在羊水中自由地活动，还会微笑、皱眉头。

孕妈妈的身体变化

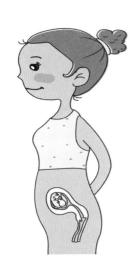

随着子宫上移到腹部，膀胱的压迫会减轻，但是支撑子宫的韧带会收缩，因此容易导致腰痛。从座位上站起身或突然改变姿势时，会出现晕眩症状。孕吐症状开始消退。当然，孕吐症状比较严重的准妈妈，还会持续到16周。

由于产生了羊水，所以身体的重量进一步增加，肋部、臀部和腿部逐渐变得丰满。乳房继续增大，可能有长时间的疼痛感，在重量增加的同时也变得柔软起来。

孕3月

孕妈妈健康呵护

缓解眩晕的运动

晕眩是怀孕期间经常会发生的现象。血糖过低是比较常见的诱因，怀孕了身体要供应更多能量，发生晕眩很正常，少食多餐，规律进食就能解决。此外孕妈妈平时可以做缓解晕眩运动。孕妈妈在站立的状态下，吸气，放松。深深呼气，同时张开双腿，并慢慢地蹲坐，在身体前方用双手支撑地面，然后弯曲上半身，并伸直膝盖，从臀部开始慢慢起身。这个运动能促进新鲜氧气的供给和血液的循环，能缓解晕眩。

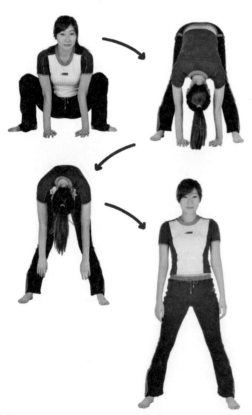

掌握正确的姿势与动作

行走时

孕妈妈走路时应双眼平视前方，把脊柱挺直，身体的重心要放在脚后跟上，踏地时应由脚跟至脚尖逐步落地。上楼梯时，为了保持脊柱挺直，这时孕妈妈的上半身应向前略为倾斜，眼睛看上面的第三至第四节台阶。

上下楼梯时

孕妈妈上下楼梯时，要看清楼梯，一步一步地慢慢地上下，整个脚掌都必须踩在楼梯上，不可只用脚尖踩楼梯，也不要猫腰或过于挺胸腆肚，只需伸直背就行。注意千万别踏偏或踏空，踩稳了再走，如有扶手，一定要扶着走。

做家务时

孕妈妈为避免腿部疲劳、水肿，能坐在椅子上操作的就坐着做。注意不要让灶台压迫已经突出的大肚子。

打扫

不要登高打扫卫生，也不要搬抬沉重的东西。这些动作既危险又压迫肚子，必须注意。弯着腰用抹布擦东西的活也要少做或不做，千万不能长时间和冷水打交道。因为突然地冷水刺激易导致流产。不要长时间蹲着，因为长时间蹲着，易压迫腹部，也容易导致流产。

妊娠反应：早孕呕吐

早孕呕吐俗称害喜，它是孕妈妈在怀孕初期的一种十分常见的生理反应，主要表现为对某些气味比较敏感或对某些食物比较厌恶，造成吃下的东西可能很快就吐出来。大约有80%的孕妈妈会有这种症状，一般的早孕呕吐不会对孕妈妈造成危害，只要孕妈妈坚持少食多餐，想吃的时候马上就吃，就不会有大问题。但也有些孕妈妈呕吐十分严重，吃什么吐什么，身体完全吸收不到营养，严重者还会导致脱水，这时候就要采取措施，否则就有可能危及胎宝宝的安全。

若有下列征兆出现，表明你可能会脱水，应立即就医：

1．心跳加速或呕吐越次数频繁。

2．超过24小时无法进食或喝水。

3．呕吐物中夹有血丝。

4．小便次数减少，小便颜色较深。

5．眼睛、嘴巴、皮肤感觉干燥。

6．身体觉得越来越疲倦。

7．意识逐渐不清。

8．感觉越来越虚弱。

生活细节预防早孕呕吐

大多数孕妈妈的妊娠呕吐到孕3月后期会慢慢减轻，直到消失。而在这期间，我们也可以采取一些措施来缓解早孕呕吐。比如，尽量避开让你恶心的东西；早晨起床时先吃点东西垫；坚持少食多餐，在想吃的时候马上就吃；随身携带一些食物，如小饼干、小面包、花生、杏仁、苹果、香蕉等；有时间多出去透透气；保持乐观的心态；保证充足的睡眠等。

止吐食物清单

食物种类	食物名称	功效分析
谷类	面包、麦麸饼干、馒头片、麦片、绿豆粥、大米粥、八宝粥、玉米粥、煮玉米、玉米饼	清淡，富含复合碳水化合物，易消化，不容易引发恶心呕吐
奶类	牛奶、酸奶、奶片	营养丰富，易消化吸收
肉类	水煮鱼、清蒸鲈鱼	可清炖、清蒸、水煮、水煎、爆炒，味清淡，不易引发呕吐
各种新鲜蔬菜	凉拌菜、素炒菜、炝凉菜、醋熘菜	富含维生素，有助于缓解恶心
水果	柠檬、苹果、梨、香蕉、草莓、橙子、杨梅	做成水果沙拉或榨汁，如柠檬汁，助消化、易吸收，增加食欲，对缓解孕吐有效
姜	姜汁、姜汤、姜饼、姜片、姜丝、鲜生姜、姜茶、姜的各类提取物、姜糖等	缓解孕吐姜最有效，若感恶心，可口含姜片，或喝水或牛奶时调入鲜姜汁

本周孕妈妈注意事项

现在，家用电器都越来越普遍，而在家庭生活当中，触电现象屡见不鲜。轻微的触电对一般人来说并不会造成太大的伤害，但是对孕妈妈来说，却是非同小可的事故。专家曾经对怀孕第12～19周时，曾经有过轻微触电的孕妈妈进行过调查，其统计结果表明，在这些孕妈妈当中，发生流产、死胎、胎儿发育迟缓、羊水过少等病症的情况的比例相当大。因此，当女性在怀孕期时，尽量少使用电熨斗、电热毯、微波炉等家用电器，在房间里尽量少摆放这些电器，尤其是彩电、冰箱、洗衣机等，并尽量减少使用次数，或者由家人代为操作。家用电器还要定期维修，严防发生漏电事故。一旦孕妈妈触电，应该立即到医院进行一次产前检查，以确保腹中的胎儿没有受到触电的影响，并且由医生决定是否应该对胎儿进行必要的防护措施。

怀孕进行到第3个月时，对孕妈妈来说是一个重要的转折期，这说明孕妈妈已经基本上成功地渡过了流产率高的孕早期，而且孕妈妈也逐渐适应了孕妈妈生活。为了腹中胎儿的健康，身体健壮，从本周开始，孕妈妈就要尽量避免吃过多油炸食物、味道浓重的香辣口味食物以及烟熏制品，如香肠、熏鱼等。不要吃高热量的食物或者太咸的食物，如巧克力、奶油、咸菜等；咖啡、可乐等饮料以及含有酒精成分的饮品都不能饮用，以免刺激胎儿。

为了能够使宝宝出生后有较高的智力水平，孕妈妈在这段时期应该摄入充足的健脑食品，如核桃、黑芝麻、冬菇、海鱼等。

要养成良好的饮食习惯

坚持早餐吃饱、午餐吃好、晚餐吃少的原则，减少吃夜餐、甜食的次数，中饭到晚饭之间如果感到饥饿，可以吃点水果或果仁当做零食。

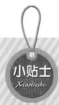

小贴士 Xiaotieshi

准爸爸培训课堂

与其说孕妈妈现在是一个女人，还不如说是一个正在抚育新生命的妈妈。孕妈妈现在的责任是保证母子健康，而非展现性感魅力的时期，不要对孕妈妈不满，平时要多逗孕妈妈笑。比如单位里的小事、报纸上的小幽默……记下来讲给孕妈妈听，孕妈妈笑了，心情也就好了，孕妈妈心情好有利于胎教。

本周饮食营养

本周营养重点

重点补充

叶酸　　镁

适量补充

蛋白质　　维生素E

注意饮食卫生

尽量选择新鲜天然食品，避免使用含有添加剂、色素、防腐剂的食品。蔬菜要清洗干净，水果应去皮食用。

炊具和餐具尽量食用铁质、不锈钢或瓷质，避免使用铅制及彩色搪瓷制品。

制订食谱，均衡饮食

从怀孕中期开始，孕吐症状会逐渐消失，食欲恢复。但是不能为了补偿之前缺乏的营养就暴饮暴食，因为这样容易导致消化不良或体重过度增加。

镁元素——强健胎儿肌肉

镁不仅对胎儿的肌肉健康至关重要，而且也有助于骨骼的正常发育。近期研究表明，孕早期摄取的镁的数量关系到新生儿的身高、体重和头围大小。在色拉油、绿叶蔬菜、坚果、大豆、南瓜、甜瓜、葵花籽和全麦食品中都含有一定量的镁。镁对孕妈妈的子宫肌肉恢复也有帮助。怀孕后期，如果孕妈妈体内镁含量下降，有可能会导致阵痛。

品种	食物
谷类	荞麦面，小麦，玉米，高粱
豆类	黄豆，黑豆，蚕豆，豌豆，豇豆，豆腐皮，花生
果蔬菜类	芥菜，芥蓝，干辣椒，干蘑菇，冬菇
海产品类	虾米含镁最多，每100克中含460毫克

利用饮食预防流产

怀孕12周的孕妈妈可以利用饮食来预防流产。

1. 补充维生素E：维生素E具有保胎的作用，它广泛存在于松子、核桃、花生、豆制品之中，不妨多加食用。

2. 不要乱进补：有些人认为"吃补药总不会错"，于是擅自滥补人参、桂圆等大补元气之品，其结果有可能事与愿违，对母婴不利。一切温热、大补之品，孕妈妈均不宜服。孕期进补应遵循医生的嘱咐进行。

孕3月

一周美味食谱

老妈带鱼

带鱼500克。葱末、姜末各15克，泡红辣椒50克，精盐、鸡精、米醋各少许，番茄酱、红油、料酒各1大匙，植物油适量。

1 带鱼洗净，切成段，加入葱末、姜末、料酒、精盐、鸡精、米醋腌约15分钟，再放入热油锅中炸至金黄色，捞出沥油。

2 锅中加入红油、番茄酱、泡红椒炒至上色，再加入适量清水烧沸。

3 放入炸过的带鱼焖至入味，再改用小火收浓汤汁，淋入香油，出锅装盘即可。

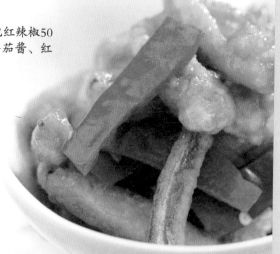

青柠煎鳕鱼

鳕鱼450克，青柠檬1/2个，蛋清1个，植物油、淀粉、精盐各适量。

1 将鳕鱼洗净，切块。

2 鳕鱼内加入精盐腌制片刻，挤入少许青柠檬汁。

3 将备好的鳕鱼块裹上蛋清和淀粉。锅内放油烧热后，放入鳕鱼煎至金黄，装盘时点缀青柠片即可。

核桃芝麻花生粥

核桃仁150克，芝麻50克，花生米100克，大米200克，蜂蜜适量。

1 将核桃仁、芝麻和花生米混合碾成小粒。

2 将大米淘洗干净，放入锅中，加适量水，用小火煮至粥八成熟。

3 将碾好的核桃仁、芝麻和花生米，一起放入锅中熬煮至熟烂，最后加入蜂蜜即可。

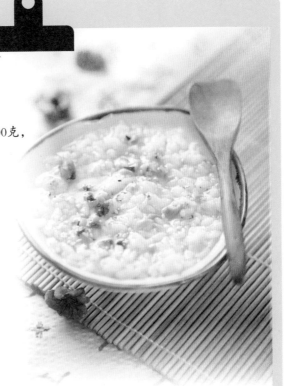

南瓜玉米汤

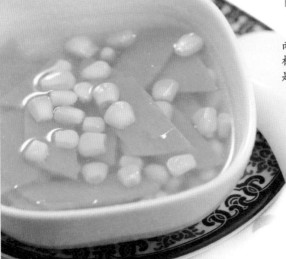

南瓜1/2个，玉米1支，牛奶5杯，植物油1/2小匙，糖4小匙，精盐1小匙。

1 把南瓜、玉米洗净，切成薄片，放入锅中，添1杯水，加精盐、糖以及植物油，并在文火上煮25～30分钟。

2 把煮好的南瓜和玉米用热牛奶稀释，最后调味即成。

本周胎教方案

情绪胎教：聆听大自然的呼吸

　　孕妈妈的情绪波动没有前几周大了，身体也逐渐适应了怀孕状态，可以抓住这个时机让胎儿多接触大自然的声音和味道，做一下芳香胎教。芳香能给人一种良好的刺激，使人心情松弛、情绪高涨，增强听觉与嗅觉及思维的灵敏度，进一步提高智商。孕妈妈可以在大自然中，一边散步一边进行芳香胎教。

　　芳香胎教无处不在，每当你闻到香味，大吸一口气，把这种嗅觉快乐带给胎儿，这就是芳香胎教啦！但是某些香味太浓郁甚至有微毒的花香，并不适宜用来进行芳香胎教，比如夹竹桃、水仙等。

音乐胎教：激昂的《春之声圆舞曲》

　　春之声圆舞曲，作品第410号，是奥地利著名音乐家小约翰·施特劳斯的不朽名作，作于1883年。当时作者已年近六旬，但此曲依然充满活力，处处散发着青春的气息。曲中生动地描绘了大地回春、冰雪消融、一派生机的景象，华丽敏捷的旋律如春天的气息扑面而来，洋溢着青春活力。

　　伴随着轻快的舞曲，孕妈妈是不是也心情大好，忍不住要跳起华尔兹了呢？

小鸟欢乐地唱着，
在山谷中清脆地回响。
阳光照耀在草地上，
闪耀着七色光芒。
啊，春天身着飘逸的裙装，
和我们在一起，
共同沐浴着明媚的阳光，
忘掉烦恼与忧愁。
在这晴朗的日子里，
我们尽情地奔跑，欢笑，游玩！

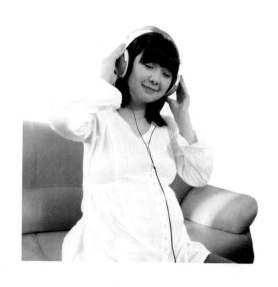

第五章
孕4月

到了孕4月，就进入了孕中期，胎儿在妈妈的子宫中翻跟头、伸懒腰、甚至拳打脚踢，一刻也不得闲，敏感的孕妈妈会对他的活动有明显的感觉，察觉到微微的胎动。

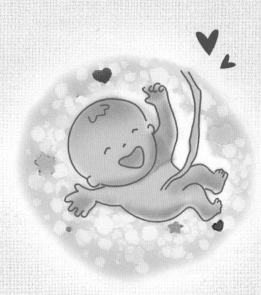

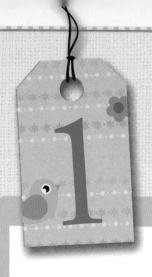

孕4月

怀孕第13周

胎儿与孕妈妈的变化

胎儿的发育情况

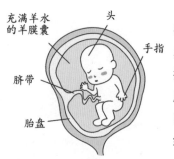

充满羊水
的羊膜囊

头

手指

脐带

胎盘

胎儿11周大了，从头部到臀部长60～79毫米。此时的胎儿具备完整的脸部形态了，鼻子完全成型，并能支撑头部运动。如果触摸到胎儿的手，胎儿的手就会握拳，碰到双脚，脚就能缩回去。虽然要到第二十四周时，胎儿的耳朵才能完全发育，但此时他已经能通过皮肤的震动感受器来听声音了。

孕妈妈的身体变化

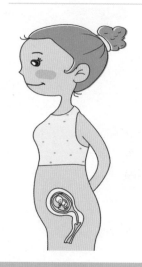

进入孕13周，腹部虽没有明显的变化，但是臀部、腰部和大腿上已经有明显的赘肉，而且平时的衣服都不合身了。有的孕妈妈脸上和颈部可能会出现褐色的斑点。由于乳腺的发达，孕中期还能触摸到肿块，甚至还伴随着疼痛。另外，乳房表皮的正下方会出现静脉曲张，乳头的颜色变深。此时腹部、大腿、臀部上开始出现妊娠纹。

孕妈妈健康呵护

从头到脚美丽呵护

孕妈妈在怀孕期间，要给予自己头发、皮肤、牙齿、脚特别的呵护。要知道怀孕的女人也可以很美。

秀发护理

孕期孕妈妈要勤洗头，少梳头，减少油脂的分泌。当头发枯燥时，要适量给头发做些营养，每周一次即可。对于孕妈妈来说，最好保持简单易梳理的发型。

牙齿护理

孕妈妈每天至少要刷两次牙。牙刷要选用软毛的，这样不容易引起牙龈出血。当不能刷牙时，咀嚼无糖口香糖也能防止产生嗜菌斑。

面部护理

对手面部的护理，昂贵的护肤品并不重要，保持始终如一的清洁，对皮肤的健康才是最关键。孕妈妈每天至少要清洗面部一次，选用适合自己肤质的洁面乳，最好不要用肥皂。

减少妊娠纹

孕妈妈在孕期要适量饮食，避免体重增加过快，产生妊娠纹。在乳房和肚皮上要经常用乳液或维生素E油按摩，以增加皮肤的弹性。

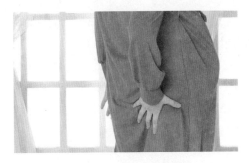

从膝盖内侧到臀部进行按摩。

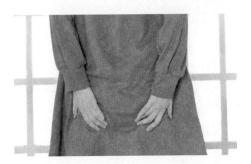

从大腿处由下向上，托起臀部。

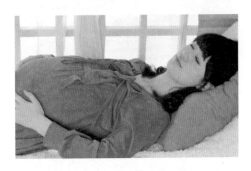

用手掌在腹部以画圈的方式轻轻按摩。

减轻孕吐的办法

从日常生活中加以调整

保持室内空气流通，新鲜的空气可减少恶心的感觉。另外，准妈妈要远离厨房的油烟味，妊娠期最好让别人代劳煮饭做菜。远离较为呛鼻的气味，例如烟味、油漆味、鱼腥味等。

穿着宽松的衣物，有助于纾解腹部的压力。睡觉时可将枕头垫高，减少发生食物反流的情形。早晨起床时不要突然起身，应该缓慢地下床。

从饮食上加以调整

平常饮食要注意"少量多餐"，每2～3个小时就进食一次，选择富含碳水化合物、蛋白质的食物为佳，避免吃油炸、油腻、辛辣、具有特殊或强烈味道的食物或是不好消化的食物。

在睡前可以吃一些食物如苏打饼干，或喝一杯温牛奶，这样第二天起床才不会因为空腹而产生恶心的情形。

精神疗法

保持心情愉快，可安排一些轻松的活动，分散对于身体不适的注意力。此外，还要避免熬夜及过度紧张。

此时，准爸爸更应该温柔体贴，一方面照顾好准妈妈的饮食起居，尽量创造舒服温馨的家庭氛围；另一方面要耐心和准妈妈交流，帮助缓解她的紧张情绪，一同走过"早孕反应"期。

止吐药的使用

准妈妈在经由饮食与日常生活作息的调整之后，若仍然出现严重的"早孕反应"现象，则可与医生进行沟通，考虑是否需要服用止吐的药物。可以在医生的指导下服用维生素B_6，减缓恶心的感觉。

可缓解孕吐的几种食物

姜：切薄片，加白糖、盐稍渍，恶心时含食或嚼食一片。

甘蔗：可用甘蔗汁30～50毫升，加生姜汁5滴，晨起空腹慢慢喝下。

橘皮：用橘皮泡茶喝。

紫苏叶：泡茶喝。也可烹调鱼、肉、虾时加入紫苏叶4～5片。

萝卜：生嚼或绞汁饮服。

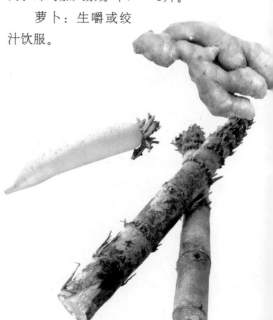

小心滴虫性阴道炎

一旦孕妈妈患了阴道滴虫病，往往继发其他细菌感染，感染可由阴道上行蔓延到子宫腔，进一步引起宫腔感染。在孕早期感染容易引起流产、胎儿发育畸形，孕中期感染可引起绒毛膜发炎，造成胎膜早破、胎盘早剥，同时通过胎盘直接引发胎儿感染。

滴虫性阴道炎的预防	
1	要注意孕期卫生，不要去不正规的游泳场所、洗浴场所
2	用过的内裤、浴巾及洗浴用盆，采取5～10分钟的煮沸消毒
3	发现感染阴道炎后，不要自行服药，要及时咨询医生

本周孕妈妈注意事项

怀孕到中期时，孕吐以及压迫感等不舒适的症状逐渐消失，孕妈妈身心安定，但是仍然需要特别小心。这个时候胎盘虽然已经基本发育稳定，但仍然处于完成的重要时期，所以最好保持身心平静，激动情绪应尽量避免。同时，为了使胎儿能够发育良好，应该充分摄取营养，蛋白质、钙、铁、维生素等营养成分的摄入要均衡，不可挑食和偏食，在上班时可以准备一些水果和干果充当小零食。

孕4个月，是最容易出现妊娠贫血的时期，所以对铁元素的补充尤其重要。因为身体沉重，新陈代谢负担加重，身体表面的分泌物增多，所以容易出汗，应该每天淋浴，勤换内衣裤，保持身体表面的清洁干爽。

如果开始感觉到腰痛，就要注意不能长时间保持同一种姿势，要采取正确、舒适的姿势进行工作，而且每过一段时间就起来到户外活动一下筋骨，舒展腰背部，减轻身体的压力。

小贴士
Xiaotieshi

准爸爸培训课堂

准爸爸要了解孕妈妈的身体变化。在这一时期，安全感对孕妈妈来说是很重要。比如当孕妈妈出现妊娠纹时，孕妈妈会因此对自己没有自信。这时准爸爸买瓶乳液或精油作为小礼物，再加上一封充满爱意的信，打好包装放在孕妈妈的枕边，孕妈妈会因为你的关心而高兴。

本周饮食营养

本周营养重点

重点补充

适量补充

叶酸　碘

孕期缺钙的症状

小腿抽筋

一般在怀孕5个月时就可出现，往往在夜间更容易发生。

妊娠高血压综合征

缺钙与妊娠高血压疾病的发生有一定的关系。

牙齿松动

缺钙会造成牙齿珐琅质发育异常，抗龋能力降低，硬组织结构疏松。

影响钙元素吸收的克星

磷酸

碳酸饮料、咖啡等：如果孕妈妈过多地摄入碳酸饮料、咖啡等大量含磷的食物，过多的磷会把体内的钙"赶"出体外。

草酸

菠菜、苋菜、竹笋等蔬菜中的草酸在肠道中可与钙结合形成不溶的沉淀，影响钙的吸收。

钠

盐：孕妈妈摄入过多盐分会影响身体对钙的吸收，同时还可能导致骨骼中钙的流失。

脂肪酸

油脂类食物：脂肪分解的脂肪酸在胃肠道可与钙形成难溶物，使钙的吸收率降低。

多吃益智类干果

经常吃一些核桃、松子、葵花子、杏仁、榛子、花生等干果类食物，这些食物富含大脑发育必需的脂肪酸，在胎儿大脑发育关键期，孕妈妈可以当零食多吃点，对胎儿大脑的发育有很好的促进作用。

一周美味食谱

白果焻腰花

猪腰子300克，黄瓜片50克，白果30克，冬笋片、水发木耳、胡萝卜各15克，花椒15粒，姜末5克，鸡精少许，酱油1大匙，米醋4小匙，料酒、香油各1小匙。

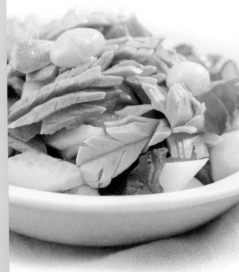

1. 猪腰片成两片，别去腰臊，洗净、沥水，剞上棋盘花刀，切小块。

2. 锅中加入清水、米醋烧沸，放入猪腰块焯烫，捞出过凉、沥水，备用。

3. 水发木耳洗净，撕小片；姜末放小碗，加酱油、料酒、鸡精调汁。

4. 锅中加入清水烧沸，放入木耳片、白果、冬笋片焯约半分钟，捞出过凉、沥水，同黄瓜片一起放入腰花碗中。

5. 锅中加入香油烧热，下入花椒炒香，捞出不用，倒入味汁碗中搅匀，浇在腰花上拌匀即可。

煎炒豆腐

豆腐500克，红辣椒、香菜梗各25克，油菜心适量，精盐1/2小匙，清汤3大匙，植物油100克。

1. 豆腐洗净，切成长条块；红辣椒洗净，去蒂及籽，切成细丝；香菜梗洗净，切成小段。

2. 油菜心洗净，放入沸水锅中焯烫一下，捞出过凉，沥干水分，摆在盘子四周。

3. 炒锅置火上，加油烧热，先下入豆腐条煎至金黄色，再放入精盐、清汤、辣椒丝、香菜段翻炒至入味，即可出锅装盘。

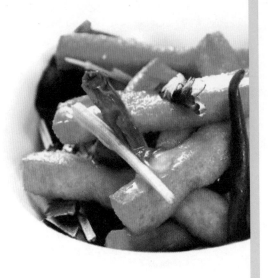

果仁肉丁

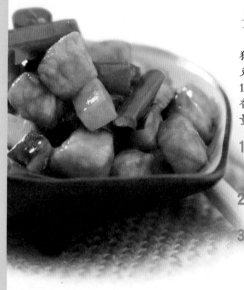

猪瘦肉500克，黄瓜丁50克，熟花生仁30克，胡萝卜丁20克，鸡蛋1个，红干椒段10克，葱末、蒜末、姜末、精盐、白糖、香油、酱油、淀粉、水淀粉、植物油各适量。

1 猪肉洗净、切丁，加入酱油、精盐、鸡蛋液、水淀粉抓匀，再下入热油中略炸，捞出。

2 取小碗，加入酱油、精盐、白糖、淀粉、清水调成味汁。

3 锅中加底油烧热，先入葱、姜、蒜、红干椒炒香，再放入猪肉、胡萝卜、花生仁、黄瓜炒匀，然后倒入味汁炒至入味，淋入香油即成。

豆面糕

粘黄米粉、豆沙馅各500克，黄豆100克，白芝麻、冰糖渣各25克，青梅10克，糖桂花5克，白糖150克。

1 粘黄米粉放入容器内，加水和成面团，自然发酵后放入蒸锅内蒸熟，取出放入容器内，浇入开水100克，用木棍搅匀。

2 黄豆洗净，放入锅内，用小火炒40分钟，至呈棕黄色时，取出碾面，过滤成细粉。

3 芝麻放入锅内，用小火焙成金黄色，擀压成碎末；青梅切成碎末与白糖、冰糖渣、糖桂花放在一起拌匀成糖料。

4 熟豆面撒在案板上，取熟黄米面团放在上面揉匀，擀成长圆形大片，抹上豆沙馅摊平，卷成直径为3.5厘米左右的长卷，再切成均匀的25段，摆入盘内即成；食用时撒上糖料即成。

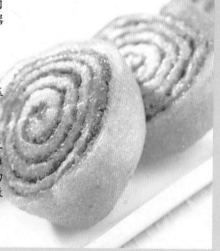

本周胎教方案

语言胎教：诗歌《你是人间四月天》

四月是四季中最好的一个月，蕴含了春天的蓬勃力量。胎儿就是春天的星，是最耀眼的那一个。

你是人间四月天

林徽因

我说你是人间的四月天；
笑响点亮了四面风；
轻灵在春的光艳中交舞着变。

你是四月早天里的云烟，
黄昏吹着风的软，
星子在无意中闪，
细雨点洒在花前。

那轻，那娉婷，你是，
鲜妍百花的冠冕你戴着，
你是天真，庄严，你是夜夜的月圆。
雪化后那片鹅黄，你像；
新鲜初放芽的绿，你是；
柔嫩喜悦水光浮动着你梦期待中白莲。

你是一树一树的花开，
是燕在梁间呢喃，
——你是爱，是暖，
是希望，你是人间的四月天！

音乐胎教：聆听《听海》

《听海》是一首非常美丽而温馨的胎教纯音乐，安静的音乐能把你快速带入海的世界，感受到那片蔚蓝的声音。在聆听这首音乐的过程中，孕妈妈和胎儿都能感受到大海的博大和祥和。

潮涨潮汐，日出日落，随着开篇海浪的声音，轻易地就将听者带到了大海的面前，夜幕降临，伴着温和而潮湿的海风，偶有海鸟的叫声从远处划过，此刻，你和胎儿就像躺在了温柔的海水中，身体随着海浪摇曳，浮挂在嘴角的微笑是那么甜美幸福，你低下头，轻轻抚摸着日渐长大的腹部，想象着胎儿在里面的样子，忍不住轻声对他说："宝贝，你一定要健康地成长，妈妈和爸爸都期待着和你见面的那一天！"。

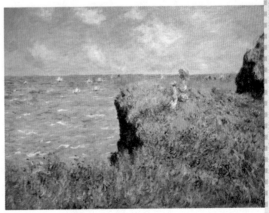

海景系列之一／［法］克劳德·莫奈

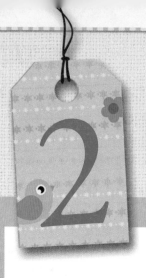

怀孕第14周

胎儿与孕妈妈的变化

胎儿的发育情况

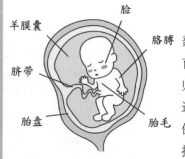

羊膜囊　脸　胳膊　脐带　胎盘　胎毛

胎儿现在12周大了，重约25克，从头部到臀部长80~92毫米。胎儿的脸部继续发育，逐渐形成面颊和鼻梁，耳朵和眼睛已经归位。胎儿的皮肤上开始长出螺旋形汗毛。这些汗毛会决定胎儿将来的肤色，同时也有保护皮肤的作用。声带的生长完成，生殖器持续发育，消化腺体也逐渐成熟。

孕妈妈的身体变化

怀孕14周时，大部分准妈妈早孕的症状会消失，食欲会开始旺盛。此时，想吃的食物会突然增多，而且饭后还有食欲。这个时期开始，应该全面食用营养食品，但是要注意防止突然发胖。怀孕中期突然性肥胖，容易导致妊娠高血压综合征，还会影响正常分娩。消化不良导致腹中充满了气体，比较容易出现痔疮或者牙龈炎等不适。

孕妈妈健康呵护

缓解腰背酸痛的保健操

日趋增加的胎儿体重改变了孕妈妈的身体重心，孕妈妈会出现腰背酸痛。由于腹部越来越大，支撑子宫的腹部韧带会疼痛，这个时期孕妈妈可以适当做做运动缓解疼痛，但不要做突然改变方向或变化速度过快的运动。

后背拉伸运动

孕妈妈坐在地上，伸直双腿，向上弯曲脚踝，然后保持拉脚的姿势。在不屈膝的状态下，向前挺直后背，同时向前伸直手臂。这个动作能放松后背肌肉，消除肌肉紧张感。

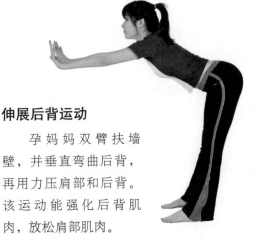

伸展后背运动

孕妈妈双臂扶墙壁，并垂直弯曲后背，再用力压肩部和后背。该运动能强化后背肌肉，放松肩部肌肉。

扭转脊椎运动

孕妈妈坐在地上，伸直双腿，向上弯曲脚踝，挺直后背，以向后看的方向扭动身体，左右交叉进行，这样能放松侧腰肌肉。

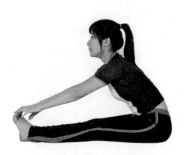

两侧活动骨盆

孕妈妈自然站立，双脚分开与肩同宽，并稍微屈膝，先向右侧用力推骨盆，再向左侧用力推骨盆。该运动能强化骨盆与大臀肌。

享受孕期好时光

做你喜欢的运动

随着妊娠反应的消失，孕妈妈开始感到精力有所恢复，原来十分疲惫的身体开始有些活力了，孕妈妈可以适当做些运动，每次运动时间不宜超过半小时。运动量以活动时心跳每分钟不超过130次，运动后10分钟内能恢复到锻炼前的心率为限。

享受孕期性生活

此时由于胎盘的稳定，是性生活相对安全的时期，只要没有医学上的禁忌，适当的性生活是没有关系的，并注意方式和姿势。

本周孕妈妈注意事项

此时的孕妈妈会觉得胃口大开，食欲旺盛，并且食量猛增。这是因为胎儿在你体内已经开始迅速地成长，因此也就需要补充更多的营养物质。而这些丰富的营养物质就需要通过孕妈妈的摄取，才能源源不断地供给新生命。在摄取营养的同时要注意营养的均衡，种类的丰富，包括补充足够的蛋白质，如鱼、肉、蛋、奶等；也要摄取适量的碳水化合物、五谷杂粮等；也要注意多种维生素和微量元素的摄取，如水果、蔬菜等；以及富含铁、钙的食物，如鱼虾、海带等。

有条件的话，孕妈妈还可以去孕妈妈学校参加学习，让准爸爸陪伴你一起去听听有关怀孕的课程。一方面可以充分了解自身目前的状况，预防一些失误的发生，另一方面也可以结交一些孕妈妈朋友，交流心态，以帮助自己度过情绪的起伏期。

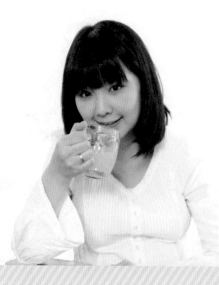

小贴士
Xiaotieshi

准爸爸培训课堂

怀孕期间，由于激素的变化，孕妈妈感情易波动和焦躁。准爸爸可以给孕妈妈准备一些有趣的脑筋急转弯，让孕妈妈转移注意力，缓解心情。此外，此时的孕妈妈比以前更需要休息，准爸爸要适当鼓励孕妈妈早晨晚起会床。

本周饮食营养

本周营养重点

重点补充

铁　钙

适量补充

叶酸　维生素A

定时定量

三餐定量

三餐都不宜被忽略或合并，且分量要足够，每餐各占一天所需热量的三分之一，或呈倒金字塔形，早餐丰富、午餐适中、晚餐量少。

三餐定点

养成定点吃饭的习惯，如果希望未来宝宝吃饭时能坐在餐桌旁专心进餐，那么现在吃饭的时候就应固定一个气氛温馨的地点，尽量不受外界影响。

三餐定时

最理想的吃饭时间为早餐6～7点，午餐12点，晚餐6～7点；吃饭时间最好为30～40分钟，用餐过程要从容，心情要愉快。

营养均衡多变化

孕妈妈身体所需的营养要尽量从食物中获得，而非大量依赖药物摄取，因为目前仍有许多营养素尚未被发现，所以建议孕妈妈多变化食物的种类，每天可以吃15种不同的食物，营养才易充足。

避免食用高热量食物

大部分孕妈妈都会在妊娠反应消失后迫不及待地吃很多自己喜欢的食物，甚至误认为孕妈妈的食欲就代表胎儿的食欲。若毫不节制地暴饮暴食，体重会直线上升。孕妈妈要注意控制高糖分、高热量、高脂肪食物的摄取量，此外，孕妈妈还要改掉吃消夜的习惯，因为睡觉前食用的食物最容易转化为脂肪。

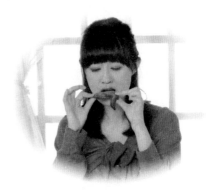

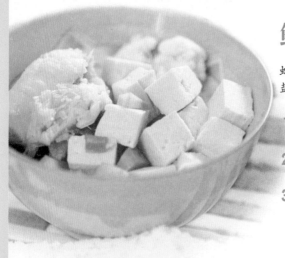

孕4月

鲜虾豆腐汤

虾仁50克，豆腐1块，葱花少许，精盐1小匙，高汤两杯。

1. 将豆腐切成小块，用沸水焯一下，捞出凉凉。

2. 将虾仁去掉虾线，洗净；用沸水焯一下，捞出凉凉。

3. 汤锅中加入高汤，再放入豆腐块、虾仁烧沸，撇去浮沫，然后加入精盐煮5分钟，出锅前撒入葱花即可。

猪肝烩饭

米饭125克，猪肝35克，瘦肉、胡萝卜各20克，洋葱50克，蒜末5克，虾仁10克，水淀粉20克，色拉油、精盐、白糖、鸡精、胡椒粉、酱油、香油、料酒各适量。

1. 将米饭盛在盘中，备用。将瘦肉、猪肝洗净，均切成片，调入酱油、料酒、白糖、胡椒粉、精盐、淀粉。

2. 将洋葱、胡萝卜择洗干净，均切成片后用开水烫熟。

3. 锅置火上，放入色拉油，烧热后下蒜末爆香，放入虾仁、猪肝、瘦肉略炒，再依次放入洋葱片、胡萝卜和精盐、酱油，放水加热，用水淀粉勾芡，淋上香油。最后将菜淋在米饭上即成。

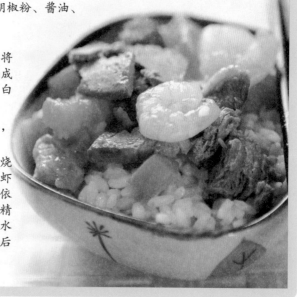

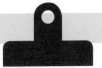

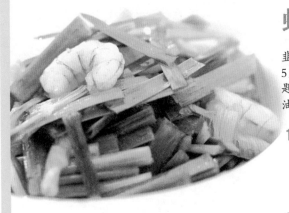

虾仁炝韭菜

韭菜300克，鲜虾仁100克。姜片5克，精盐1/2大匙，料酒各1/2小匙，白糖、水淀粉各1小匙，花椒油、香油各少许，植物油100克。

1 虾仁洗净，放入碗中，加入料酒、精盐、姜片拌匀，腌5分钟，拣出姜片，加入水淀粉拌匀上浆，下入热油锅中滑至熟透，捞出沥油。

2 韭菜择洗干净，切成小段，放入沸水锅中焯烫一下，捞出凉凉，放入盘中。

3 再放入虾仁，加入精盐、白糖拌匀，淋入花椒油、香油，即可上桌食用。

三丁茄子泥

紫茄子400克，猪瘦肉、水发香菇、青椒各30克，葱末、姜末、蒜末各5克，精盐、花椒油各2小匙，酱油1小匙，白糖、料酒、淀粉各少许，清汤适量，植物油4小匙。

1 茄子洗净，放入蒸锅内，盖上锅盖，用大火蒸10分钟，取出，放入盘中，拌成泥状；猪瘦肉、香菇、青椒分别洗净，切成丁。

2 锅中加油烧热，下入葱末、姜末、蒜末炒香，再放入猪肉丁炒至变色，然后下入香菇丁，加入料酒、酱油及适量清汤烧至熟烂。

3 再放入青椒丁，加入精盐、白糖调味，用水淀粉勾芡，淋入花椒油，浇在茄泥上盘中拌匀即成。

3 将蛋皮切成4厘米长同韭菜宽的丝，放在韭菜盘内，加糖、香油拌匀即成。

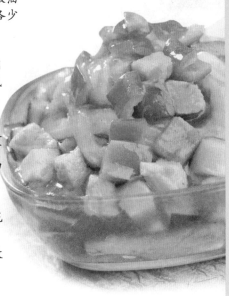

本周胎教方案

运动胎教：山立式健身操

进入孕中期，胎盘稳定，孕妈妈可以开始进行适度的孕期健身操。孕妈妈练习健身操可以增强体力和骨盆、肌肉的张力，增强身体的平衡感，提高整体肌肉组织的灵活度和柔韧性。同时加快血液循环，更好地控制呼吸。做健身操还可以起到按摩身体内部器官的作用，有益于提高睡眠质量，帮助孕妈妈形成舒适、健康的生活状态。

山立式健身操的动作要领：

1. 将双脚内侧并拢，收紧小腿肌肉，感觉膝盖向上提，膝盖周围的韧带自然收紧，收紧大腿肌肉，将双臀自然夹紧。

2. 双手自然的垂放在身体两侧。脖颈向上伸展，下巴与地面平行，并且稍向内含，这时全身的重量均匀地分布在两个脚掌上，不要感觉脚尖、脚跟或脚外侧缘的某一部位单独受力。

语言胎教：诗歌《深笑》

似沁甜的泉水，似悠淡的莲花，在自然空灵中洋溢着孩子般天真的笑，缭绕着生命之美的纯洁与绚烂；诗的意境，人的意境，爱的意境，生命的意境……瞬间的笑创造无限的美丽。林徽因用女性独有的柔情、独特的视角和细腻的心思，抒写《深笑》这首小诗，彰显现代诗歌的无尽魅力。

深 笑

林徽因

是谁笑得那样甜，那样深，
那样圆转？一串一串明珠
大小闪着光亮，迸出天真！
清泉底浮动，泛流到水面上，
灿烂，
分散！
是谁笑得好花儿开了一朵？
那样轻盈，不惊起谁。
细香无意中，随着风过，
拂在短墙，丝丝在斜阳前
挂着
留恋。
是谁笑成这百层塔高耸，
让不知名鸟雀来盘旋？是谁
笑成这万千个风铃的转动，
从每一层琉璃的檐边
摇上
云天？

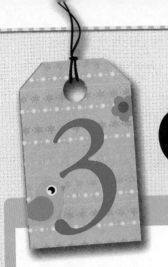

怀孕第15周

胎儿与孕妈妈的变化

胎儿的发育情况

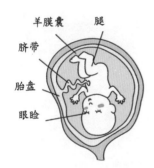

羊膜囊　腿
脐带
胎盘
眼睑

　　到怀孕15周时，终于完成胎盘的形成。胎盘具有保护胎儿并提供营养和氧气的作用。此时羊水的量也开始增多，胎儿在羊水中可以自由自在地活动。此时的胎儿开始长眉毛，头发继续生长。随着肌肉的发达，胎儿会握拳，会睁开眼睛，还会皱眉头，有时还能吸吮自己的大拇指。

孕妈妈的身体变化

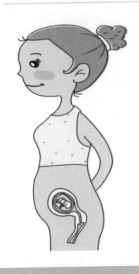

　　到了孕中期，准妈妈的身体比较适应怀孕的情形，而且怀孕初期出现的疲劳感也会消失，焦虑不安的心情也会较稳定。此时流产的概率降低，因此应该保持平和的心态。虽然离预产期还有一段时间，但是乳房内已经开始生成乳汁。分泌乳汁时可在胸部内垫上棉纱，并在洗澡时用温水轻轻地清洗乳头。子宫继续变大，腹部和跨部有时会有刺痛感。

孕妈妈健康呵护

孕15周注意唐氏筛查

在怀孕15周，孕妈妈十分有必要做唐氏筛查，以确定胎儿是否患有唐氏综合征。临床上把唐氏综合征又称为先天性痴呆症，是新生儿十分常见的一种染色体疾病。据统计，每750个新生儿中就有一个患有这种病症。

患有唐氏综合征的患儿不仅有严重的智力障碍，而且生活不能自理，还会伴有复杂的心血管疾病，给家庭带来巨大的经济负担与精神压力。从目前医疗发展水平来看，还没有有效的治疗方法。即便如此，孕妈妈也不用过度担心，因为唐氏综合征可以通过产前筛查、诊断等方式防止患儿出生。为此，建议每一位怀孕15周的孕妈妈都要做唐氏筛查，从根本上防止唐氏综合征的患儿出生。

穿出美丽好孕味

随着腹部的增大，逐渐表现出典型的孕妇体形。这时选择适合自己体形的孕妇装，既美丽又不失个性。

名　　称	要　　求
上衣	选择伸缩性好，不刺激皮肤的衣服，在产前产后都适合
连衣裙	连衣裙很方便，腰部可配上一些装饰，可以把日益突出的腹部隐藏起来
套装	建议可以先买2～3套孕妇装，同时可搭配平时较为宽大的娃娃装或上衣
背带裤	背带裤几乎成为孕妈妈的标志性服饰
长裤	在小腹处是一种特殊的弹性设计，其他部位仅比一般的裤子略微宽松一些，穿起来不会显得很臃肿
短松紧裤	选用伸缩性好，不刺激皮肤的材料
内衣	从怀孕15周起，要选用不压迫乳房的大号胸罩，并选用肩带宽，以便有效拉起乳房重量；选择全罩杯包容性好的款式，最好有侧提，可以将乳房向内侧上方托起，防止外溢和下垂
鞋	最好穿平跟鞋，有牢固宽大的鞋后跟支撑身体，鞋底最好有防滑纹，以免跌倒；由于孕妈妈弯腰系鞋带不方便，尤其是怀孕后期足部常有水肿，应穿有松紧带的稍宽大的轻便鞋
孕期内裤	由于内分泌的变化，孕妈妈的皮肤会变得特别敏感，选择内裤的质料要以密度较高的棉质料为佳，以防皮肤不适

享受快乐出游

随着妊娠反应的消失，孕妈妈开始感到精力有所恢复，原来十分疲惫的身体开始有些活力了。孕妈妈可以进行旅游。在计划享受旅游的同时，一定要注意目的地的选择。外出旅行时，对将去的地方要进行了解，避免前往传染病流行地区，不要去医疗水平落后的地区，以免发生意外情况无法及时就医。

旅游计划	执行方案
合理日程计划	以真正轻松休息的旅游为主，逗留期2～3天的旅行比较理想
征求意见	出发前进行一次产检，向医生介绍整个行程计划，征求医生意见，看是否能够出行
交通工具	长途旅行，最好乘坐飞机，尽量减少长时间的颠簸，短途有条件的可以自驾出游，要注意避免拥挤碰撞腹部
保持饮食规律	在旅游期间的饮食要有规律，吸收充足的膳食纤维，如多吃橙或蔬菜，多喝水，防止出现脱水、便秘等现象
保持清洁	一定要选卫生条件好的宾馆住宿，可勤洗、勤换衣物，以保证身体清洁

本周孕妈妈注意事项

怀孕15周的孕妈妈已经处于孕中期了，此时流产的危险性开始减小，精力开始有所恢复，原来总是感到十分疲惫的身体开始渐渐有些活力了，因此应该更注重仪容。由于体内妊娠激素的增加，孕妈妈头发变得越来越乌黑发亮，很少有头屑，孕妈妈，在保护秀发的时候不宜多洗、吹风，可以常用木梳来梳理头发，以改善脑部的血液循环。

怀孕第15～18周是做产前诊断的最佳时期，因此孕妈妈需要做一次产前诊断了，主要方法有B超、母体体液检查、唐氏筛查，目的是确定胎儿是否存在先天缺陷。

在怀孕后，由于内分泌的改变，对雌激素需求相应增加，因此孕妈妈的牙龈多有充血或出血的状况发生，而同时由于饮食结构不当，身体虚弱，没有及时刷牙等原因都有可能引发牙周炎。因此，孕妈妈要知道的是，在注意口腔卫生的同时，由于目前胎儿的状况已经稳定，孕早期不能接受的治疗牙病、拔牙的情况，现在都可以去解决了。

小贴士 Xiaotieshi

准爸爸培训课堂

度过前3个月的紧张期后，孕初期孕妈妈的不适逐渐消失，准爸爸可以松一口气了。在孕妈妈身体沉重之前，准爸爸不妨带着孕妈妈来一次快乐出游。要知道，怀孕4～6月是外出旅行的最佳时期。

本周饮食营养

本周营养重点

重点补充

锌　膳食纤维

适量补充

矿物质　维生素C

粗细搭配

大米和面食可以提供胎儿生长需要的能量，而且面食中含铁多，肠道吸收率也高。同时搭配一些小米、玉米面、燕麦等杂粮，不但有利于营养的吸收，还可以刺激胃肠蠕动，缓解便秘症状。

注意补充钙

这时期胎儿骨骼发育迅速，钙的需求会增加40%，孕妈妈每天约需要1200毫克的钙才能确保母体与胎儿的需求。

忌食咸鸭蛋

味美可口的咸鸭蛋，但却是造成孕妈妈水肿的罪魁祸首。一只咸鸭蛋所含的盐已超过孕妈妈一天的需要量。在人体内，盐和水分是一对孪生姐妹，食盐过多会产生口渴，必然大量饮水，水盐积聚在体内超过肾脏排泄能力，就导致孕妈妈严重水肿。

"锁住"维生素C的烹饪技巧

蔬菜择干净后，先洗后切，切完后再炒，可防止维生素C丢失。维生素C喜欢酸性环境，所以，烹饪时应该适当地放点醋。炒菜时还宜采取大火快炒。

"锁住"钙的烹饪技巧

菠菜、苋菜等蔬菜含草酸多，可先焯后炒，焯的过程中能去掉草酸，有利于钙的吸收；鱼头炖豆腐，强强联合，通过维生素D让钙留在体内；醋有助于钙的吸收利用，炒豆芽菜、炖排骨、做小酥鱼时，都可以加点醋。

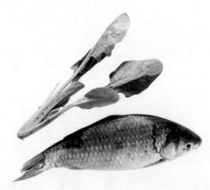

一周美味食谱

胡萝卜烧羊腩

羊腩肉300克，胡萝卜1根，葱段15克，姜片5克，精盐1/2小匙，鸡精、胡椒粉各1小匙，清汤750克，料酒、植物油各2大匙。

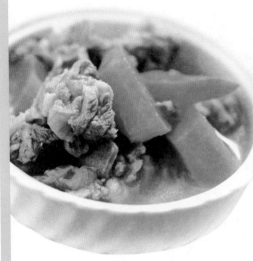

1 羊腩肉洗净，切成小块，再用沸水焯透，捞出沥干；胡萝卜去皮，洗净，切成菱形块。

2 坐锅点火，加油烧热，先下入葱段、姜片炒香，再添入清汤，放入羊腩肉炖至八分熟。

3 加入胡萝卜块、料酒、精盐、鸡精炖至熟烂，再撒入胡椒粉调匀，即可出锅装碗。

韭黄炒干丝

豆腐干250克，韭黄150克，精盐、白糖、米醋各1小匙，鸡精、酱油各1/2小匙，水淀粉1大匙，鲜汤100克，植物油2大匙。

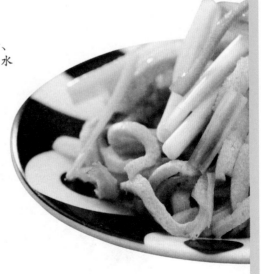

1 将豆腐干洗净，切成粗丝；韭黄去根，择洗干净，切成小段。

2 小碗中加入白糖、鲜汤、米醋、精盐、酱油、鸡精、水淀粉调匀，制成味汁。

3 炒锅置火上，加油烧至五成热，先下入豆腐干丝略炒，再放入韭黄段炒匀，然后倒入味汁翻炒至收汁，再淋入明油，即可出锅装盘。

烧酿茄子

茄子500克，肥瘦猪肉300克，鸡蛋1个，干淀粉20克，水淀粉25克，植物油300克，葱末1大匙，姜末2小匙，精盐、白糖、酱油各1小匙，料酒1大匙，鲜汤250克。

1 将茄子洗净，切去两头尖和蒂，再切节（约2.5厘米），掏去心瓤待用。

2 猪肉洗净，剁成茸，用精盐2克、料酒5克、水淀粉10克、鸡蛋、葱姜末和匀，搅拌上劲；葱、姜切成末；将肉馅填入茄子内，在两头蘸上干淀粉，放入盘内。

3 锅置火上烧热，先用油涮遍全锅，再倒入油，油热至六成热时放入茄子，炸至3分钟左右，倒在漏勺内；锅内收入汤，下料酒10克，精盐4克，和酱油、白糖、茄子（竖放），烧开撇去泡沫，上火煮烂，起出苦瓜，竖着盛入盘中。

4 锅内汁加入水淀粉15克勾芡，淋入热油，浇在茄子上即成。

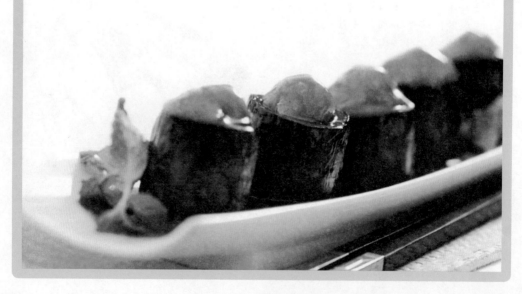

本周胎教方案

趣味胎教：手影游戏——小兔子

　　孕妈妈可做一些手影小游戏，锻炼手指灵活性的同时还可以调节孕妈妈的心情。注意兔子的脚一定要分开展示，这样才显得更活泼。

步骤1：在较暗的房间内打开一盏台灯，伸出左手适当向左弯曲。

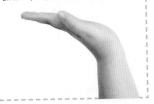

步骤4：将左右手示指互勾在一起。

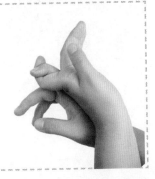

步骤2：伸出右手贴靠在左手后。

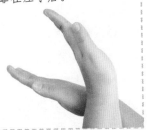

步骤5：将左手的环指与中指伸展开。

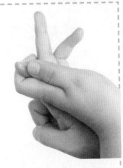

步骤3：将左右手的小指勾在一起。

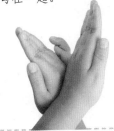

步骤6：将右手的拇指、无名指和中指如图伸展开，兔子的造型就完成了。

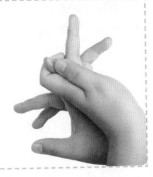

语言胎教：诗歌《金色花》

孩子的心是天真烂漫的，在泰戈尔美丽的语言中，我们能体会到孩童那如幻如梦的童心，爱就从这里开始蔓延……

金色花

泰戈尔

假如我变了一朵金色花，为了好玩，长在树的高枝上，笑嘻嘻地在空中摇摆，又在新叶上跳舞，妈妈，你会认识我吗？

你要是叫道："孩子，你在哪里呀？"我暗暗地在那里匿笑，却一声儿不响。

我要悄悄地开放花瓣儿，看着你工作。

当你沐浴后，湿发披在双肩，穿过金色花的林荫，走到做祷告的小院时，你会嗅到这花香，却不知道这香气是从我身上来的。

当你吃过午饭，坐在窗前读《罗摩衍那》，那棵树的阴影落在你的头发与膝上时，我便要将我小小的影子投在你的书页上，正投在你所读的地方。

但是你会猜得出这就是你孩子的小小影子么？当你黄昏时拿了灯到牛棚里去，我便要突然地再落到地上来，又成了你的孩子，求你讲故事给我听。

"你到哪里去了，你这坏孩子？"

"我不告诉你，妈妈。"这就是你同我那时候所要说的话了。

音乐胎教：《安妮的仙境》

流水、雀鸟之声，从自然而来的气息沁人心脾。孕妈妈聆听班得瑞的《安妮的仙境》，能起到镇静情绪、松弛身心的作用，给人一种置身大自然的感觉，倾听这些来自自然的声音，能让孕妈妈的大脑和心情都很放松，焦躁和烦恼渐渐消失，安心和舒适的感觉随之而来。在这种安逸、平静的状态下，智慧之门慢慢打开……

歌声穿过黑夜，向你轻轻飞去。
在这静谧的林间，等待我的爱人。
皎洁月光洒满大地，
树梢也在悄悄耳语。
此刻，没人来打扰我们，
亲爱的，抛开你的顾虑，
让我的歌声感动你。
来吧，亲爱的！
我的歌声，带来幸福爱情。
你是否听见夜莺在歌唱，
它用那甜蜜的歌声，
诉说你我的爱情。
它用那银铃般的声音，
感动温柔的心房。
这歌声也会使你感动吗？
来吧，亲爱的！
我们一起分享这幸福爱情。

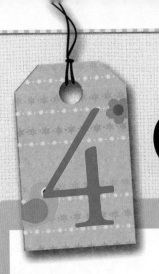

孕4月

怀孕第16周

胎儿与孕妈妈的变化

胎儿的发育情况

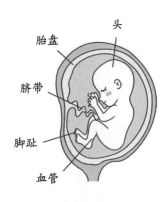

头
胎盘
脐带
脚趾
血管

胎儿14周大了，现在通过超声扫描能分辨出胎儿的性别了。身体的骨骼和肌肉会更加坚固，出现钙的沉积。汗毛覆盖全身。胎儿的神经系统开始工作，因此能协调运动。胎儿握住了自己的拳头，张开了小嘴，嘴唇开始活动，有时还会做吞咽的动作。

孕妈妈的身体变化

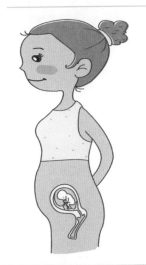

随着食欲的增强，体重会迅速增加。此时，下腹部会明显变大，所以周围的人对其怀孕的事实一目了然。除了腹部外，臀部和全身都会长肉，所以要注意调整体重。一般情况下，怀孕16～20周能感受到第一次胎动。每个人感受第一次胎动的时期有所不同，而且胎儿的活动程度也不一样，所以这时期没有感受到胎动也很正常。

孕妈妈健康呵护

开始正规记录胎动

了解胎动

胎动是孕妈妈对胎儿进行监测的可靠指标。如果医生发现胎儿胎动异常，也会及时告诉孕妈妈，因此，孕妈妈不必过于担心。

记录胎动的方法

医生往往建议孕晚期数胎动，但为了你更好地了解胎动，你不妨现在开始记录胎动。记录胎动的时间可以是每天早、中、晚饭前或者饭后，最好选择一个固定的时间，在一个大致相同的环境下来记录胎动。记录的时间为1小时，在这段时间之内，孕妈妈可以采取随意的姿势，可以站着或者躺着，也可以在房间内走动一下，只要能感觉到胎动即可。把3次记数的数值相加，再乘以4，就代表12小时的胎动数。

孕妈妈要关爱乳房

孕妈妈最好从16周开始进行乳房按摩。每天有规律地按摩一次，也可以在洗澡或睡觉前进行2~3分钟的按摩。动作要有节奏，乳房的上下左右都要照顾到。按摩的力度以不感觉疼痛为宜，一旦在按摩时感到腹部抽搐，应立即停止。方法如下：

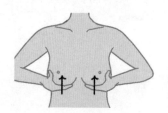 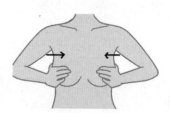 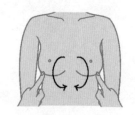

1．双手托住乳房，用拇指、示指、中指向里按压。　　2．将乳房向外挤压。用手指按住，扭动乳头。　　3．用示指以画圈的方式在乳房四周按摩。

乳头保养

孕妈妈要注意对乳头的保养，可以经常用清水擦洗乳头；清洗完后在乳头部位涂一些冷霜膏或橄榄油等，并用拇指和示指按顺时针方向轻轻做按摩乳头及乳晕的动作，直到乳头突出来。这样会有助于产后哺乳，如果乳头结痂难以清除时，还可先涂上橄榄油，待结痂软化后再用清水清洗，擦洗干净后涂上润肤油，以防皲裂。

陷没乳头的按摩

可以使用乳头吸引器。用一只手托住乳房，另一只手的示指按压乳头2秒钟，之后将乳头向外拉，再进行按摩。

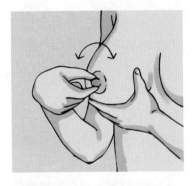

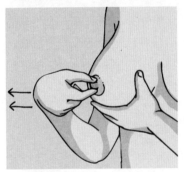

本周孕妈妈注意事项

在16周左右的时候，孕妈妈已经能够感觉到明显的胎动，最好把胎宝宝第一次胎动的时间记录下来，作为将来美好回忆的见证。

此时孕妈妈的早孕反应已经过去了，孕妈妈会胃口大开，因此要注意的是营养的膳食平衡，不要大吃大喝。在饮食上注意，含咖啡因的饮料或食物会影响胎儿的大脑、心脏各器官发育；辛辣食物会引发便秘；高糖食物会使孕妈妈体重增加，容易引起超重，进而诱发孕期糖尿病；更要禁忌吃油条或者鸡精，这些都会影响胎儿的智力和神经系统的发育，并且对孕妈妈本身也有不利影响，因此要注意少吃或不吃。

怀孕16周的孕妈妈由于体内血流的增加，会容易感到发热，并且较平时更容易出汗，因此每天洗澡就显得更加重要。要注意的是，洗澡水不能温度过高，最好用感到舒适的温水为宜，这是因为热水会使皮肤的毛孔张开，更容易出汗，或者引发感冒。另外，穿棉质的内衣就可以很好地防止出汗现象，既能使孕妈妈保持凉爽，又对身体没有任何刺激，是一种很好的选择。

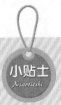

小贴士 Xiaotieshi 准爸爸培训课堂

孕16周胎动已经比较明显了，这时是进行运动胎教的好时机。孕妈妈在饭后1～2小时后，以最舒服的姿势躺着或坐下，用一只手压住自己腹部的一边，再用另一只手压住腹部的另一边，准爸爸轻轻拍打孕妈妈的肚皮，感觉胎儿的反应。拍打时，可勤换部位，胎儿会向改变的部位踢，但注意改变的部位不要离上次被踢部位太远，手法要轻柔。这样的拍打胎教每次可进行5分钟左右，每天1～2次。

本周饮食营养

本周营养重点

重点补充

锌

适量补充

钙

综合
维生素

注意控制体重

体重的过分增加，会导致难产、胎儿发育停止、妊娠糖尿病、孕期高血压等，所以要特别注意控制体重。如果1周内的体重增加超过0.5千克，就应该注意控制饮食了。

要控制甜食的摄取量

孕中期，孕妈妈应该减少动物性脂肪的摄取量，最好用植物性脂肪代替动物性脂肪。与动物性脂肪一样危险的是甜食，甜食也是导致肥胖的根源，所以孕妈妈不要一次吃下过多的甜食。

补锌很重要

锌是人体必需的微量元素，参与合成体内蛋白质、脂肪、糖、核酸等物质。如果孕妈妈缺锌，会严重影响胎儿在宫内的生长，会波及胎儿的脑、心脏、胰腺、甲状腺等重要器官，使之发育不良。此外，锌可以增加子宫相关酶的活性，促进子宫收缩，帮助胎儿顺利分娩。

如何判断是否缺锌

通过观察指甲可以判断孕妈妈是否缺锌，如果指甲上有白斑，说明体内已经缺锌了，白斑越严重，说明缺锌越严重。通过观察指甲白斑只是一个粗略的判断方法，没有白斑并不代表不缺锌，想要得知更准确的结果，孕妈妈需要到医院做血锌化验。

饮食补锌最有效

对于大多数孕妈妈来说，通过食物补充锌是最有效的，也是最安全的方法。因此，孕妈妈在日常饮食中一定要注意补充锌元素。孕妈妈可以经常吃一些动物肝脏、肉、蛋、鱼以及粗粮，这些都是含锌比较丰富的食物。另外，核桃、瓜子、花生都是含锌较多的零食，可每天适量食用，这样能起到较好的补锌作用。

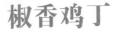

椒香鸡丁

鸡胸脯肉300克。干辣椒、葱段、生姜、花椒、精盐各适量，酱油3大匙，料酒1大匙，香油1小匙，植物油500克。

1 将鸡胸脯肉洗净，切成小方丁，加料酒、酱油、葱、姜拌匀，腌渍10分钟。干辣椒洗净，去蒂、去籽，切成长段。

2 炒锅烧热，加植物油，三成热时下入鸡丁榨干水分，捞出控油。锅中留少许底油，下入花椒、辣椒段爆香，倒入鸡丁，再加入酱油、精盐、料酒、高汤煮5分钟，出锅前淋香油炒匀即可。

麻婆豆腐

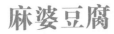

豆腐1块，蒜苗25克，猪肉末50克，豆瓣辣酱、水淀粉、植物油各1大匙，豆豉1小匙，精盐、花椒粉、葱、姜各适量。

1 豆腐切成小块，用沸水焯一下，捞出控水。蒜苗切成小段。豆瓣辣酱、豆豉调匀。

2 炒锅烧热，加入植物油，待油热后放入猪肉末，炒熟捞出。

3 炒锅烧热，加入植物油，放入姜、葱爆香，再放入精盐、豆瓣辣酱、豆豉、花椒面炒匀，添入适量清水，倒入豆腐块，煮3分钟。最后放入蒜苗和炒好的猪肉末，翻炒均匀，出锅前勾芡即可。

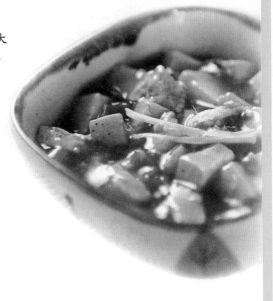

173

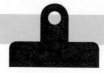

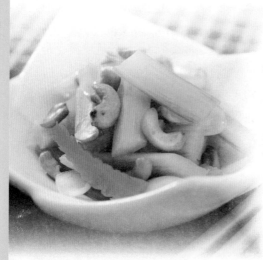

西芹百合炒腰果

水发百合150克，西芹100克，腰果30克，植物油15克，精盐1小匙，高汤1大匙，湿淀粉10克。

1　将茄子洗净，切去两头尖和蒂，再切节（约2.5厘米），掏去心瓤待用。

2　将西芹、百合、放入沸水中焯至断生，捞出沥干水分。

4　炒锅注油烧热，放入西芹略炒，加入鲜汤烧开，再加入百合、精盐，用湿淀粉勾琉璃芡，翻炒均匀出盘放入腰果即成。

菠菜拌干豆腐

菠菜250克，干豆腐125克，红干椒、葱丝各15克，花椒15粒，精盐、白糖、香醋各2小匙，植物油1小匙。

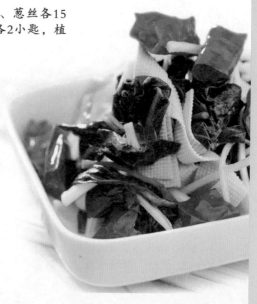

1　菠菜择洗干净，下入沸水锅中，焯烫2分钟，捞出沥水，切成段；干豆腐切成4厘米长，1厘米宽的条；红干椒洗净，切成段；花椒洗净。

2　将菠菜段放入盘中，加入干豆腐条、葱丝、香醋、白糖、精盐拌匀。

3　锅中加油烧热，下入花椒，用小火炸出椒香味，捞出花椒不用，离火后放入红干椒段煸炒至酥脆，浇在菠菜、干豆腐上即成。

本周胎教方案

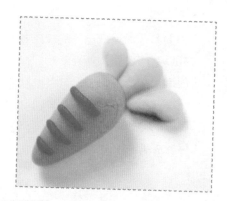

美术胎教：捏泥——胡萝卜

胡萝卜的主体部分可以捏得细长一些，方便彩色的长条粘贴。

步骤1：取橙色、绿色、红色彩泥各一块。

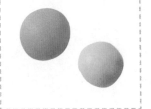

步骤3：用绿色的彩泥捏成叶片的形状。

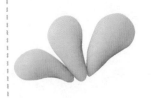

步骤4：用红色的彩泥搓成小细条作为胡萝卜的装饰。

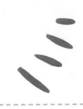

步骤5：将各部分粘贴在一起，完成。

步骤2：用橙色的彩泥捏成一头大一头小的胡萝卜形状。

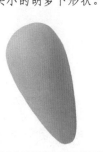

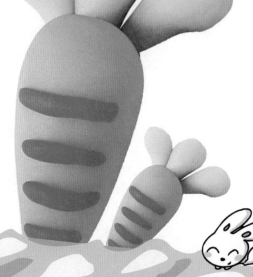

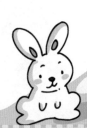

语言胎教：朗诵《雨巷》

为胎儿朗诵戴望舒的《雨巷》，同时配以英国名曲《绿袖子》。优美的曲子配上优美的诗，一定可以给胎儿美的享受。《绿袖子》是一首英国民谣，这首民谣的旋律非常古典而优雅，是一首描写爱情里的忧伤的歌曲。

雨 巷

戴望舒

撑着油纸伞，独自
彷徨在悠长、悠长
又寂寥的雨巷
我希望逢着
一个丁香一样的
结着愁怨的姑娘

她是有
丁香一样的颜色
丁香一样的芬芳
丁香一样的忧愁
在雨中哀怨
哀怨又彷徨

她彷徨在这寂寥的雨巷
撑着油纸伞
像我一样
像我一样地
默默彳亍着
冷漠、凄清，又惆怅

她默默地走近
走近，又投出
太息一般的眼光
她飘过
像梦一般地
像梦一般地凄婉迷茫
像梦中飘过
一枝丁香地
我身旁飘过这女郎
她静默地远了、远了
到了颓圮的篱墙
走尽这雨巷

在雨的哀曲里
消了她的颜色
散了她的芬芳
消散了，甚至她的
太息般的眼光
丁香般的惆怅

撑着油纸伞，独自
彷徨在悠长、悠长
又寂寥的雨巷
我希望飘过
一个丁香一样地
结着愁怨的姑娘

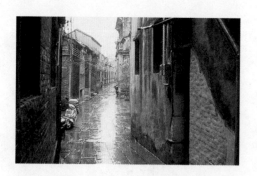

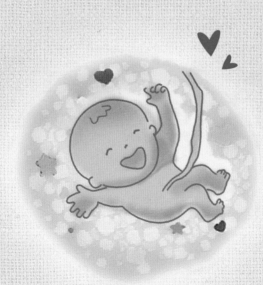

第六章
孕5月

　　这一时期，胎儿伸小胳膊小腿时，妈妈就会有"震感"，如果胎儿在"小房子"里翻来覆去地玩耍，孕妈妈一定会辗转反侧，难以入睡。

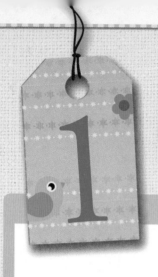

孕5月

怀孕第17周

胎儿与孕妈妈的变化

胎儿的发育情况

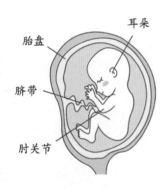

耳朵

胎盘

脐带

肘关节

胎儿15周了，从头部到臀部长11～12厘米，全身组建达到了三等身的标准。脂肪开始在皮下聚集，帮助保暖并提供能量。此时，胎儿的听觉器官会很发达，可以听到外面声音。另外，随着神经系统的发达，胎儿产生味觉。

孕妈妈的身体变化

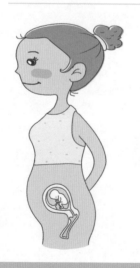

小腹隆起，子宫底在脐下3～4指，尚未显怀。怀孕后，脸上会出现色斑，但这种色素沉着大部分都会在宝宝出生后自动消失。

由于子宫的增大，胃肠会向上移动，所以饭后总会感到胸闷、呼吸困难。开始在臀部、大腿、手臂等身体的各部位都形成皮下脂肪，所以体重有明显的增加。该时期的食欲会旺盛，所以需要更加严格的调节。

孕妈妈健康呵护

孕妈妈的情绪对胎儿的影响

孕妈妈的消极情绪和积极情绪会带给胎儿不一样的性格，甚至会决定孩子的命运。研究发现，孕妈妈消极的情绪会带来极大的负面影响，孕妈妈的行为举止和情绪会影响母体的血液的化学成分和激素分泌，进而影响胎儿的发育。

不良的情绪

不良的消极情绪会导致胎儿畸形发育。因为身体会分泌有害物质，而这种物质会使孕妈妈的血压不断地升高，产生胎盘血液循环障碍，胎儿就会因为缺氧不能正常发育，导致出生后的宝宝会出现好动、爱哭闹、睡眠不良的症状。与健康的孩子相比，幼儿时期常常也会出现行为问题以及学习、生活的困难。

良好的情绪

良好的情绪会让孕妈妈的身体处于最佳状态，十分有益于胎盘的血液循环供应，促使胎儿稳定地生长发育，不易发生流产、早产及妊娠并发症。等宝宝出生后，性情也会十分平和，情绪稳定，不经常哭闹。宝宝的智商和情商也相对比一般孩子要高。

缓解腰酸背痛的小方法

随着肚子一天天隆起，站立时身体的重心一定要往后移才能保持平衡。这种长期采用背部往后仰的姿势会使平常很难用得到的背部和腰部肌肉，因为突然加重的负担而疲累酸疼。除此之外，黄体酮使骨盆、关节、韧带软化松弛，易于伸展，但也造成腰背关节的负担。

怀孕时期，体重急剧增加，激素改变，整个身体多少都会有些微水肿、韧带松弛等现象发生。在怀孕初期，由于这些现象并不会对身体造成太大影响，因此，孕妈妈并不会感到腰酸背痛或行动不便。但是，到了怀孕中后期，随着肚子逐渐变大、体重增加，孕妈妈们就会开始行动不便，甚至经常出现腰酸背痛、小腿抽筋、双腿水肿等。其实，这些症状都属孕期的正常现象，孕妈妈不要每天忧心忡忡。

预防妊娠高血压

在怀孕20周以后，如果有血压升高、水肿等症状，孕妈妈就应该注意了。血压高的孕妈妈，血液流通不畅，会出现头晕、眼花、胸闷及恶心呕吐的症状，而且母体不能顺利向胎盘供给营养，从而导致胎盘功能低下，造成胎儿所需的营养和氧气的不足、发育不全，甚至会出现死胎。

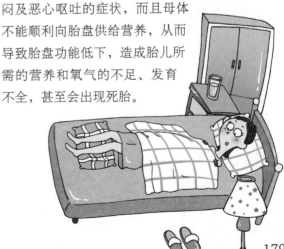

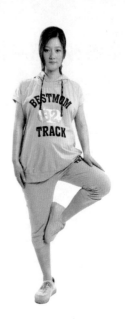

控制体重，加强运动

孕妈妈在此时期食欲会变得很旺盛，因此很容易超重，所以这时应该给自己确定分娩前的目标体重，并每天记录体重。如果一周内的体重增加超过0.5千克，就应该通过减少碳水化合物的摄入量来进行体重控制，同时加强运动。

周　数	体重增长情况
孕16～24周	每周增加0.5千克
孕25周以后	每周增加0.4千克
整个孕期，孕妈妈的体重增长11～15千克	

本周孕妈妈注意事项

在孕17周时，孕妈妈不要穿过紧的上衣，应该每日用清水擦洗乳房以及乳头，防止乳头皲裂。母乳是宝宝健康生长的必要的饮品，为了让小宝宝出生后顺利地吃上母乳，孕妈妈一定要做好乳房的清洁和护理工作。

如果是在年龄高于35岁，或者家族有基因错乱遗传病史，或者唐氏筛查结果为阳性的，具有以上三种情况之一的孕妈妈需要做羊膜腔穿刺。

很多研究显示，在孕期时孕妈妈的记忆力会有所下降，经常出现健忘的情况，但是不用过于担心，这些症状会在分娩之后渐渐消失的。

充足的睡眠是健康的保障。充足的睡眠无论对孕妈妈还是胎儿的健康都相当重要的，一项调查显示，睡眠不充足的孕妈妈在临产的时候分娩时间要长很多。另外，睡眠不充足会增大剖宫产的概率。所以孕妈妈要保持充分的睡眠，保持充沛的体力来迎接新生命的诞生。

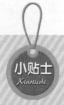

准爸爸培训课堂

孕妈妈的体重突然增加，容易引起妊娠高血压和水肿、静脉瘤等症状。这时准爸爸要与孕妈妈一起制订一个好的饮食计划，陪孕妈妈一起去购买食材。准爸爸要经常陪孕妈妈去散步，要知道夫妻一起运动，也是促进沟通的好方法。

本周饮食营养

本周营养重点

重点补充

钙	维生素 D

适量补充

维生素 A	维生素 C	维生素 E

从饮食入手抗辐射

番茄红素

番茄、西瓜、红葡萄柚等红色水果富含一种抗氧化的维生素——番茄红素，以番茄中的含量最高。

维生素C、维生素E

豆类、橄榄油、葵花籽油、油菜、青菜、芥菜、卷心菜、萝卜、鲜枣、橘子、猕猴桃等，富含维生素E和维生素C，具有抗辐射作用，还能将沉淀于细胞内的毒素溶解掉。

维生素A、β-胡萝卜素

鱼肝油、动物肝脏、鸡肉、蛋黄、西蓝花、胡萝卜、菠菜等食物富含维生素A和β-胡萝卜素，不但有助于抵抗电脑辐射的危害，还能保护和提高视力。

海带胶质、碱性食物

海带是放射性物质的"克星"，海带含有一种称作海带胶质的物质，可促使侵入人体的放射性物质从肠道排出。

多补充钙质

这个阶段除了保证蛋白质、维生素、糖类、矿物质的基本供给，还要特别注意多补充含钙食物。孕妈妈必须注意多食含钙丰富的食物，如鱼、虾、乳制品、芝麻酱、鸡蛋、豆腐、海带等，其中，乳制品里含有大量的钙。此外，还要多晒太阳，促进钙的吸收，及时补充钙质，确保胎儿骨骼生长的需要。

不能忘记补铁

到了怀孕中后期，孕妈妈的血容量增加，红细胞相对不足。另外，母体除了本身对铁的需求之外，还要供给日益成长的胎儿对铁的需要。因此，此时孕妈妈应该多吃一些含铁丰富的食物，如奶类、蛋类、瘦肉、豆制品、动物肝脏等，还需要多吃番茄、绿色蔬菜、红枣、柑橘等富有铁质的蔬果。

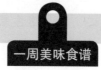
孕5月

菊花鳜鱼

鳜鱼1条，香菇丁、青豆、冬笋丁、胡萝卜丁各25克，葱末、姜末、精盐、鸡精、白糖、酱油、米醋、料酒、淀粉、番茄酱、鸡汤、植物油各适量。

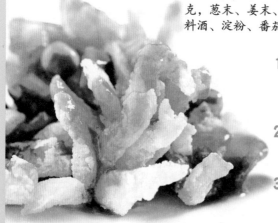

1 鳜鱼洗净，去骨取肉，切成小段，剞上菊花刀，加入料酒、精盐、鸡精拌匀，裹匀淀粉，放入油锅内炸至金黄色且熟脆，捞出装盘。

2 锅留底油烧热，放入香菇、冬笋、胡萝卜、青豆、番茄酱、葱末、姜末略炒。

3 再加入酱油、精盐、米醋、白糖、鸡汤烧沸，用水淀粉勾芡，出锅浇在鳜鱼上即成。

山药烧胡萝卜

山药200克，胡萝卜40克，藕30克，香菇50克，豌豆30克，葱末、高汤、酱油、盐各适量。

1 山药切成块状、胡萝卜、藕切片，香菇切开。

2 油热后用葱花炝锅，将上述材料倒入煸炒。

3 加入高汤及调味料，煮熟即可。

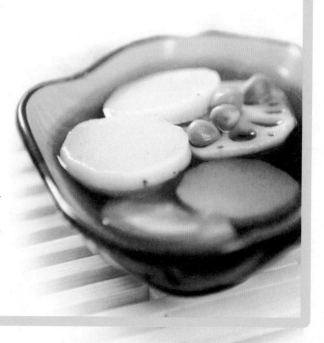

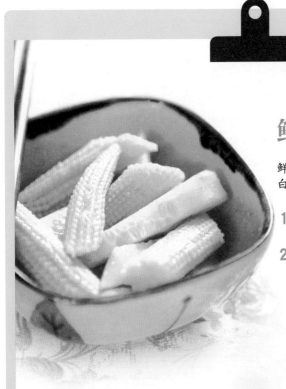

鲜奶玉米笋

鲜奶100克，玉米笋5个，植物油、白糖、盐、水淀粉各适量。

1 把每个玉米笋切半，放入热水锅内略烫捞出，控干水分。

2 锅置火上，烧热加植物油，油热后放入面粉炒开，添少许汤，加入鲜牛奶、白糖、盐及烫好的玉米笋，用小火烧至入味后，用水淀粉勾芡，芡熟时淋入奶油，出锅装盘即成。

彩色蔬菜汤

胡萝卜1根，豌豆、红腰豆、玉米粒各30克，百合50克，豇豆100克，洋葱半个，蒜末少许，精盐适量，番茄酱、植物油各2大匙。

1 胡萝卜洗净，切成丁；豇豆洗净，切成段；洋葱去皮，洗净，切小块；百合洗净，切小块。

2 红腰豆洗净，用清水浸泡一晚，连泡豆子的水一起煮沸，转小火煮至豆子熟软，捞出控水。

3 炒锅烧热，加植物油，六成热时下入洋葱块、蒜末、番茄酱、豇豆翻炒，再加入清水，放入豌豆、红腰豆、玉米粒、百合，加精盐调味，再煮10分钟即可。

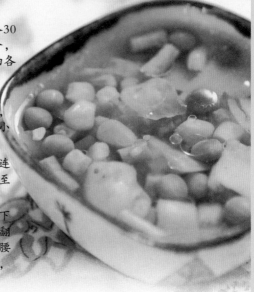

本周胎教方案

音乐胎教：哼唱《小星星变奏曲》

推荐孕妈妈欣赏《小星星变奏曲》。《小星星变奏曲》是莫扎特的作品，是一首脍炙人口的名曲，原题为《啊！妈妈，我要告诉你》的十二段变奏曲。音乐主题出自一首古老的欧洲民谣，有好几个国家用不同的语言歌唱过。

这个主题的节奏与旋律单纯质朴，乐声自然而愉快地流淌着。在圆月高挂天空的夜晚，一闪一闪的星星在天空平静地听着故事。当故事进入高潮时，小星星们躲在月亮身后。当故事到了完美结局时，小星星们则跑了出来，仍然平静地挂在漆黑的高空中，继续听着下一个故事。而旁边的树，坐在河岸边，听着潺潺的水声，花儿也闭上眼睛，朦朦胧胧地依偎在树旁。《小星星变奏曲》可以说是莫扎特最可爱的经典名曲了。

小星星变奏曲

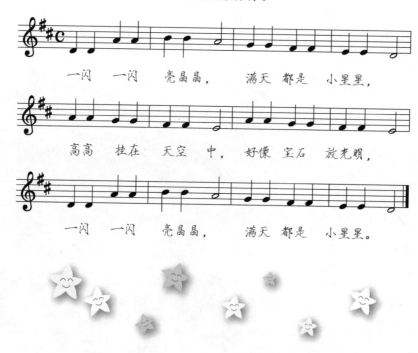

情绪胎教：远离孕期抑郁症

不良情绪会使孕妇的身体状态不稳定，孕妈妈情绪沮丧，心情焦虑会增加胎儿在发育中的危险，所以孕妈妈一定要控制好自己的情绪。

尽量使自己放松

在宝宝出生前就把一切事情都打理完是不可能的。孕妈妈也许会觉得应该抓紧时间找好产后护理人员，给房间来个大扫除，或在休产假以前把手头的工作都结束了。其实对孕妈妈来说最重要的就是善待自己。一旦宝宝出生，孕妈妈可能没有时间也没有精力来照顾自己了。

所以怀孕的时候，应该试着看看小说；在床上吃可口的早餐；去树林里散散步；尽量多做一些会使孕妈妈感觉愉快的事情。孕育一个健康可爱宝宝的首要前提就是先照顾好自己。

暂时离开令孕妈妈郁闷的环境

消除烦恼的最直接办法就是暂时离开令孕妈妈感到郁闷的环境。孕妈妈也可以通过参与自己感兴趣的活动，如听音乐、看画册、郊游等，使情绪转向欢乐。

释放不良情绪

如果孕妈妈感觉到郁闷的情绪久久不能散去，应该及时与准爸爸、亲密的朋友倾诉，或者是咨询医生，明确地告诉他们此时的感觉，受到了什么样的困扰。

孕妈妈处在怀孕的非常时期，需要爱人和朋友的精神支持，而只有当他们明白孕妈妈的一切感受时，他们才能给予真正需要的安慰和帮助。

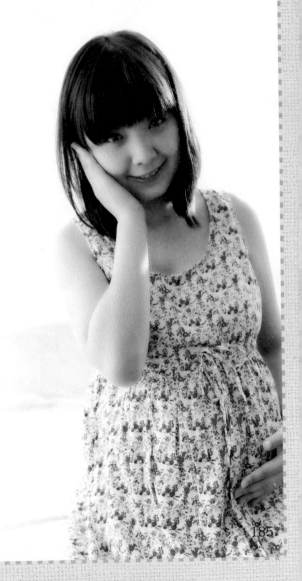

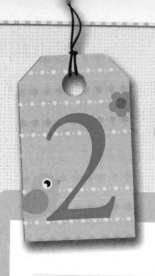

怀孕第18周

胎儿与孕妈妈的变化

胎儿的发育情况

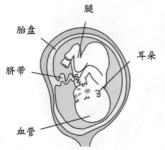

胎盘
腿
耳朵
脐带
血管

胎儿16周了，重150克左右。胎儿的心脏开始收缩活动，循环系统也进入了发育的状态，随着心脏跳动的活跃，利用听诊器可以听到胎儿的心跳声音，而且利用超声波检查可以查出心脏是否有异常。这时是胎儿最活跃的阶段，胎儿不时地以脚踢妈妈肚子的方式来表达自己的存在。

孕妈妈的身体变化

从怀孕18周开始，大部分准妈妈会受到痔疮的折磨。随着胎儿的成长，直肠受到很大的压迫，因此直肠内的静脉会膨胀，严重时甚至会挤到肛门外，这就是痔疮。出现痔疮时，肛门周围会疼痛，或坐在椅子上和排便时会出血。可以用冰袋来缓解疼痛，或者在取得医生的同意后接受适当的治疗。

186

孕妈妈健康呵护

痔疮的防治方法

　　由于增大的子宫压迫周围的血管阻碍血液循环，孕妈妈很容易导致痔疮。一旦痔疮发作过一次，即使当时治愈了，以后也会经常复发，所以最好还是从一开始就做好预防工作。平时要注意预防便秘，经常做能够促进下半身血液循环的运动或按摩。

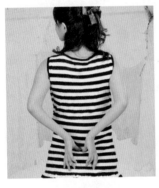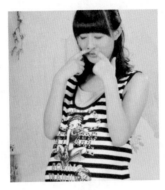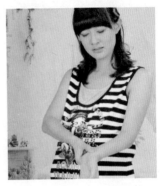

两手相叠按压尾骨4秒，重复3次。　　在鼻子下方定三个点，然后用示指逐个按压4秒，每个点按压3次。　　用大拇指按压手掌与手腕连接处下部4秒，并重复3次。

本周孕妈妈注意事项

　　怀孕18周的孕妈妈要注意补钙了。胎儿的骨骼开始慢慢地硬化，从第19周以后胎儿的牙齿就需要钙化，需要大量的钙的补充，如果忽视了钙的补充，孕妈妈就会出现腰酸背痛、腿痛、手脚麻木的状况，同时还会影响到胎儿的生长发育。一般来说，钙的吸收来自两个方面：药物补充和食物补充。孕妈妈要保证每天1200毫克的钙的供给，除了食物的吸收之外，还要服用590～790毫克的钙剂，最好分3次服用。

　　怀孕18周的孕妈妈应该尽量避免噪声。因为此时胎儿的心脏基本已经形成，对外界的刺激更为敏感，能够听母亲身体中的血液流动的声音，因为胎儿的听小骨已经变硬，所以胎儿已经有了听觉，此时噪声对胎儿的影响是十分大的，因此，专家呼吁孕妈妈们不要在噪声较大的环境中生活或工作，看电视或者听胎教音乐时，要注意音量的大小。

享受孕中期的性生活

很多孕妈妈对于孕期性行为有不少疑问与困惑，但只要不过于激烈，孕中期的性行为是没有问题的。在性生活时出现腹部发胀，就要中止，孕妈妈要安静地休息。

正确的体位

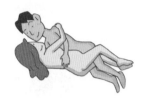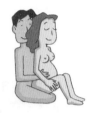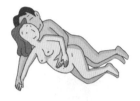

前侧位：腿交错着互相抱着。不要压迫腹部，结合较浅，以确保孕妈妈的腹部安全。

前坐位：相对坐着的体位。可以调节结合的深浅程度，是对于孕妈妈来说更舒适的一种体位方式。

侧卧位：侧卧着，从后面抱住的体位。孕妈妈的身体伸展着，不用担心出现压迫腹部的情况发生。

错误的体位

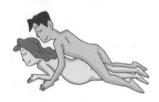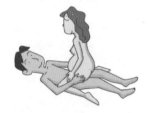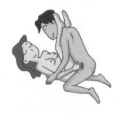

后背位：结合较深，容易对腹部产生压迫，要避免这种体位。

女上位：孕妈妈在上面的体位，结合较深，会对子宫口产生刺激，要避免这种体位。

屈曲位：孕妈妈腿放在准爸爸肩上的体位，容易对腹部产生压迫，要避免这种体位。

小贴士
Xiaotieshi

准爸爸培训课堂

音乐是给胎儿的另一种语言。让胎儿在孕妈妈体内就接受音乐的熏陶，不但可以促进胎儿的大脑发育，还能开发他的音乐潜能，对其性格培养也有重要作用。准爸爸可以给孕妈妈准备一些好听的音乐，夫妇双方一起依靠在舒适的沙发上，听悠扬的音乐，胎儿和孕妈妈都会因此而心旷神怡的。

本周饮食营养

本周营养重点

重点补充

蛋白质

适量补充

矿物质　综合维生素

多吃鱼

鱼肉富含优质蛋白质，还含有两种不饱和脂肪酸。这两种不饱和脂肪酸对胎儿大脑的发育非常有好处。所以，孕期适量吃鱼有益于胎儿大脑分区发育。

多吃核桃胎儿更聪明

怀孕五个月，眼看肚子一天天大了，要注意不饱和脂肪的摄入，保证脂肪酸的比例适宜。其中亚麻酸的摄入尤为重要。因为亚麻酸对胎儿的脑部、视网膜、皮肤和肾功能的完善很重要，长期缺乏亚麻酸会影响胎儿注意力和认知的发育。核桃不但含有亚麻酸和磷脂，并且富含维生素E和叶酸，孕妈妈不妨多吃一些。

食用鸡蛋的误区

有的孕妈妈说常吃鸡蛋会导致胆固醇偏高，其实这种说法并不是完全正确。因为蛋黄中所含的卵磷脂是一种强有力的乳化剂，能使胆固醇和脂肪颗粒变得极细，顺利通过血管壁而被细胞充分利用，从而减少血液中的胆固醇的含量。而且蛋黄中的卵磷脂消化后可释放出胆碱，进入血液中进而合成乙酰胆碱，是神经递质的主要物质，可提高脑功能，增强记忆力。

还有的孕妈妈认为生鸡蛋更有营养，这是不科学的。生吃鸡蛋不仅不卫生，容易引起细菌感染，而且也不营养。生鸡蛋里含有抗生物素蛋白，影响食物中生物素的吸收，导致食欲缺乏、全身无力、肌肉疼痛等症状。

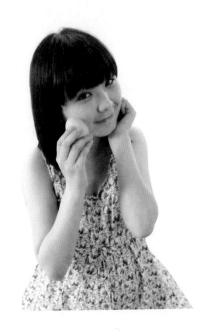

孕5月

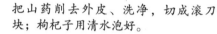

一周美味食谱

浓汤煮鲈鱼

鲈鱼500克，山药150克，枸杞5克，葱段、姜片各10克，精盐、鸡精各2小匙，胡椒粉1/2小匙，白糖1小匙，植物油适量。

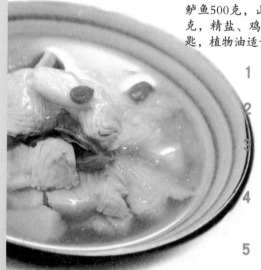

1 把山药削去外皮、洗净，切成滚刀块；枸杞子用清水泡好。

2 将鲈鱼洗涤整理干净，切下鱼头，剔去鱼骨，取净鲈鱼肉，切成大片。

3 锅中加油烧热，放入葱段、姜片、鱼头、鱼骨炒香，再添入适量清水，大火煮成乳白色。

4 加入山药块稍煮，放上精盐、鸡精、胡椒粉、白糖调味，将鱼头、鱼骨、山药捞入碗中。

5 再将枸杞、鲈鱼肉片放入汤锅中烫熟，连汤一起倒入碗中，即成。

奶香糯米饭

糯米200克，大枣25克，枸杞少许，白糖1大匙，炼乳1小匙，熟猪油1/2大匙，牛奶250克。

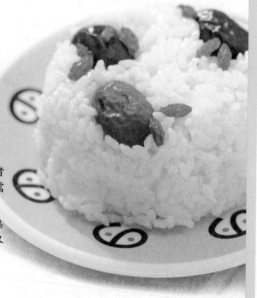

1 将大枣用温水浸泡至软，取出沥水，去掉果核；枸杞子用温水泡发回软；糯米淘洗干净，浸泡6小时。

2 取一个小盆，先在内侧涂抹上熟猪猪油，再放入大枣、枸杞和泡好的糯米。

3 再加入牛奶、白糖、炼乳、少许熟猪油调拌均匀，上屉蒸约1小时，取出，翻扣入盘中，即可上桌。

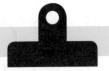

红焖小土豆

小土豆500克，五花肉100克，青尖椒50克，精盐、酱油、糖、干辣椒粉各1/2小匙，八角5克，醪糟10克，植物油30克。

1. 将五花肉切成厚片；小土豆洗净；葱姜切段备用。

2. 将五花肉放入平锅，煎出油至香，放入八角、干辣椒粉、精盐、白糖、醪糟、清水、酱油煮开。

3. 煮开后将小土豆放入煮熟至汁干，用铲将小土豆弄扁，煎上色即可。

红烧鱼尾

鲤鱼鱼尾1条，青蒜1头，蒜2瓣，黑胡椒1/4小匙，番茄酱1小匙，糖、酱油各1大匙，植物油30克。

1. 青蒜切丝，蒜切末，鱼尾洗净备用。

2. 锅中倒入油烧热，爆香蒜末，放入调味料煮开，加入鱼尾以中火烧至汤汁收干，盛入盘中，撒上青蒜丝，即可。

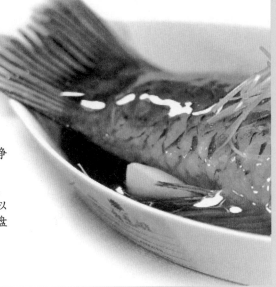

本周胎教方案

趣味胎教：涂色游戏

　　今天，孕妈妈用五彩的画笔为胎儿画个可爱的小牛。

步骤1：按照图片样式描画线条。

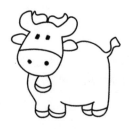

步骤2：用肉粉色蜡笔将小牛的身体和头部填上。

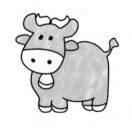

步骤3：将小牛的脚用黑色蜡笔填好。

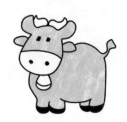

步骤4：用黄色蜡笔填上小牛的嘴巴。

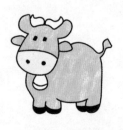

步骤5：用褐色蜡笔涂上小牛的犄角。

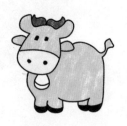

步骤6：用红色蜡笔填上小牛的前胸，完成。

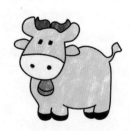

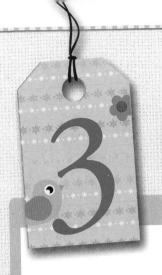

怀孕第19周

胎儿与孕妈妈的变化

胎儿的发育情况

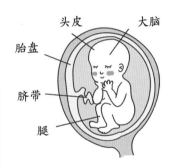

头皮　　大脑
胎盘
脐带
腿

胎儿17周大了，从头部到臀部长13~15厘米，重200克左右。胎儿的表情变得非常丰富，有时皱眉头，有时转动眼球，有时面带哭相。现在准妈妈应该坚持有规律地数胎动了，时间最好固定。胎动一般平均每小时3~5次。每天注意胎动变化也是一种间接的胎教。

孕妈妈的身体变化

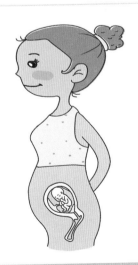

随着分娩的接近，乳头上会分泌出乳汁。这个时期，皮肤的色素变化会加剧，所以乳头的颜色会加深，偶尔会疼痛。由于流入阴道周围皮肤或肌肉的血液量增加，阴道内白色或淡黄色白带会增多。当分泌物有异味或者带绿色，并且有些黏稠时，则表示阴道有可能被感染，所以要注意观察。分泌物很多时最好垫上护垫，同时要穿棉料内衣，这样能减少分泌物对皮肤的刺激。

孕妈妈健康呵护

出现哪些情况要马上去医院

1. 孕妈妈的家属在听胎心音时，如果发现胎儿的心率过快，已经超过每分钟160次；或过慢，每分钟低于110次，此时就要注意，胎儿在子宫中缺少氧气供给，应及时去医院检查。

2. 怀孕19周时，如果发现每日的胎动次数减少，或者在12个小时之内都未感觉胎儿的运动(正常12小时的胎动应该不低于20次)，也是宫内缺氧的表现，应提高警惕。

3. 本周如果孕妈妈出现头痛或者眼花的症状，可能是因为血压增高了，如果出现此类情况应去医院就诊。

4. 如果孕妈妈发现阴道流血，并没有感觉腹痛，可能是胎盘位置不正常。若腹痛，可能会是胎盘早期剥离，甚至出现早产现象。

孕中期孕妈妈腹痛的原因

孕妈妈在孕中期经常会出现腹部疼痛的情况。那么，引起腹痛的原因是什么？哪些情况属于正常生理现象？哪种情况需要马上去医院检查？这些均需要孕妈妈弄明白，现在我们就针对常出现的几种情况细细分析一下。

非怀孕原因引起的腹痛

在怀孕期间难免会出现一些疾病，这些疾病发生的原因并不是因为怀孕所引起的。比如孕妈妈在孕中期发现自己的右腹上部发生疼痛，可能是急性阑尾炎；还有如果怀孕之前做过腹部的手术，因术后恢复不好而产生肠粘连的症状也会引起腹痛。

怀孕期腹痛

孕18~19周的时候，孕妈妈的肚子逐渐变大，腹部的皮肤会产生紧绷感，此时胎儿的胎动十分活跃，会不停地做转动、翻身、跳动等多频率的运动，加重了孕妈妈腹部的压力，时而伴有隐隐不适感。

这些属于怀孕后的正常生理反应，不需要治疗。

病理性腹痛

产生病理性疼痛有三种常见情况，包括：晚期流产、卵巢囊肿常转、子宫肌瘤变性，子宫扭转。晚期流产通常是指怀孕在第12周以后，出现子宫收缩性腹痛，并伴有阴道出血。卵巢囊肿则通常是子宫中的静脉血和动脉血流通不畅，进而引起囊肿肿胀，会引发孕妈妈间歇性腹痛。子宫扭转则是因为怀孕时，子宫中患有肌瘤或者先天性畸形引起子宫翻转超过90度，这也是十分罕见的。

以上这些就是孕妈妈在怀孕期间要注意身体中的几种疼痛，可以根据个人的情况作出相应的改善措施。

贫血可以来调理

随着胎儿生长，所需要的营养也越来越多，容易导致孕妈妈贫血。孕妈妈贫血时，会出现头晕耳鸣、四肢乏力、心慌及心脏搏动增强等症状。同时，胎儿也会因为宫内缺氧，导致早产、死胎、新生儿低体重等。怀孕后，孕妈妈每日食物中的需铁量应为30~40毫克，一般饮食很难达到此量，而且怀孕后胃酸分泌减少，影响铁的吸收。于是孕妈妈体内贮备的铁被动用，若未能及时补充，或者入不敷出，就会出现贫血。

调理方法	执行方案
定期检查	定期检查血红蛋白、红细胞计数，做到有贫血症状及时发现
饮食调理	多吃含铁丰富的食物，并保证维生素B$_{12}$、叶酸的摄入。在孕妈妈常用菜单中，多加入一些动物的肝类、肉类、蛋类、豆类及豆制品、牛奶、绿叶蔬菜、水果等
补充铁剂	对于中度或重度贫血的孕妈妈，光靠饮食调节是不够的，要在医生的指导下服用一些铁剂
服用维生素	维生素C能够促进铁元素的吸收，多吃含维生素C的蔬菜水果，或者补充维生素片也是必不可少的

本周孕妈妈注意事项

怀孕19周的孕妈妈要注意多补充维生素、蛋白质、脂肪，每天保证摄入足够的蔬菜、水果、肉类、蛋类等，并且最好保证一周吃3次鱼，要多喝水、汤、牛奶等；还有每天补充钙片保证钙的足够摄取；在生活方面要尽量保持心情愉快，不要长时间站立，不要干重活，适量地运动，因为运动可以锻炼孕妈妈的心肺功能，适应血液循环和呼吸系统不断增加的负荷。轻柔发热体操运动就能够增加肌肉的收缩力，改善孕妈妈的腰背酸痛症状，并且可以使身心都得到充分的休息和放松，使自己的心情愉快。

小贴士 Xiaotieshi

准爸爸培训课堂

现在胎儿正处在快速发育的阶段，身体的器官在迅速的分化，让孕妈妈保持一份好心情就是最好的胎教。孕妈妈可能因为从未有过的便秘而烦恼；也可能因为体内激素的变化而情绪波动；这些都是因为怀孕带给孕妈妈的变化，准爸爸要更加温柔体贴，多听孕妈妈倾诉，让孕妈妈感觉你在关心她，不是她一个人在孤军奋战。

本周饮食营养

本周营养重点

重点补充

维生素A	维生素D

适量补充

钙	铁

杜绝垃圾食物

垃圾食物不但营养单一，还会造成孕妈妈体重大幅增加，不但身材变形，胎儿变成巨婴，更会造成难产。一些添加物过多的垃圾食物还会导致胎儿发育畸形。孕妈妈少吃零食或添加物过多之垃圾食物，多吃鱼、肉、蛋、奶、蔬果等天然食物，供给胎儿发育所需的营养。

少食辣味

芥末、辣椒、咖喱等辛辣的食品对孕妈妈有刺激作用，少量摄取还没什么关系，多了就会刺激肠胃，造成胃肠蠕动加速、胀气，还会加重孕妈妈的痔疮、便秘等不适症状，甚至会影响到胎儿的健康发育。

不要忽略维生素A

维生素A的作用

孕19周孕妈妈应加强对维生素A的补充。维生素A对维持正常视觉有重要作用，它是构成视觉细胞内感光物质的成分。严重缺乏维生素A会导致色盲。不仅如此，维生素A也是正常骨骼发育所必需的，缺乏时会导致成骨与破骨之间的不平衡，并造成神经系统异常。

富含维生素A的食物

植物性食物——绿叶菜类、黄色菜类以及水果类，含量较丰富的有菠菜、苜蓿、豌豆苗、红心甜薯、胡萝卜、青椒、南瓜、番茄、豌豆、芹菜、莴苣和芦笋等。

动物性食物——这一类是能够直接被人体利用的维生素A，主要存在于动物肝脏、牛奶及乳制品（未脱脂奶）及禽蛋中。但烧烤、煎炸的肉和肉排中缺乏这种维生素。

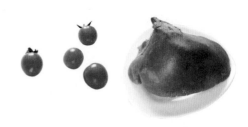

一周美味食谱

腰果爆鸡丁

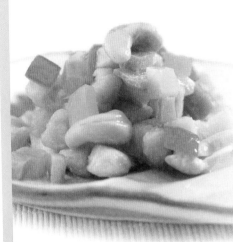

鸡胸肉250克，熟腰果50克，豌豆粒25克，鸡蛋清1个，葱末、姜末、蒜末各15克，精盐2小匙，水淀粉3大匙，花椒水、料酒、植物油各1大匙，鸡汤50克。

1 将鸡胸肉洗净，切成小丁，放入碗中，加入鸡蛋清、水淀粉抓匀上浆，然后下入四成热油锅中滑散至熟，捞出沥油。

2 锅中留少许底油烧热，先下入葱末、姜末、蒜末炝锅，再放入豌豆粒，添入鸡汤，加入精盐、料酒、花椒水煮沸。

3 下入鸡肉丁、腰果爆炒片刻，再用水淀粉勾芡，淋入少许明油，即可出锅装盘。

腐竹蛤蜊汤

腐竹150克，蛤蜊300克，芹菜80克，精盐2小匙，香油少许，高汤1500克。

1 将蛤蜊放入淡盐水中浸泡，使其吐净泥沙，再用清水洗净，沥干水分。

2 将腐竹洗净，用清水泡软，沥去水分，切成小段；芹菜择去叶片，洗净，切成细末。

3 锅置火上，加入高汤烧沸，先放入腐竹段煮沸，再放入蛤蜊煮至壳开。

4 加入精盐、香油及芹菜末煮至入味，出锅装碗即可。

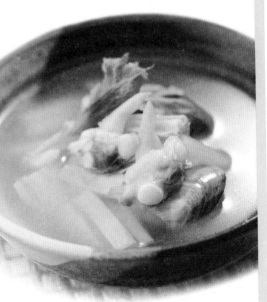

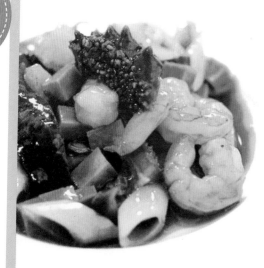

三鲜烩海参

水发海参2条，虾仁250克，蜜豆100克，熟火腿蓉1大匙，姜2片。蚝油1大匙，酱油1小匙，淀粉1小匙，水3大匙，料酒2小匙，清鸡汤1杯，植物油30克。

1 海参去掉肠脏，洗净，氽烫切块；虾仁挑肠，洗净氽烫；蜜豆撕去老筋，洗净。

2 热油2大匙，下姜片炒香，倒入海参，下调料酒、清鸡汤焖10分钟，加入虾仁、蜜豆、火腿蓉烩3分钟，下蚝油、酱油、淀粉、水煮滚拌匀即可。

莴笋海鲜汤

莴笋1棵，鲜虾6只，水发鱿鱼100克，蚬子80克，精盐适量，料酒1大匙，葱姜末各少许。

1 莴笋去老皮，切菱形块；水发鱿鱼洗净，剞花刀；其他原料洗净待用。

2 将鱿鱼、蚬子分别入沸水中烫1分钟捞出。

3 锅中加入植物油烧热，下入葱、姜略炒，加8杯高汤煮沸，再下入莴笋、鲜虾、鱿鱼、蚬子及精盐、料酒煮10分钟，待汤汁入味，出锅即可。

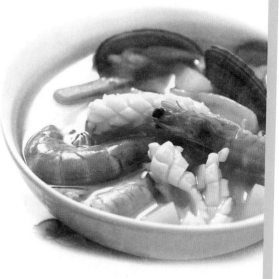

本周胎教方案

音乐胎教：聆听《小夜曲》

所谓小夜曲，是指在爱人窗下唱出的情歌。许多音乐大师都创作过小夜曲，如莫扎特、舒伯特、海顿都创作过。这里我们给孕妈妈推荐的是舒伯特所写的《小夜曲》。在六弦琴音效的导引下，响起了一个青年向他心爱的姑娘所做的深情倾诉。第一段在恳求、期待的情绪中结束。抒情而安谧的间奏之后，音乐转入同名大调，情绪比较激动，形成全曲的高潮。最后是由第二段引申而来的后奏，仿佛爱情的歌声在夜曲的旋律中回荡。

语言胎教：孕妈妈讲故事

在一个炎热的夏日，一只狐狸走过一个果园，它停在了一大串熟透而多汁的葡萄前。它从早上到现在一点儿东西也没吃呢！狐狸想："我正口渴呢。"于是它后退了几步，向前一冲，跳起来，却无法够到葡萄。狐狸又后退试。一次、两次、三次，但是都没有得到葡萄。狐狸试了又试，都没有成功。最后，它决定放弃，它昂起头，边走边说："我敢肯定它是酸的。"正要摘葡萄的孔雀说："既然是酸的那就不吃了。"孔雀又告诉了准备摘葡萄的长颈鹿，长颈鹿没有摘，长颈鹿告诉了树上的猴子，猴子说："我才不信呢，我种的葡萄我不知道吗？肯定是甜的。"猴子说着便摘了一串吃了起来。

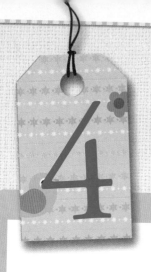

孕5月

怀孕第20周

胎儿与孕妈妈的变化

胎儿的发育情况

胎儿18周大了，此时的胎儿完全具备了人体应有的神经系统，神经之间已经互相连接，而且肌肉比较发达，所以胎儿可以随意活动。有时伸懒腰，有时用手抓东西，还能转动身体。本周是胎儿的味觉、嗅觉、听觉、视觉和触觉等感觉器官发育的关键期。

胎盘　皮肤
脐带　肠道

孕妈妈的身体变化

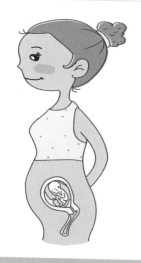

子宫逐渐地往外挤，所以腹部会越来越大，而且腰部线条会完全消失。由于腹部的压力，肚脐会突出。从肚脐开始，沿着腹部正中线向下生成的妊娠纹会更加明显。从这时期开始，子宫会每周长1厘米左右，准妈妈会出现腰痛。随着子宫的增大，肺、胃、肾等器官会受到压迫，所以会出现呼吸困难、消化不良、尿频等症状，有时还会出现尿失禁的情况。

孕妈妈健康呵护

缓解孕期不适的按摩

缓解头痛的按摩

　　用双手轻轻按摩头顶和脑后3～5次。用手掌轻按太阳穴，可缓解头痛，松弛神经。

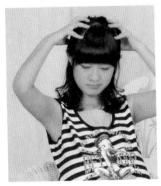 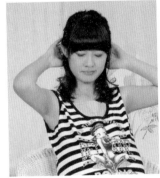 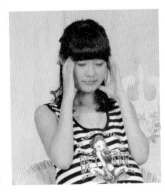

预防小腿抽筋的按摩

　　先把双手放在大腿的内外侧，一边按压，一边从臀部向脚踝处进行按摩。再将手掌紧贴在小腿上，从跟腱起沿着小腿后侧按摩，直到膝关节以上10厘米处，反复多次，可消除水肿，预防小腿抽筋。

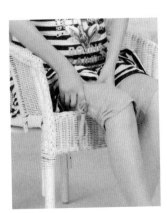 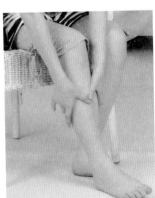 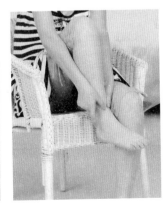

孕妈妈洗浴的注意事项

怀孕20周的孕妈妈洗澡时应注意以下几点。

孕20周洗澡注意事项	
1	孕妈妈不应去公共浴池洗澡。孕妈妈洗澡时应采用淋浴的方法，不宜采用坐浴的方法，以减少外界细菌的感染
2	孕妈妈洗澡的时间不应过长，时间应该控制在15分钟之内。洗澡时间过长会使孕妈妈的血管扩张，使大脑和胎盘中的氧气减少，导致宫内缺氧，进而影响胎儿在神经系统方面的生长发育
3	洗澡水的温度不宜过高，以免影响胎儿脑部的发育。洗澡水的温度应与体温相近，温度过高对胎儿的神经系统的发育和生长都会产生影响

本周孕妈妈注意事项

怀孕20周的孕妈妈在此期间由于食欲大增，又要保证自己和体内胎儿的营养供给充分，因此会尽量地多吃，而由于活动量的相对减少，所以很容易造成肥胖，并且食物营养的摄取过量还会导致妊娠高血压综合征的发生。过度肥胖的孕妈妈发生流产、难产现象的概率也会增加，加大了怀孕的危险。因此，此期间内，孕妈妈应该注意控制饮食，防止肥胖的发生。

怀孕第20周时，孕妈妈需要去医院做一次B超。在正常情况下，孕期分别在孕早期、孕中期、孕晚期做一次，而三次的目的也不相同：孕早期是为了了解孕龄；中期是为了观察胎儿的发育是否正常；晚期所了解胎儿的大小以及是否安全。此时如果有异常情况发生，就需要经过治疗，一周后再复查，因此做B超的频率应该由医生决定。

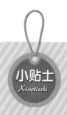

小贴士 *Xiaotieshi*

准爸爸培训课堂

除了常到户外散步外，准爸爸可以陪孕妈妈去朋友那里聊聊天、叙叙旧，同时向有经验的朋友咨询一些怀孕知识及注意事项，毕竟从网上或书本上得来的东西是有限的，多听些经验之谈是有益无害的。另外，孕妈妈从与朋友的相处中愉悦心情，也能让胎儿感觉到快乐和热情。

本周饮食营养

本周营养重点

重点补充

蛋白质　　　钙

适量补充

无机盐　　综合维生素

营养均衡最重要

脂肪

孕妈妈应适当增加植物油的摄入量，也可适当选食花生仁、核桃、芝麻等含必需脂肪酸较高的食物。

无机盐和微量元素

孕中期，孕妈妈应多吃含钙丰富的食物，如乳类及乳制品、豆制品、鱼、虾等食物。每日应摄入钙不少于1000毫克；摄入足量的锌和铁也是同样重要的，建议孕妈妈每日锌摄入量为20毫克，铁摄入量为30~40毫克。

维生素

主食要有米、面并搭配杂粮，保证孕妈妈摄入足够的维生素。部分孕妈妈缺乏维生素D，应注意多吃海水鱼、动物肝脏及蛋黄等富含维生素D的食物。

优质蛋白质

每天比孕早期多摄入蛋白质。动物蛋白质占全部蛋白质的一半以上。

这样吃长胎不长肉

肉类

肉类富含蛋白质。一般情况下，鸡肉的热量比牛肉和猪肉低一些。同一种肉类比较，瘦肉部分比肥肉部分热量低一些。在烹饪过程中可切除多余肥肉。

鱼类

不是所有鱼类都是低热量、高蛋白的。鱼类中热量较低的种类有比目鱼、鳕鱼、偏口鱼等白色鱼种。通常鱼的背部蛋白质含量高，腹部的脂肪含量高。

水果

孕妈妈在孕期可以多吃水果，但是水果中含有大量的糖分，所以要注意防止热量的过度摄取。通常像香蕉、葡萄、菠萝等比较甜的水果热量较高，而柑橘类和水分多的水果热量相对较低，如西瓜、柚子、草莓、梨等。

一周美味食谱

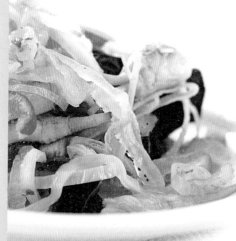

温拌蛏头蛏子

蛏肉200克,蛏头片150克,黄瓜丝、豆皮丝、水发木耳丝、红椒圈各20克,香菜段10克,葱丝、姜丝、蒜片各15克,精盐、鸡精、白糖、蚝油、酱油、生抽、香油各适量。

1 锅中加植物油烧热,下入葱丝、姜丝、蒜片、红椒圈炒香,再加入精盐、鸡精、白糖、酱油、蚝油、生抽烧沸成味汁,倒入碗中。

2 锅中加入清水烧沸,放入蛏子肉、蛏头片、豆皮丝、木耳焯烫一下,捞出沥水。

3 再放入黄瓜丝,倒入味汁,撒上香菜段,淋入香油拌匀,即可装盘上桌。

山药炒香菇

山药300克,鲜香菇、胡萝卜各80克,红枣10枚,葱段10克,精盐1小匙,酱油1/2大匙,胡椒粉1/2小匙,植物油2大匙。

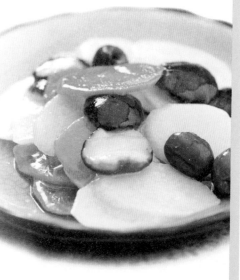

1 胡萝卜去皮,洗净,切成薄片;香菇去蒂,洗净,片成薄片;红枣洗净,泡软。

2 山药去皮,洗净,切成薄片,再放入清水盆中,加入少许精盐浸泡。

3 锅中加油烧热,先下入葱段炒香,再放入山药、香菇、胡萝卜炒匀。

4 加入红枣、酱油和适量清水炒至山药、红枣熟软,再放入精盐、胡椒粉炒匀至入味,即可出锅装盘。

葱香笋叶

嫩莴笋叶400克，葱白50克，红辣椒20克，精盐2小匙，植物油1小匙，白糖1/2小匙。

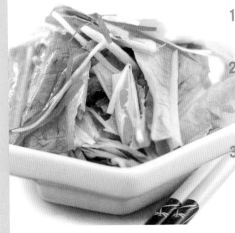

1 把莴笋叶洗净，沥去水；葱白先横切成3厘米长的段，再顺切成细丝；红辣椒去蒂、籽，洗净，切成细丝。

2 锅里放入清水烧开，加入精盐、植物油，下入莴笋叶，用大火烧开，焯约2分钟，至熟透捞出，放入冷水中浸泡2分钟，至凉透捞出，沥去水，切成3厘米长的段。

3 把莴笋叶放入大瓷碗中，加入红椒丝、精盐、白糖，拌匀即可，再把葱丝放在莴笋叶上；锅里放入植物油烧热，出锅浇在葱丝上，即可装盘上桌。

红烧鲫鱼

鲫鱼250克，猪肉(肥瘦)50克，姜、大蒜（白皮）、酱油各10克，大葱、白砂糖、料酒各5克，豆瓣酱15克，醋10克，植物油40克。

1 将鲫鱼去鳞、腮及内脏，洗净后立即将鱼抹干。

2 在鱼身两面划几刀，刀口深达鱼骨；油锅放植物油加热，油将沸时放入鲫鱼，待两面金黄时取出鱼。

3 原锅中放入猪肉末炒散后，加入豆瓣酱、姜蒜末，炒几下，将鱼重新放入，加入料酒、酱油、白糖，并加一些清水，用微火烧炖，直至汁将尽时，盛入盘内；将葱、醋搅匀，浇在鱼身上即成。

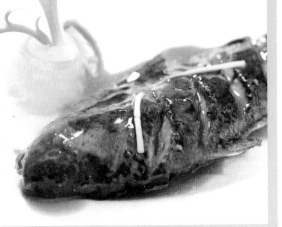

本周胎教方案

趣味胎教：数胎动真有趣

胎动是胎儿和孕妈妈之间亲密的互动，第一次胎动会使孕妈妈激动万分，孕妈妈会感觉到胎儿是真实存在的。

胎动时，胎儿在做哪些运动

肢体运动：伸伸胳膊、扭一下身子等，每一下动作持续时间一般为1～15秒。

下肢运动：也就是我们常常感觉到的胎儿的踢腿运动。这种动作很快，力量比较弱，每一下胎动持续时间一般在1秒以内。

胸壁运动：比较短而弱，一般孕妈妈不太容易感觉得到。

胎儿这时最活跃

吃饭以后：吃饭以后，孕妈妈体内血糖含量增加，胎儿也"吃饱喝足"有力气了，所以胎动会变得比饭前要频繁一些。

洗澡的时候：因为在洗澡时孕妈妈会觉得比较放松，这种情绪会传达给胎儿，他就比较有精神。

对着肚子说话的时候：准爸爸和孕妈妈在和胎儿交流的时候，胎儿会有回应，用胎动的方式表达自己的感觉。

听音乐的时候：受到音乐的刺激，胎儿会变得喜欢动，这也是传达情绪的一种方法。

语言胎教：诗歌《寻梦者》

寻梦者

戴望舒

梦会开出花来的，
梦会开出娇妍的花来的：
去求无价的珍宝吧。

在青色的大海里，
在青色的大海的底里，
深藏着金色的贝一枚。

你去攀九年的冰山吧，
你去航九年的旱海吧，
然后你逢到那金色的贝。

它有天上的云雨声，
它有海上的风涛声，
它会使你的心沉醉。

把它在海水里养九年，
把它在天水里养九年，
然后，它在一个暗夜里开绽了。

当你鬓发斑斑了的时候，
当你眼睛蒙眬了的时候，
金色的贝吐出桃色的珠。

把桃色的珠放在你怀里，
把桃色的珠放在你枕边，
于是一个梦静静地升上来了。

你的梦开出花来了，
你的梦开出娇妍的花来了，
在你已衰老了的时候。

第七章
孕6月

　　到了这个月，胎儿的听力发育起来了，如果孕妈妈跟他说话，他甚至能够听到孕妈妈的声音了，胎儿的肌肉和神经也在充分地发育，每天在孕妈妈日渐增多的羊水中自由自在地穿梭。

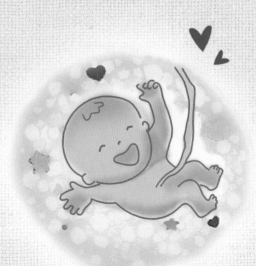

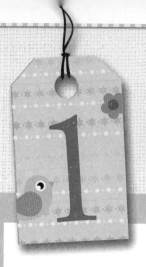

孕6月

怀孕第21周

胎儿与孕妈妈的变化

胎儿的发育情况

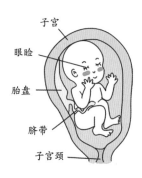

子宫
眼睑
胎盘
脐带
子宫颈

　　胎儿19周大了，重约300克。此时胎儿的消化器官越来越发达，可以从羊水中吸取水和糖分。随着胎脂的增多，胎儿的身体处于滑润的状态。消化系统已经开始发挥作用了，小肠进入到放松和收缩的反复运动中。舌头上的味蕾已经形成，胎儿会不时地吸吮自己的大拇指或摸脸蛋。

孕妈妈的身体变化

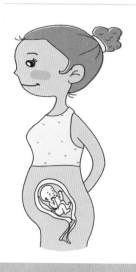

　　从孕21周开始，准妈妈呼吸有些困难，稍微活动就会气喘。与之前相比，准妈妈更容易出汗。这个时期准妈妈最好避免剧烈运动，尽量抽空多休息。此外，这个时期子宫已经上移20厘米左右，压迫静脉，准妈妈容易出现下肢水肿或静脉曲张。油性肤质的孕妈妈头发出油变得更加严重，干性肤质的孕妈妈头发变得更加干燥。

孕妈妈健康呵护

远离水肿的困扰

这一时期，很多孕妈妈都会出现手脚肿胀，尤其是下肢水肿的现象。这是孕期正常反应，不是病理现象，以下这些方法可以帮孕妈妈远离水肿。

饮食调节

要注意饮食调节，多吃高蛋白、低碳水化合物的食物，比如富含维生素B_1的全麦粉、糙米和瘦肉。饮食要清淡，注意限制盐分的摄取，多喝水。孕妈妈不要因为水肿不敢喝水，水分会促进体内的废物排出，缓解水肿现象。

纠正穿衣习惯

为了预防水肿，孕妈妈不要佩戴戒指，也不要穿紧身衣或者套头衫、紧身裤、长筒袜或者到小腿的长袜，应穿宽松的衣服及矮跟舒适的鞋子，保持血液畅通。

水肿异常要留心

怀孕期小腿轻度水肿属正常现象。如果水肿延伸到大腿、腹壁，经休息后不消退，则很可能发展为重度妊娠高血压综合征，一定要去医院确诊，避免危险的发生。

调整生活习惯

调整好工作和生活节奏，不要过于紧张和劳累。不要长久站、坐，一定要避免剧烈或长时间的体力劳动。适时躺下来休息。如果条件不允许，也可以在午饭后将腿举高，放在椅子上，采取半坐卧位。每晚睡前，孕妈妈可以准备好温水，浸泡足部和小腿20~30分钟，以加速下肢的血液循环。

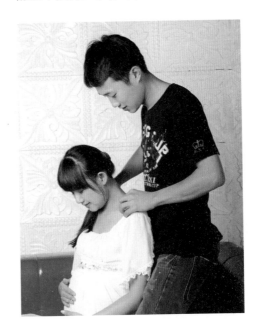

孕妈妈的体育锻炼

怀孕21周的孕妈妈应加强体育锻炼，在孕21周以前制定的体育活动应做相应的调整。有些孕妈妈认为，只要在怀孕期间没有发生异常情况，无论什么运动都可以参加，其实这种想法是不正确的。本周孕妈妈的身体渐渐变得笨重，尽管做体育运动能有效地控制孕妈妈体重的增加，但是不适当的体育运动会给孕妈妈的身体造成损害。本周孕妈妈要根据自身的情况，适当地调整自己的健身方法，避免剧烈运动给身心带来的伤害。

在本周，散步对于孕妈妈来说是一个不错的选择，因为此项运用方式能够缓解孕妈妈不良的情绪，促进孕妈妈的身心健康。从本周开始一直到分娩前，孕妈妈都可以运用这种体育锻炼的方式。

但要注意的是，散步的环境应选择环境优越、空气新鲜的公园或者树木茂盛的地方。现在城市的空气污染十分严重，空气中含有的大量的一氧化碳、氮气、铅和硫化物等有害物质会通过血液进入胎儿体中，严重影响胎儿大脑和其他功能的发育。

本周孕妈妈注意事项

在孕21周时，孕妈妈的身体明显不如前几周灵活，而且极易感到疲劳，身体疲劳对孕妈妈和胎儿的影响很大。此时，孕妈妈应注意休息。

在孕中期，一些孕妈妈可能还守在自己的工作岗位上，并需要面对电脑。对于这类孕妈妈而言，即使在工作中不感到疲劳也要注意休息——孕妈妈不能长时间地面对电脑，电脑产生的辐射对胎儿的生长发育会产生不利影响。每工作一段时间后，孕妈妈应休息5～10分钟来缓解工作中的疲劳。若条件允许，还可以到能够呼吸到新鲜空气的地方，做一做身体伸展运动。另外，较长时间的站立或者坐立，会使孕妈妈易患上腿部血栓。因此，孕妈妈在进行一定时间的工作和劳动之后，应休息几分钟，来缓解身体上的疲劳。

本周孕妈妈在注意休息的同时，也要注重睡眠的时间和姿势。充足的睡眠对孕妈妈十分重要，只有在睡眠中，孕妈妈的身体才能得到充分地放松。正常人平均每天的睡眠时间是8个小时，而已经怀孕6个月的孕妈妈，在此基础上应保证午睡的时间。只有保证睡眠的时间和质量，胎儿才能得以正常的发育。

小贴士 Xiaotieshi

准爸爸培训课堂

这一时期是胎儿大脑发育的高速时期，准爸爸一定要以身作则，保持旺盛的求知欲，陪孕妈妈读读书。如果怀孕时孕妈妈既不思考也不学习，对胎儿的大脑发育是极为不利的。

本周饮食营养

本周营养重点

重点补充

蛋白质

适量补充

铁	综合维生素

保证足量的优质蛋白质

孕中期是母体和胎儿发育的快速时期，也是胎儿脑细胞分化发育的第一个高峰。孕妈妈每日应在原基础上增加15克蛋白质，一半以上应为优质蛋白质，来源于动物性食品和大豆类食品。

各类维生素详解

维生素	富含维生素的食物
维生素A	动物肝脏，乳类、乳制品及禽蛋，绿叶菜类、黄色菜类及水果等
维生素B_1	谷物皮、豆类、坚果类、芹菜、瘦肉、动物内脏、小米等
维生素B_2	动物肝脏如肝、肾、心、猪肉、小麦粉、羊肾、鸡肝、大米、黄瓜等
维生素B_6	肉类食物，如牛肉、鸡肉、鱼肉和动物内脏等；全谷物食物，如燕麦、小麦麸、麦芽等；豆类，如豌豆、大豆等；坚果类，如花生、胡桃等
维生素B_{12}	只有肉类食物中才含有维生素B_{12}，所以准备的食物一定要荤素搭配均匀。主要食物来源为肉类、动物内脏、鱼、禽、贝壳类及蛋类等
维生素C	新鲜的蔬菜和水果。野生的苋菜、苜蓿、刺梨、沙棘、猕猴桃、酸枣等维生素C含量尤其丰富
维生素D	在自然界中只有很少的食物含有维生素D。动物性食物是天然维生素D的主要来源，如含脂肪高的海鱼和鱼卵、动物肝脏、蛋黄、奶油和奶酪中含量相对较多

增加B族维生素的摄入

这个时期孕妈妈和胎儿都需要增加蛋白质和维生素的摄入，特别是对B族维生素的需要量增加。富含B族维生素的食物有瘦肉、蛋黄、果仁、小米、绿叶蔬菜等。好好利用这段时间，增加营养，增强体质，为将来分娩和产后哺乳做准备。

一周美味食谱

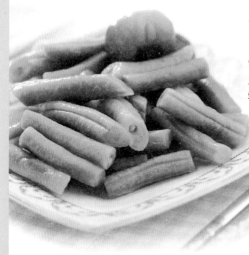

泡椒四季豆

四季豆500克，泡椒50克，葱花、蒜末各5克，精盐、鸡精各1小匙，水淀粉2小匙，鲜汤300克，植物油5大匙。

1 将四季豆去筋，洗净，切成小段；泡椒洗净，切成细末。

2 坐锅点火，加油烧至六成热，先下入泡椒末、蒜末、葱花炒出香味。

3 再添入鲜汤，放入四季豆、精盐、鸡精烧约15分钟，然后用水淀粉勾芡，即可出锅装盘。

核桃仁炒西蓝花

西蓝花200克，核桃仁50克，植物油、蒜片、精盐、鸡精各适量。

1 将西蓝花洗净后切成小朵。

2 凉锅凉油放入核桃仁，慢慢炒熟，盛出备用。

3 锅中水开后，加少许精盐和植物油，再放入西蓝花，水开后焯几秒钟，捞出西蓝花放入凉水中过凉。

4 锅中放油，油六成热时，放入蒜片、西蓝花、核桃仁，翻炒两分钟，加精盐、鸡精调味即可。

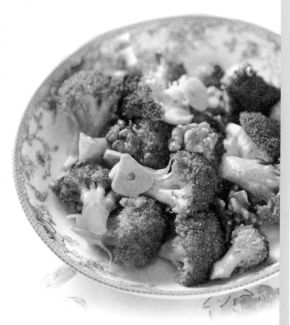

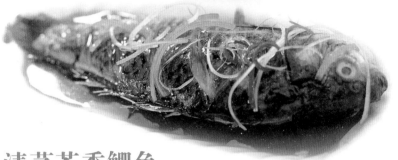

清蒸茶香鲫鱼

鲫鱼1条，绿茶适量，青红椒丝少许。葱丝、姜丝各10克，精盐、白糖各1小匙，酱油1大匙，植物油2大匙。

1 将鲫鱼宰杀，去鳞、去鳃，除去内脏，洗净；绿茶用沸水泡开，捞出沥干，放入鱼腹中。

2 锅中加入清水烧沸，用漏勺托着鲫鱼入锅焯一下，放入盘中，撒上少许精盐、姜丝、葱丝，淋入少许植物油，上屉蒸8分钟至熟，取出。

3 净锅置火上，加入植物油烧至八成热，下入青红椒丝炒香，加入白糖、酱油、少许绿茶汁烧沸，浇在鲫鱼上即可。

培根白菜汤

卤水豆腐1块，蛋黄80克，香菇2朵，姜丝、香葱花各少许，精盐适量，胡椒粉1/3小匙。

1 将卤水豆腐切块待用。

2 香菇洗净，去蒂，切丁。

3 蛋黄切粒备用。

4 锅中加植物油烧热，下入姜丝、蛋黄炒散，加入6杯高汤；再放入豆腐、香菇置旺火上煮沸，放入葱花、精盐、胡椒粉调味即可。

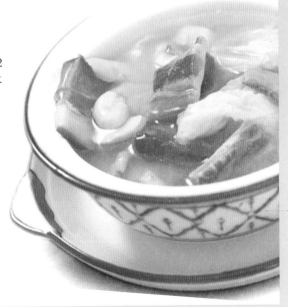

本周胎教方案

运动胎教：有助于顺产的孕妇操

在做运动操的过程中，可以备一首轻松的背景音乐，对于活泼好动的胎儿，可多听一些舒缓优美的乐曲，对于文静少动的胎儿，则应多听一些明快轻松的音乐。并且不时和胎儿说话，夸奖他几句，观察他的反应。

扭腰运动

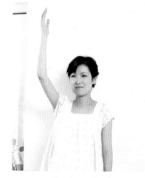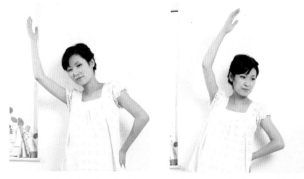

　　1. 收腹，收缩臀部，举起右臂。

　　2. 向右倾斜，同时用左手支撑骨盆的位置，最少保持这种伸展20秒钟。

脚部运动

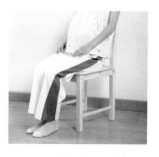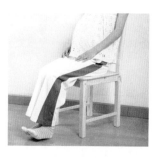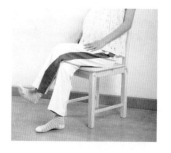

　　1. 端坐椅子上，脚和地面垂直，双脚并拢，脚心平放。

　　2. 脚尖使劲上翘，待呼吸一次后，再恢复原状，然后重复做。

　　3. 将一脚放在另一腿上，上面腿的脚尖慢慢上下活动。然后再换另一条腿，动作同上。

语言胎教：致我的宝贝

在胎教的实施过程中，孕妈妈更应注意从书籍中吸取精神营养。闲暇时给胎儿念念散文或诗歌，既能让胎儿接受语言胎教，培养宝宝将来的语言发展能力，又能加强母子间的交流。

我亲爱的宝贝，
每次呼唤你的时候，
都充满了感恩和快乐。
你是上天赐予我们的礼物。
从知道你存在的那一天起，
这个世界就变了。
爸爸妈妈终于要成为真正的父母了，
是因为你，我们对世界有了新的认识。
我亲爱的宝贝，
爸爸因为想要见到你，

不知道有多激动，
还常常用耳朵去倾听你的声音。
我亲爱的宝贝，妈妈为了你，
认真地挑选每一首音乐，
每一本书，每一种食物……
想把所有的美好送给你。
宝贝啊，我亲爱的宝贝！
我知道，每一天，
你都能感受到我们的爱！

趣味胎教：手工捏纸

可以先沿着画好的线粘一圈纸团，这样能保证轮廓更加清晰。需要准备的工具有剪刀、卡纸、皱纹纸、胶水、铅笔。

步骤1：准备一些黄色、红色、橙色的纸团。

步骤2：在纸上画出小鸡的轮廓。

步骤3：用黄色纸团将小鸡的身体粘满。

步骤4：再用红色的毛线粘好小鸡的腿部。

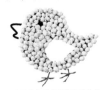

步骤5：用橘黄的纸团将小鸡的翅膀粘好。

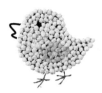

步骤6：再用红色纸团将小鸡的嘴粘满，可爱的小鸡就完成了。

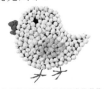

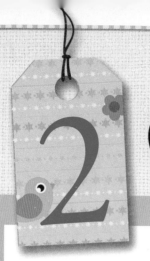

怀孕第22周

胎儿与孕妈妈的变化

胎儿的发育情况

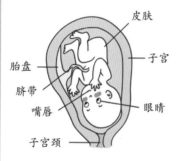

皮肤

子宫

胎盘

脐带

嘴唇

眼睛

子宫颈

胎儿20周大了，重约350克。现在的皮肤不像以前那么透明了，指甲完全形成。胎儿的骨骼已经完全形成。这时期的关节也很发达，胎儿能抚摸自己的脸部、双臂和腿部，还能吸吮手指头，甚至能低头。此时是进行胎教的重要时期，准妈妈一定要注意对胎儿进行胎教。

孕妈妈的身体变化

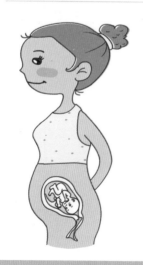

这个时期准妈妈的血液量会大大增加，但因为需求量增加更大，准妈妈在孕中期容易出现贫血和眩晕的症状。此时由于体重突然增加、子宫增大，身体的重心发生偏移，这些都会破坏原本均匀的体形。这个时期，平衡身体显得比较困难，所以平时要穿比较舒适的衣服和平底鞋。

孕妈妈健康呵护

孕妈妈消除水肿刻不容缓

孕妈妈在怀孕22周的时候体重增胖主要有以下三种：病态性水肿、生理性水肿以及胖"肿"。

病理性水肿

简单来说，病态性水肿大多是由疾病造成的。比如：心脏病、妊娠高血压疾病或其他肝脏方面的疾病。这些病变就需要引起孕妈妈的高度重视了。

因为病变不仅会对孕妈妈的身体造成伤害，还会给腹中胎儿的生长发育带来一定的影响。病态性水肿会在孕妈妈的腿部、脸部、腹部发生，如果用手抚摸皮肤，皮肤可能会出现缺少弹性、下陷等情况。

生理性水肿

对于怀孕22周的孕妈妈来说，她们都会经历生理性水肿。简单来说，生理性水肿是由于子宫压迫造成的，子宫的增大会压迫孕妈妈从心脏经骨盆到双腿的血管，使她们的血液及淋巴液循环不畅，导致手部和脚部组织体液淤积，并出现了手脚的肿胀。手脚出现的肿胀，让孕妈妈做事和走路都非常不方便。

通常情况下，孕妈妈在早晨起床时并不会出现明显的生理性水肿，但晚上睡觉前，生理性水肿症状可能会逐渐呈现。对此，孕妈妈不要过分担心，因为生理性水肿不会对胎儿的发育造成不良影响，水肿在产后也会自动消失。

胖"肿"

由于孕妈妈孕中期营养全面，食欲非常强，不会在意去控制体重，这样就使得她们的体重"直线式上升"，此时，孕妈妈要适当控制食欲，不能让体重无休止地增长下去。

此时如果用手触摸脸部、腹部皮肤，皮肤可能会出现缺少弹性、下陷等现象。那么如何减轻水肿呢？

医生有以下几点建议	
1	不要久坐或久站。最科学的方法是，每隔一个小时就要起来运动，可以适当地伸伸懒腰，这样对减轻水肿有一定的效果
2	为了预防水肿，孕妈妈要尽可能地练习把双脚向上抬高、双腿放平的锻炼方式，这样可以使腿部血液循环保持顺畅，从根本上预防水肿症状的发生
3	孕妈妈应该为自己挑选一双舒适透气的好鞋。如果脚出现水肿，孕妈妈最好选择柔软、天然材质且透气性良好的软底鞋或布鞋，这样就可有效减少脚的疲劳。舒适透气的鞋，前后要留有1厘米的空余。同时鞋底要具有防滑性能，鞋后跟不要太高，高度在3厘米左右最为适合。孕妈妈为自己挑选舒适、透气的鞋会降低水肿发生的概率

孕妈妈要呵护好脚

脚被称为人体的第二心脏，怀孕后负担最重的是心脏，但是脚的负担也不轻，要支持增加10.0～14.5千克的体重，脊柱前弯、重心改变，怀孕中晚期孕妈妈的颈、肩、腰、背常常酸痛，脚更不堪重负，足底痛时有发生。

怀孕后孕妈妈会大量额外地补充水分以补充身体所需，这时多少会有液体蓄积现象，多余的水分会累积在比较薄的组织下方，就会造成肿胀。而由于地心引力的作用，手、腿、足等部位液体滞留相对严重，也会造成肿胀现象。生活中注意以下方面，可以有效减轻肿胀的不适感。

1. 避免长时间坐着或站立，坐的时候避免交叉双腿。

2. 尽量避免仰躺睡姿，侧睡可以解除沉重的子宫对主要血管造成的压力。

3. 穿着上，孕妈妈要穿有助于血液流回心脏的长裤和袜子。鞋底要注意防滑，最好选择柔软材质的软皮或布鞋，可有效减轻脚的疲劳。

4. 最好每天用温热水泡脚，能有效缓解孕妈妈双脚的肿胀。

本周孕妈妈注意事项

怀孕22周的孕妈妈在这个阶段偶尔会感到头昏眼花，实际上这是正常的现象。因为改变体位时会引起血流量的分布，而由于血液很大部分都给了子宫以支持胎盘和胎儿，导致盆腔和腿阻力很低，大量血液汇集在这里。当孕妈妈快速地站起来的时候，盆腔和腿静脉中的血液需要几分钟时间来重新分布，而且脑中的血液缺失也会让孕妈妈觉得头昏眼花。但即使你常感到头晕也不必过于紧张，腹中的胎儿并不会有危险，对子宫和胎盘的血液供给还是充足的。

怀孕22周的孕妈妈尽量不要开车。这是因为在开车的时候，通常都是持续地坐在位置上，造成骨盆和血液循环变差，这样对胎儿的健康也很不利；另外，在开车时也容易引起紧张、焦虑的情绪，如遇到紧急情况的刹车时，方向盘极易撞压腹部，从而引发破水，对自身和胎儿都极为不利。

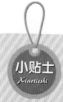

准爸爸培训课堂

孕妈妈不能过度劳累，因此装饰婴儿房的工作就落到了准爸爸的身上。准爸爸可以和孕妈妈一起讨论颜色、图案，帮助孕妈妈购买婴儿用品，要考虑好什么东西是一定要买的，什么东西是可以使用旧的。

本周饮食营养

本周营养重点

重点补充	适量补充
铁	综合维生素

增加矿物质的摄入量

孕妈妈要增加碘、铁、锌的摄入，胎儿在一天天长大，各种营养的需求量也在逐渐增加，许多孕妈妈出现贫血症状，所以这时期孕妈妈要增加碘、铁、锌的摄入。

缺铁的危害

铁缺乏是女性在怀孕期常见的营养缺乏问题之一，它与重度铁缺乏时造成的缺铁性贫血一样严重威胁着孕妈妈和胎儿的健康。如果孕妈妈怀孕期间膳食中的营养供给不足，胎儿就会直接吸收母体内储存的营养，导致母体内营养缺乏，影响孕妈妈的身体健康。一些研究显示，孕妈妈缺铁与产后抑郁也有关联。孕妈妈缺铁性贫血也可能导致早产、胎儿出生体重低、胎死宫内和新生儿死亡等。因此孕妈妈因营养不良而造成缺铁，不仅危害自身的健康，也会影响胎儿的发育。

孕期铁的需求量

孕妈妈在整个妊娠期约需1 000毫克铁(比非妊娠女性增加15%~20%)，其中胎儿需铁400~500毫克；胎盘需铁60~100毫克；子宫需铁40~50毫克；母体血红蛋白增多，需铁400~500毫克；分娩失血，需铁100~200毫克。

富含铁的食物	
谷类	糙米、小米、玉米、燕麦
豆类	绿豆、紫芸豆、黑芝麻
菌藻类	紫菜、海带、口蘑、杵蘑、黑木耳等
海产品	海蜇皮、海蜇头、虾米、虾皮等
蔬菜类	菠菜、芹菜叶、苦菜、土豆等
动物类	动物的肝脏，尤以猪肝、鸭肝含量为高

要做到规律饮食

即三餐定时、定量、定点。最理想的吃饭时间为早餐7~8点，午餐12点，晚餐6~7点，吃饭时间最好控制在30~60分钟。进餐的过程要从容，心情要愉快。三餐都不宜被忽略或合并，尤其是早餐，分量要足够。吃饭的时候最好固定在一个气氛和谐温馨的地点，尽量不要被外界干扰而影响或打断用餐。

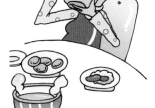

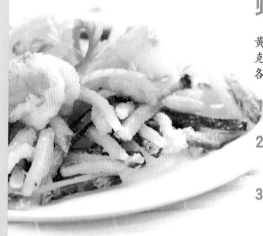

虾仁青瓜烙

黄瓜500克，净虾仁50克，糯米粉150克，炼乳、橙汁各1大匙，精盐、鸡精各1/2小匙，植物油750克。

1 将炼乳、橙汁放入小碗中调拌均匀，制成味汁。

2 将黄瓜洗净，切成粗条，与虾仁一同放入碗中，加入精盐、鸡精腌至入味，再加入糯米粉抓拌均匀。

3 坐锅点火，加入植物油烧至七成热，放入黄瓜丝、虾仁炸至酥脆，捞出装盘，与调好的味汁一同上桌蘸食即可。

淮山烧鲇鱼

净鲇鱼1条，山药片150克，油菜50克，红椒丝15克，鸡蛋2个，葱段、姜片、桂皮、香叶各25克，精盐、酱油各2小匙，白糖、料酒、淀粉各1小匙，植物油适量。

1 油菜择洗干净，放入沸水锅内焯烫至熟，捞出；鲇鱼洗净，剁成小块，挂匀淀粉和鸡蛋液，放入油锅内炸至透，捞出沥油。

2 锅中加底油烧热，煸香葱段、姜片，再放入精盐、酱油、白糖、料酒、桂皮、香叶炒香。

3 加入鲇鱼块、山药片、红椒丝及清水，小火烧熟，出锅装盘，再摆上焯好的油菜即可。

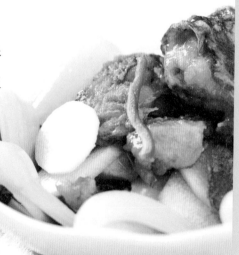

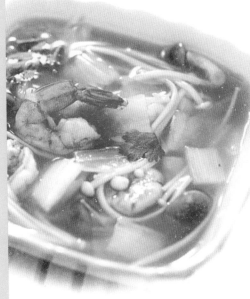

明虾白菜蘑菇汤

明虾200克，白菜中层帮300克，蟹味菇、白玉菇各50克，金针菇80克，香菜、姜片、香油少许，精盐适量，酱油、料酒各1大匙，蘑菇高汤8杯，植物油2大匙。

1. 将明虾去头、去壳，挑去虾线，洗净；白菜中层帮洗净，切成块；蟹味菇、白玉菇、金针菇去蒂，洗净备用。

2. 锅中加植物油烧热，下姜片、白菜略炒，再烹入料酒，倒入蘑菇高汤烧沸，然后放入其他原料、调料煮沸，再转中火煮5分钟，撒入香菜，淋入香油即可。

香炸萝卜丸

白萝卜300克，鸡蛋1个，葱末10克，姜末5克，精盐1小匙，酱油、花椒盐各1大匙，胡椒粉少许，水淀粉2大匙，植物油1 000克(约耗75克)。

1. 白萝卜洗净、去皮，先用礤板擦成细丝，再用刀剁碎。

2. 然后加入酱油、精盐、胡椒粉、鸡蛋液、葱末、姜末、水淀粉搅匀成馅。

3. 将萝卜馅挤成丸子，下入六成热油中炸至浅黄色、熟透，捞出装盘，跟花椒盐上桌即可。

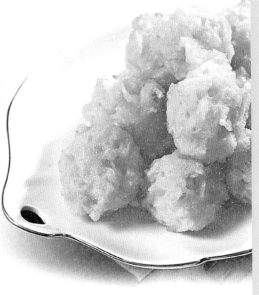

本周胎教方案

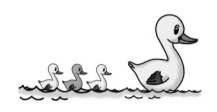

音乐胎教：一起来唱《数鸭子》

　　孕妈妈平和、愉快的情绪是胎儿健康成长的基石。焦虑的情绪会引起血液中有害物质增多，影响胎儿的神经发育。如果孕妈妈心情不好，学习儿歌是不错的改善情绪的方式。《数鸭子》是一首非常欢快的儿童歌曲，孕妈妈记得要常常给胎儿哼唱，孕妈妈的歌声是胎儿最爱听的声音。

数鸭子

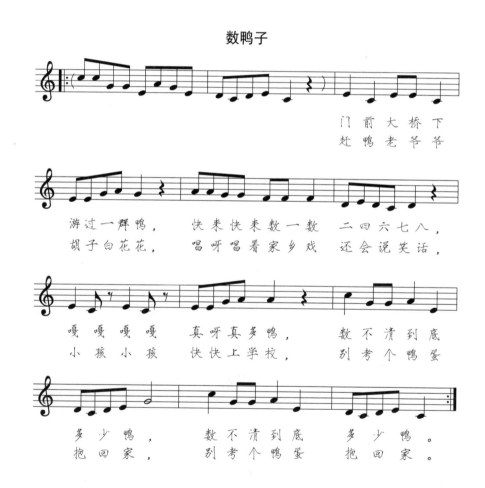

语言胎教：睡前故事《萤火虫和小星星》

　　要睡觉了，孕妈妈躺在床上，一边播放《小星星》的钢琴曲，一边给胎儿讲述《萤火虫和小星星》的故事。如果此时窗外正是繁星点点，那就更好了，孕妈妈可以眼望星空，想象着故事中的画面，再把这些画面形象地传达给腹中的胎儿，直到两个人不知不觉地安然睡去。

萤火虫和小星星

　　天上，白云边，一颗小星星在一闪一闪。地上，小河边，一群萤火虫在一亮一亮。"喂，上来吧，我们来玩捉迷藏好吗？"天上的小星星把半个脸躲进白云里，向地上的萤火虫眨着眼睛。

　　"好啊，你等着吧！"地上的萤火虫忙起来了，提着盏小灯笼，在草丛里走来走去。

　　"你在干什么？"天上的小星星从白云后面走出来，把眼睛睁得大大的。

　　"在找针线呢。"萤火虫回答说，头也不抬。

　　"找针线干什么？"小星星又问。

　　"缝航天衣。"

　　"缝航天衣干什么？"

　　"咦，你不是邀请我到天上去玩儿吗？"

　　"那好，我帮你一起来找吧。"小星星"呼"的一下，从天上落下来，帮萤火虫找针线。

　　小妹妹在院子里，听到了小星星和萤火虫的谈话，出来一看，只见草丛里，瓜棚下，到处一闪一闪的。小星星呢？它和萤火虫在一起飞来飞去，怎么也认不出来。小妹妹想：天上多美啊！

　　第二天晚上，小妹妹来到小河边，可再也看不见萤火虫了。原来，萤火虫找到了针线，缝好了航天衣，穿在身上，跟着小星星一起飞上天去了。

　　它们在天上眨着眼睛，哪是萤火虫，哪是小星星，小妹妹看来看去怎么也分不清。

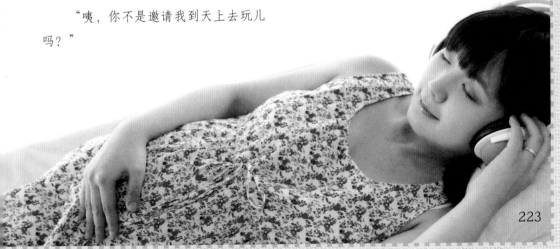

223

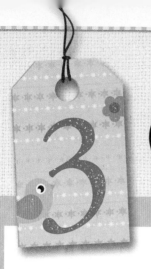

孕6月

怀孕第23周

胎儿与孕妈妈的变化

胎儿的发育情况

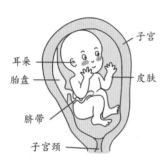

子宫

耳朵

胎盘

皮肤

脐带

子宫颈

　　胎儿的容貌已经越来越接近新生儿，脸部的嘴唇更加明显，眼睛也有进一步的发育，眉毛和眼皮已经长出，从牙龈腺下面开始长出小牙根。在怀孕的中期阶段，胎儿形成的牙根会继续成长，出生6个月左右，就会从牙龈上面长出乳牙。胎儿内耳的骨头已经完全硬化，现在他的听觉更加敏锐了。

孕妈妈的身体变化

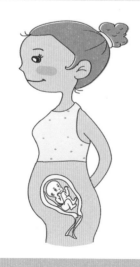

　　腹部明显增大，臀部、面部和手臂变得丰满起来，胸部有胀满感。随着腹部逐渐增大，准妈妈的身体会越来越笨重，且很容易莫名其妙地发脾气。怀孕中，激素的变化是出现频繁情绪波动的主要原因，体形改变、身体变重也会给准妈妈压力，所以会有较大的情绪波动产生。此时，准妈妈应该以积极的态度去面对，以愉悦的心情去迎接即将到来的新生命。

孕妈妈健康呵护

孕妈妈应避免胎膜早破

当孕妈妈怀孕到23周时，应注意避免胎膜早破现象，做到早发现早治疗，因为胎膜早破对胎儿和孕妈妈的健康会造成莫大的威胁。那么，胎膜早破有哪些原因，孕妈妈又该怎样做好预防工作呢?

首先，让我们一起来看一下什么是胎膜早破:在快要分娩时，子宫会不断地收缩，此时生长在子宫口，宽度扩大处的胎膜因较大压力的作用下使其破裂，致使羊水流出，这属于正常的破水现象。但是在特殊情况下，如果子宫未出现规律性收缩或者未见红时，羊水在临产之前提前流出，此现象就是胎膜早破。

出现胎膜早破的原因可能是:

1. 孕妈妈的子宫颈松弛或者胎膜先天性发育不良，在受到外界刺激后，引起胎膜早破。

2. 胎儿的胎位不正、孕妈妈的骨盆狭窄。

3. 孕期性生活不当引起羊膜感染。

4. 孕妈妈的剧烈运动，容易使羊膜破裂，如大笑、咳嗽等。

5. 生殖道炎症上行感染，引起胎膜炎。

工作期间的安全战略

还在工作的孕妈妈不要在办公室里坐摇椅，以免失去平衡发生跌倒。孕妈妈背部下方和骨盆的肌肉会拉紧，长时间工作会出现酸痛现象，所以做做运动非常有必要。

改善颈痛的小动作

颈部先挺直前望，然后弯向左边并将左耳尽量贴近肩膀;再将头慢慢挺直，右边再做相同动作，重复做2～3次。

改善手腕痛及手肘痛

双手合十，将手腕下沉至感觉到前臂有伸展感，停留10秒钟，重复以上动作2～3次;接着将手指转向下，将手腕提升至有伸展的感觉，重复动作2～3次。

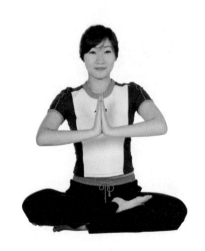

保持好心情

随着怀孕的进展和体形的变化，孕妈妈可能会感到更脆弱，需要更多的关心。比如存在着一些担心和疑虑，如胎儿的性别、长相及胎儿发育是否正常，这些都是挂在孕妈妈心中的大事，有时心情不好，会出现情绪波动。孕妈妈一定要做好心理调试，保持好心情。

和准爸爸一起散步

在傍晚的时候，吃完晚饭和准爸爸一起出去散步，一边慢慢绕着小区走几圈，一边和准爸爸谈谈心，也让准爸爸和胎儿说几句话，让他感觉一下做爸爸的幸福。

让每天都有色彩

在心情有一些灰暗的日子里，要让周围环境充满色彩。比如花瓶中黄色的花朵，黄色的枕头、靠垫或黄色的桌布，它们有着神奇的魔力，当孕妈妈的眼睛饱餐了欢快的颜色，心情自然也就好转起来。

多和胎儿交流

孕妈妈可以给胎儿哼唱一首歌，或者与胎儿一同听音乐，与胎儿讲孕妈妈对音乐的感受。孕妈妈会在交流中感受到与胎儿息息相通。

孕妈妈可能出现的心理变化	
1	难熬的早孕期已经过去了，自己的身体状况基本已经稳定，一般不会出现什么问题，可以松一口气了
2	这个时候肚子越来越大了，为了确保自己和胎儿的健康平安，家务活都不敢插手了
3	虽然距分娩还有一段时间，但孕妈妈已开始感到有压力了

本周孕妈妈注意事项

由于孕妈妈的脊柱较正常的腰部前屈角度更大，最好不要睡席梦思床，以免加重腰部肌肉负担。本周，孕妈妈要做好对乳房的护理工作，这样有助于日后更好地哺喂宝宝。并且，随着乳房的日益变大，孕妈妈应该考虑换一些合身、舒适，并能够支撑乳房重量的胸罩了。

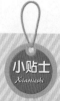

小贴士 *Xiaotieshi*

准爸爸培训课堂

准爸爸最好在孕妈妈分娩之前就制订分娩计划，比如选择自然产还是剖宫产，孕妈妈分娩时的陪伴人员的选择，是否录像留念……这些计划也可能最终放弃或不用，但事先将分娩事宜做到心中有数，可有效减少各种顾虑。

本周饮食营养

本周营养重点

重点补充	适量补充	
蛋白质	膳食纤维	综合维生素

摄取高蛋白、低盐食物

每天都应摄取优质的蛋白质，例如家禽、家畜、肉、鱼、海鲜、贝类、蛋类、乳类及乳制品、大豆制品（如豆浆、豆腐、豆干、素鸡、豆包、干丝）等。这些食物以新鲜材料配合浓味的蔬菜，例如洋葱、番茄、蒜头、茴香、芹菜、香菜、香菇、枸杞、红枣、黑枣、柠檬、醋、月桂叶等，可以减少盐的使用量。

从食物中摄取维生素B₁

富含维生素B_1的食物包括酵母、肝脏、全谷类（如糙米）、黄豆、荚豆类、小麦胚芽、土豆芽，其中以动物性来源利用率较高。但以饮食摄入量来看，植物性来源为我们平常摄取维生素B_1的主要途径。

少吃易胀气的食物

如油炸的糯米糕、地瓜、洋葱、土豆等，以免引起腹胀，使血液回流不畅，加重水肿。

进食足量的蔬菜、水果

蔬菜和水果中含有人体必需的多种维生素和微量元素，它们可以提高机体抵抗力，加强新陈代谢，还具有解毒利尿等作用。孕妈妈每天不应忘记进食蔬菜和水果。

多吃抗斑食物

如果孕妈妈的饮食中缺少谷胱甘肽，皮肤里的酪氨酸酶的活性就会增强，就极有可能使得妊娠斑增加。孕妈妈要多吃具有抗斑的食物，如西红柿、带皮的谷物、牛奶等。

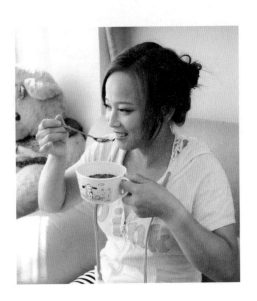

孕
6
月

三色蜇丝

海蜇皮200克，红椒、青椒各1个，精盐、白糖、姜、香油各适量。

1 将海蜇皮洗净，切细丝，用温水略浸泡，沥干；红椒、青椒、姜分别洗净，切丝，备用。

2 将海蜇丝放入盘中，加入精盐、白糖、香油、红椒丝、青椒丝拌匀，最后撒上姜丝即可。

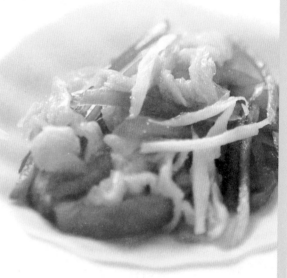

土豆片炒番茄

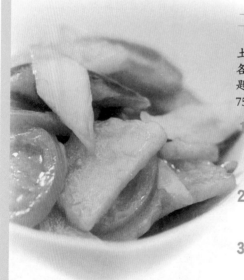

土豆250克，小番茄100克，洋葱、青椒各50克，精盐1小匙，白糖、米醋各1/2大匙，番茄酱1大匙，水淀粉2小匙，植物油750克。

1 将土豆洗净，去皮，切成1厘米厚的半圆片，再下入热油中炸至金黄色，捞出沥油；小番茄、洋葱、青椒分别洗净，均切成小片。

2 炒锅上火，加入底油烧热，先放入番茄酱、白糖、米醋、精盐，添入少许清水，炒成甜酸适口的番茄汁。

3 再下入洋葱片、番茄片、土豆片、青椒片翻炒至熟，用水淀粉勾芡，淋入明油，即可出锅装盘。

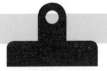

带鱼萝卜煲

带鱼1条，白萝卜100克，鸡蛋2个，葱段、姜片、香菜段各6克，料酒2小匙，干淀粉3大匙，鲜汤2杯，精盐、料酒、胡椒粉各1大匙，香油1小匙，植物油750克，大料1枚。

1　将带鱼剁去头、尾，剖腹去内脏，洗净表面银鳞和腹内血污，剁成3.5厘米长的段，放小盆内，加入精盐、料酒和葱姜汁拌匀，腌约10分钟，再用干净毛巾揩干表面汁水；鸡蛋磕入碗内，加少许精盐，打散，待用；萝卜洗净去皮切块。

2　炒锅上中火，注入植物油烧至四成热时，将带鱼段拍上一层干淀粉，抖掉余粉，再拖上鸡蛋液，下油锅中炸至皮硬定形呈金黄色，捞出沥油。

3　锅留适量底油重置火上，下大料炸煳捞出，再下葱段、姜片炸香，加鲜汤、白菜叶、带鱼块、料酒、精盐和胡椒粉，沸后用小火炖约12分钟至熟透，盛汤盆内，淋香油，撒香菜段即成。

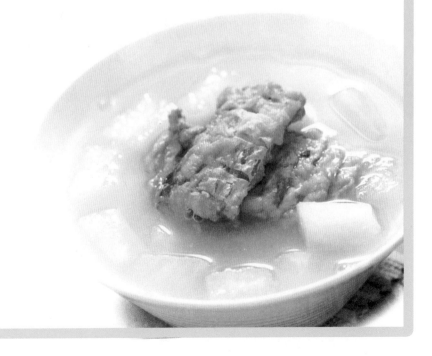

本周胎教方案

美学胎教：名画欣赏《小园丁》

《小园丁》是俄国19世纪上半期最杰出的肖像画家吉普林斯基的作品，他毕业于彼得堡美术学院。从他的肖像画中可以看出他豪放的笔触和熟练的油画技法。他所画的肖像都力图刻画人物的精神世界并揭示出人物个性，具有一定的浪漫情调。他注重光和色彩的处理，画面明暗对比强烈，也对人物的眼神、表情以及所处的精神状态刻画得细致入微。

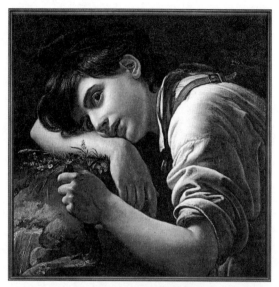

小园丁 / [俄] 吉普林斯基

1816年吉普林斯基有机会去意大利留学，在罗马时创作了这幅《小园丁》。这是一位意大利小园丁，他手执弯刀趴在石头上歇息，睁大一双眼睛陷入深深的沉思之中，画中人物有着柔和的轮廓线和富有表现力的造型。看了这幅画后观者不禁会问，他在想什么呢？

语言胎教：古诗词中的秋天

山居秋暝

[唐] 王维

空山新雨后，天气晚来秋。
明月松间照，清泉石上流。
竹喧归浣女，莲动下渔舟。
随意春芳歇，王孙自可留。

中秋月

[宋] 苏轼

暮云收尽溢清寒，
银汉无声转玉盘。
此生此夜不长好，
明月明年何处看。

秋夕

[唐] 杜牧

银烛秋光冷画屏，
轻罗小扇扑流萤。
天阶夜色凉如水，
坐看牵牛织女星。

运动胎教：孕妇操

常做孕妇操能够增强身体肌肉的弹性，尤其是骨盆底肌和会阴部肌肉的弹性，有助于自然分娩的顺利进行。

站立，双脚打开比肩略宽，双手在腹部交叉合十，深呼吸；吸气，上身向后仰；呼气，上身向前弯。

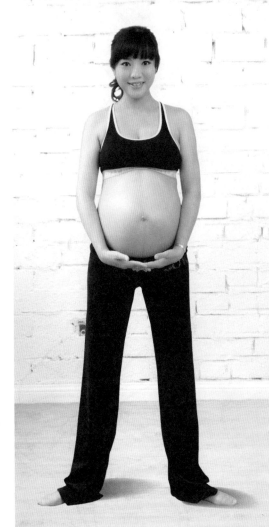

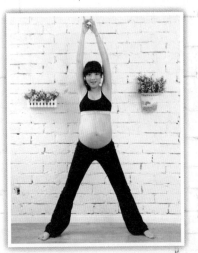

双腿分开到最大限度，双手缓缓抬起，向上伸展，举过头顶，深呼吸，保持5秒。

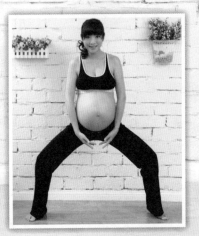

双腿分开到最大限度。双肩打开下沉，双手自然垂下，慢慢下蹲，深呼吸，保持5秒。

231

趣味胎教：好玩的填色游戏

孕妈妈在给牵牛花花瓣中心上色时要由浅到深再向外面延伸绘制。

步骤1：按照图片样式画出线条。

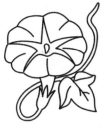

步骤4：颜色同步骤3，继续完善牵牛花的花心。

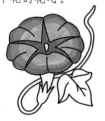

步骤7：用绿色蜡笔填上叶子，完成。

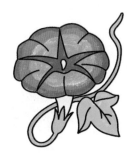

步骤2：用淡粉色蜡笔填上牵牛花的中心。

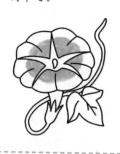

步骤5：用黄色蜡笔填上花蕊和花柄。

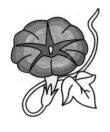

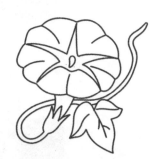

步骤3：用深粉色蜡笔填上牵牛花的外沿轮廓。

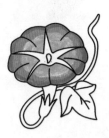

步骤6：用绿色蜡笔填上牵牛花的花藤。

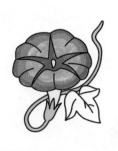

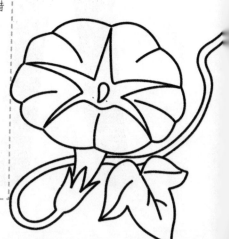

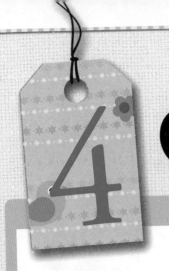

怀孕第24周

胎儿与孕妈妈的变化

胎儿的发育情况

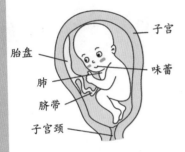

胎儿22周大了，此时期胎儿对外部声音更加敏感，而且很快就能熟悉经常听到的声音。胎儿的体重已经超过500克，而且为呼吸做准备，胎儿肺部的血管和肺泡开始发育。胎儿经常张开嘴，重复喝羊水和吐羊水的动作。如果胎儿现在出生，成活的概率为20%。

子宫
胎盘
味蕾
肺
脐带
子宫颈

孕妈妈的身体变化

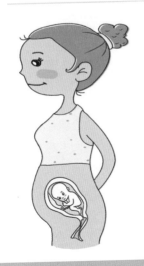

准妈妈体重增加过量时，支撑身体的腿部将承受很大的压力，所以腿部肌肉很容易疲劳。鼓起的腹部还会压迫大腿部位的静脉，因此腿部容易发酸或出现抽筋症状。这些症状经常在晚上睡觉时出现，准妈妈会被突如其来的腿痛惊醒。翻身或伸腿时，腿部的肌肉容易发生痉挛，非常疼痛。脸部看起来有点儿肿，激素的变化还容易导致出现鼻塞，乳晕的颜色进一步加深。

孕妈妈健康呵护

腿部抽筋的防治

怀孕24周后，孕妈妈容易发生小腿抽筋，多发生在熟睡醒来后，或是在长时间坐着或伸懒腰伸直双腿时。

多吃含钙的食物

为了避免腿部抽筋，应多吃含钙质食物，如牛奶、鱼骨等。五谷、果蔬、奶类、肉类食物都要吃，并合理搭配。

按摩腿部肌肉

发生小腿抽筋时，要按摩小腿肌肉，或慢慢将腿伸直，可使痉挛慢慢缓解。为了防止夜晚小腿抽筋，可在睡前用热水洗脚，也可以立即站在地面上蹬直患肢；或是坐着，将患肢蹬在墙上，蹬直。

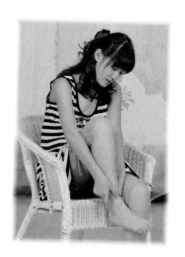

小心妊娠期糖尿病

怀孕24～28周，孕妈妈要进行血糖检查，这是为了诊断孕妈妈是否出现高血糖状态下的妊娠期糖尿病。即使怀孕前没有糖尿病，怀孕中也可能会出现，所以必须接受妊娠期糖尿病的诊断。

妊娠期糖尿病的防治

孕妈妈的饮食必须做到平衡，要均衡摄入蛋白质、脂肪和碳水化合物，提供适量的维生素、矿物质和能量。为了让血糖水平稳定，必须注意不能漏餐，尤其是早餐一定要吃。研究表明，适当的运动会帮助身体代谢葡萄糖，使血糖保持在稳定水平。很多有妊娠期糖尿病的女性在坚持每天30分钟的有氧运动（如走路或游泳）之后，都受益匪浅。但不是所有的运动都适合每个孕妈妈，最好咨询产科医生，了解一下哪项运动比较适合自身。

患妊娠期糖尿病的饮食原则	
正确选择甜食	尽量避免食用添有蔗糖、砂糖、果糖、葡萄糖、冰糖、蜂蜜、麦芽糖的含糖饮料及甜食，可有效避免餐后血糖快速增加。选择纤维含量较高的未精制主食，则更有利于血糖的控制
多摄取纤维质	多摄取高纤维食物，多吃蔬菜、新鲜水果，不要喝果汁，可延缓血糖的升高，帮助血糖的控制，也比较有饱足感，但千万不可无限量地吃水果
减少油脂摄入	烹调用油以植物油为主，少吃油炸、油煎、油酥食物，以及动物皮、肥肉等
注重蛋白质摄取	怀孕中期、后期每天需增加蛋白质的量分别为6克、12克，多吃蛋、牛奶、深红色肉类、鱼类及豆浆、豆腐等豆制品

本周孕妈妈注意事项

本周提醒孕妈妈注意的是，如果在怀孕24周以后，出现口干、多食、多尿、体重减轻等症状，则不排除妊娠期糖尿病的可能。如果以前没有糖尿病史，则孕期发生糖尿病的概率为3%；而如果有糖尿病家族病史、肥胖、死胎、新生儿死亡、前胎有巨婴症、羊水过多、超过30岁等，具有以上危险因素之一的孕妈妈，就更应该重视孕期糖尿病的筛查。

孕妈妈在怀孕24周左右时，应该学习一些有关早产的知识。如果你发现阴道分泌物像黏液一样，并有呈红色或有血迹，并且每小时收缩多于4次，出现这种状况时应该立即去看医生。

准爸爸培训课堂

准爸爸通过直接参与孕妈妈的孕期检查，可以了解到孕妈妈的心理需求。对孕妈妈情绪波动进行及时的开导，会在很大程度上帮助孕妈妈减少孕期抑郁症的发生。产检过程中，医生会根据孕妈妈的实际身体状况，制订一些指导性的意见和建议，这些也就需要准爸爸在旁记录，并在日后的生活中进行监督。因为孕妈妈在怀孕期间的早中晚期所需要的营养，都是不一样的，医生叮嘱交付的最好对象就是孕妈妈身边的准爸爸。

本周饮食营养

本周营养重点

重点补充　　适量补充

铁

膳食纤维　复合维生素

坚果健脑效果好

花生

花生中含有植物蛋白，更易被人体所吸收，同时还具有养血、补血等功效，花生适宜生吃或煲汤喝。

松子

松子富含的营养物质对促进胎儿大脑发育很有功效，既可以生吃，又可放入菜中或加入点心中食用。

榛子

榛子中不饱和脂肪酸、矿物质和维生素含量丰富，有开胃、健脑、明目的功效，其中的纤维素还有助于促进消化、预防便秘发生。

开心果

开心果富含不饱和脂肪酸以及蛋白质、微量元素和B族维生素，开心果属于低碳水化合物膳食。

这些食物可能伤害大脑

过咸食物

过咸的食物不但会引起高血压、动脉硬化等疾病，而且还会损伤动脉血管，影响脑组织的血液供应，造成脑细胞的缺血缺氧，导致记忆力下降、智力迟钝。

含过氧化脂质的食物

过氧化脂质会导致大脑早衰或痴呆，直接有损于大脑的发育。

含铅食物

爆米花、松花蛋、啤酒等食物中含铅量大。铅会杀死脑细胞，损伤大脑。

摄取强化肠胃功能的食物

怀孕24周是胎儿五官、四肢肌肉和骨骼发育的时期，此时孕妈妈应该多吃强化肠胃功能的食物，比如人参、生姜、大米、牛肉、羊肉、红枣、鲫鱼等。这些食物有利于胎儿的肌肉、骨骼形成和促进骨髓造血的功能。

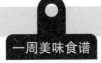
一周美味食谱

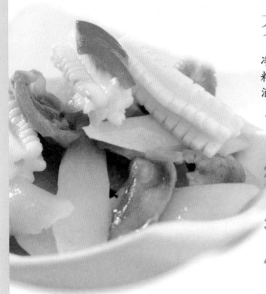

芥蓝爆双脆

净鱿鱼、净鸡胗各200克，芥蓝150克，精盐、鸡精各1小匙，水淀粉2小匙，料酒、香油、植物油各1大匙。

1 芥蓝去叶，洗净，切成小段，放入加有精盐和植物油的沸水中焯烫一下，捞出冲凉。

2 鱿鱼洗净，剞上十字花刀；鸡胗洗净，切成小片；分别放入沸水中烫至打卷，捞出沥干。

3 锅中加上植物油烧至七成热，先下入芥蓝、鸡胗、鱿鱼炒匀。

4 加入精盐、鸡精炒至入味，然后用水淀粉勾芡，淋入香油，即可出锅装盘。

苦瓜炒鸡蛋

苦瓜400克，鸡蛋5个，葱花10克，姜丝5克，精盐、鸡精、鸡精、白糖各1/2小匙，植物油5大匙。

1 苦瓜洗净，去皮及瓤，切成大片，再下入加有少许精盐和植物油的沸水中略焯，捞出冲凉，沥干水分。

2 鸡蛋磕入碗中搅散，再放入热油锅中炒成蛋花，盛出沥油。

3 锅中留底油烧热，先下入葱花、姜丝炒香，再放入苦瓜片、精盐、鸡精、白糖、鸡精炒至入味，然后加入蛋花翻炒均匀，即可出锅。

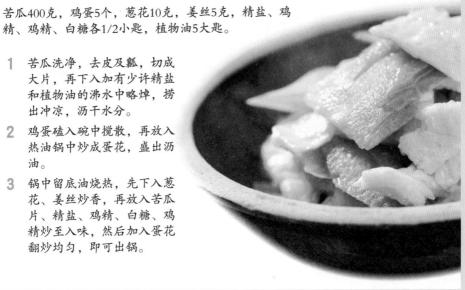

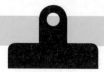

凉拌牛肉

牛肉1 500克酱油、甜面酱各2小匙，香油1/2小匙，生抽1小匙，红油1小匙，葱花10克，葱50克，姜30克。

1 将葱、姜洗净，葱打结，姜切大片备用。

2 将牛肉洗净，切成大块，放入沸水锅内煮开，撇去净沫，加葱、姜、酱油改用小火焖3小时左右至熟捞出凉凉，横着肉纹切成薄片装盘。

3 将生抽、香油、甜面酱、红油搅拌均匀淋在牛肉上，撒上葱花即可。

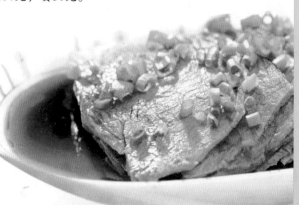

红豆沙包

面粉1 000克，红豆沙馅心600克，鲜酵母少许，糖板油丁100克。

1 将鲜酵母加入温水调成糊状，再倒入面粉中，加入适量温水拌和揉透，静置2小时。

2 将面团搓成条，揪成小剂，再擀成中间厚、边缘薄的圆形面皮。

3 然后加入红豆沙馅心，再放入一小块糖板油丁，合拢收口，制成红豆沙包生坯。

4 将红豆沙包生成坯放入笼中静置20分钟，再用旺火沸水蒸15分钟至熟，即可取出食用。

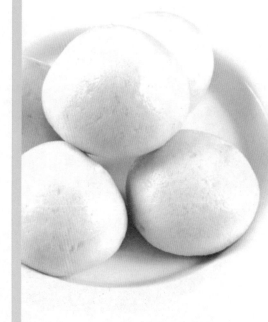

本周胎教方案

知识胎教：小动物为什么要冬眠

动物通过呼吸作用不断产生热量，同时也要不断丧失热量，所以动物的体温是由产热与失热的条件决定的。一般低等动物产生的热量不足以抵消它所丧失的热量，加之没有保温结构，因而体温随周围环境气温变化而改变，这类动物叫变温动物。许多变温动物在环境条件变得恶劣时，就需要寻找适当的场所，通过降低新陈代谢水平，进入不吃不动的麻痹状态，以度过不利环境，待外界条件对它们有利时，再苏醒活动，这种现象叫休眠。高温情况下的休眠叫夏眠，低温情况下的休眠叫冬眠。

小动物过冬

冬季里，刮北风，
小动物，忙过冬。
羊儿换上厚皮袄，
青蛙睡在泥洞里。
燕子回到南方去，
鱼儿躲到水底层。
松鼠贮足粮食后，
一头钻进大树洞。

语言胎教：童话故事《小猫钓鱼》

让我们一起重温一下《小猫钓鱼》的故事吧！孕妈妈在讲这个故事的时候，一定也回忆起了自己的童年。

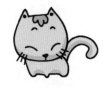

小猫钓鱼

一天早上，猫妈妈带着小猫到小河边钓鱼。

一只蜻蜓飞来了。小猫看了真喜欢，放下渔竿就去捉蜻蜓。蜻蜓飞走了，小猫空着手回到河边。一看，猫妈妈钓了一条大鱼。

一只蝴蝶飞来了。小猫看了真喜欢，放下渔竿，就去捉蝴蝶。蝴蝶飞走了。小猫空着手回到河边。一看，猫妈妈又钓了一条大鱼。

小猫说："真气人，我怎么一条小鱼也钓不着呢？"

猫妈妈说："钓鱼要一心一意，不能三心二意。"

于是，小猫开始一心一意地钓鱼。蜻蜓飞来了，蝴蝶也飞来了，小猫就像没看见一样，一步也没走开。

不一会儿，小猫钓到了一条大鱼，高兴地喊了起来："我钓到大鱼啦！"

趣味胎教：折一朵美丽的百合花

折百合花最关键的是最后一步，将花瓣用圆珠笔卷起，漂亮的百合花就可以完成了。

步骤1：准备一张正方形纸，沿虚线向箭头方向折叠。

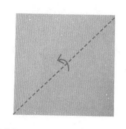

步骤4：两侧沿虚线向中心折。

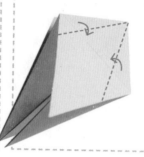

步骤6：沿虚线向箭头方向折叠。

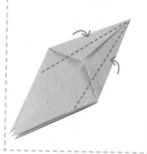

步骤2：沿虚线向箭头方向折叠，折成双菱形。

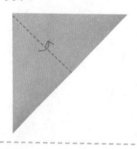

步骤5：背面也一样，同步骤4。

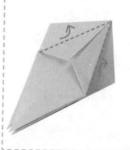

步骤7：沿虚线向箭头方向折叠。

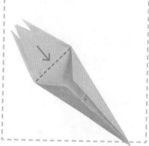

步骤3：先折成双菱形，下面两角再向上折。

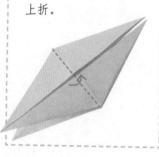

步骤8：将纸角用圆珠笔向后卷曲成花瓣形。

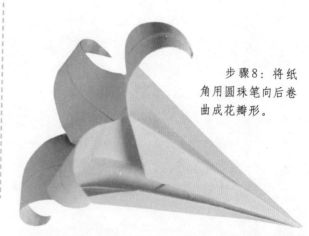

第八章

孕7月

　　从这个月开始，在妈妈的关爱下，胎儿正在全力地生长，他的运动能力更强了，踢腿、翻筋斗、游泳、挥胳膊、伸懒腰等各项"运动"都不在话下。

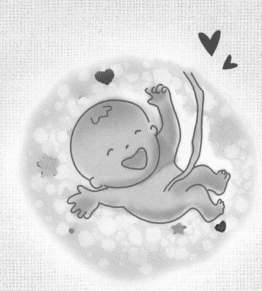

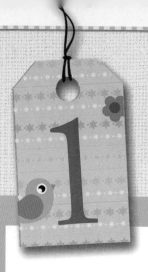

孕7月

怀孕第25周

胎儿与孕妈妈的变化

胎儿的发育情况

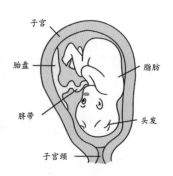

子宫

胎盘

脐带

脂肪

头发

子宫颈

　　胎儿23周大了，从头部到臀部长约22厘米，重700克左右。这时候是胎儿大脑发育的高峰期。胎儿这时候在不断进行呼吸练习，使肺长得越来越结实。胎儿发育的速度很快，身长变化很明显，而且子宫内的多余空间逐渐被填满。现在的胎儿能抱脚、握拳了。

孕妈妈的身体变化

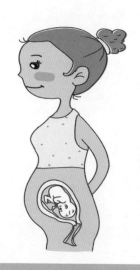

　　这时孕妈妈腹部、臀部和胸部上开始出现紫色的条状妊娠纹。眼睛对光线非常敏感，而且非常干燥，让人感觉就像进了沙子一样刺痛。这是怀孕中经常出现的症状，不用过于担心，但如果这种症状比较严重的话，最好使用眼药水补充眼睛的水分。
　　子宫平脐了，腰腿痛会因此而更加明显，可能会感到疲惫。腹部长出更多的皮肤和肌肉，还可能会出现瘙痒症状。

孕妈妈健康呵护

适宜姿势好睡眠

保持左侧卧位

左侧卧位是最佳的睡眠姿势，可以改善子宫血液的循环，改善胎儿脑组织的血液供给，有利于胎儿的生长发育。睡觉时将上面的腿向前弯曲接触到床，这样腹部也能贴到床面，感觉稳定、舒适。

避免仰睡

仰卧时，增大的子宫压迫脊柱前的下腔静脉，阻碍下半身的血液回流到心脏，而出现低血压。孕妈妈会感觉头晕、心慌、恶心、憋气等症状，且面色苍白、四肢无力、出冷汗等。供应子宫、胎盘的血流量也相应减少，对胎儿发育不利。

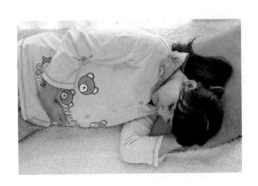

孕妈妈美丽计划

孕妈妈在怀孕后发现自己的容貌发生了变化，不仅面部可能出现黑褐色的斑点，而且腹部、乳房、大腿等部位亦相继出现色素沉着和妊娠纹。其实，只要孕妈妈精心保养，在怀孕时期一样可以光彩照人。

基础护理

在基础护理中应选用纯植物油或纯矿物油的卸妆油、婴儿油；不含皂基的洁面皂、婴儿皂；适合敏感皮肤的洗面膏、洁面粉等，避免接触刺激性强的香皂或各种药用化妆品。最好不要用彩妆，如实在要用，以淡妆为宜。

控痘防斑

抗痘产品中含有的某些活性成分，可能对胎儿不利，在怀孕期最好不要使用。可以用一些精纯的天然精油来淡化妊娠斑。比如玫瑰、花梨木、柠檬精油以5：3：2的比例调制好，在每天护肤时加2滴即可。

防晒

应尽量选择纯物理防晒的产品，防晒指数15一般不会有油腻感。特别是夏天，出门要戴好帽子或带防晒伞，避免紫外线灼伤敏感的皮肤。

消除水肿

　　根据自己皮肤的特性，选择一些植物精华的按摩膏。然后从下至上，顺着皮肤的纹理轻柔地抚摩，或者用手指在皮肤上轻轻地画小圆圈、向上按摩时手指稍微用力，向下画圈时不要太用力坚持15分钟，用纸巾将皮肤的油脂擦净，再用热毛巾敷大约30秒即可。

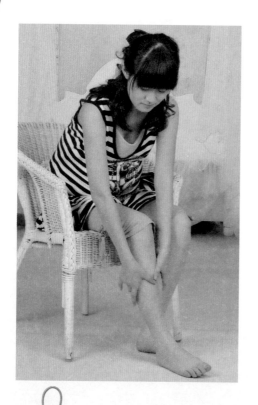

本周孕妈妈注意事项

　　从本周开始，孕妈妈做梦的次数可能会增多，并且比以往更加生动。这是由于压力的原因造成的，要理解梦只是潜意识的表现，并不代表着未来，孕妈妈应该放松心情，多和家人沟通交流，放松心情。

　　在体重的控制方面，孕妈妈要注意了，尤其是那些在怀孕前就已经有超重现象的孕妈妈更要提高警惕，过度的营养会导致妊娠期肥胖，而怀孕期间也更容易引起妊娠期糖尿病、水肿等并发症，如果在怀孕期间增重过多，这些并发症的发病概率就会随之增大。

小贴士
Xiaotieshi

准爸爸培训课堂

　　通过产前检查已经知道了胎儿头部的位置，准爸爸可以每天选择固定时间，用手电筒通过腹壁照射胎儿头部。时间不要太长，每次5分钟。胎儿看到光线，会转头、眨眼。结束时，可以反复关闭、开启手电筒数次。准爸爸要将孕妈妈的感受详细地记录下来，如胎动的变化是增加还是减少，是大动还是小动，是肢体动还是躯体动。通过一段时间的训练和记录，就可以总结出胎儿对刺激建立的特定反应了。

本周饮食营养

本周营养重点

重点补充　　　适量补充

蛋白质　　　综合维生素

羊水可传递味道

美国费城莫奈尔化学官能中心的朱莉·梅里娜说："羊水和母乳能够传递孕妈妈所吃的食物的味道。如果孕妈妈定期吃特定的食物，宝宝慢慢就会习惯和爱上这些食物。"

科学家表示，甚至在胎儿出生之前，孕妈妈就可以提前培养他们的口味，多吃西蓝花、芹菜、胡萝卜等营养丰富的蔬菜，让胎儿在孕妈妈肚子里就开始适应这些蔬菜的味道。

增加植物油的摄入量

此时，胎儿机体和大脑发育速度加快，对脂质及必需脂肪酸的需要增加，必须充足补充。因此，增加烹调所用植物油即豆油、花生油、菜油等的量，既可保证孕中期所需的脂质供给，又提供了丰富的必需脂肪酸。

这些食物要忌食

怀孕中后期，孕妈妈食欲变好，但并不是每种食物都可以吃。以下是应该忌食的食物：未加热的冷冻熟食；生的或未煮熟的鸡蛋；生鱼、生贝类；未经高温消毒的奶酪。

适合孕妈妈吃的粗粮

玉米

富含镁、不饱和脂肪酸、粗蛋白、淀粉、矿物质、胡萝卜素等营养成分。黄玉米籽富含镁，有助于血管舒张，加强肠壁蠕动，增加胆汁，促使体内废物排泄，利于新陈代谢。

红薯

富含淀粉、钙铁等矿物质，所含氨基酸、维生素A、B族维生素、维生素C远高于精制细粮。红薯所含的黏蛋白，能促进胆固醇排泄，防止心血管脂肪沉淀，维护动脉血管的弹性，有效地保护心脏，预防心血管疾病，是孕妈妈的营养保健食品。

糙米

每100克糙米胚芽就含有3克蛋白质、1.2克脂肪、50毫克维生素A、1.8克维生素E，锌、铁各20毫克，镁、磷各15毫克，菸碱酸、叶酸各250毫克，这些营养素都是孕妈妈每天需要摄取的。

245

家味宫保鸡球

鸡腿2个(约400克)，炸花生仁50克，青椒粒、红椒粒各30克，花椒10粒，葱末10克，姜末、蒜末各5克，精盐、酱油、料酒、香油各1小匙，白糖、米醋、淀粉各2小匙，水淀粉2大匙，植物油3大匙。

1 将鸡腿去骨，洗涤整理干净，切成2厘米见方的小丁，加入少许精盐、料酒、淀粉拌匀，腌渍5分钟。

2 碗中加入葱末、姜末、蒜末、精盐、白糖、米醋、酱油、水淀粉和适量清水调成味汁。

3 锅中加入植物油和香油烧热，下入花椒粒炸出香味，捞出花椒粒不用，然后下入鸡肉丁炒至变色，加入青椒粒、红椒粒炒匀。

4 倒入调好的味汁，大火翻炒至入味，撒入炸花生仁炒匀，出锅装盘即可。

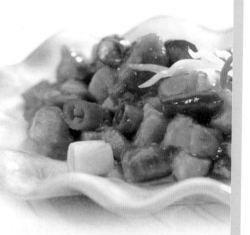

简易朝族拌饭

大米150克，鸡蛋1个，蕨菜、豆芽、菠菜、辣白菜各适量，韩式辣椒酱1大匙，精盐、香油各适量，葱末、姜末、蒜末各少许。

1 将大米用清水淘洗干净，焖成米饭；辣白菜切条；将蕨菜、豆芽、菠菜择洗净，切段，用沸水焯烫熟，捞出沥净水分。鸡蛋打散，摊成蛋皮，切成丝。

将米饭铺在大碗的底部，盖上蕨菜段、豆芽段、菠菜段、蛋皮丝、辣白菜，然后撒上韩式辣椒酱、精盐、香油、葱末、姜末、蒜末，拌匀即可食用。

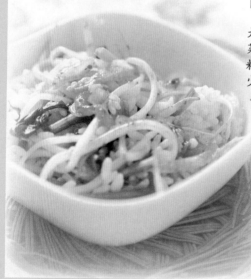

椰香红豆糕

冰块500克，鲜奶200克，红豆150克，鱼胶粉50克，白糖300克，椰浆、三花淡奶各200克。

1 蒸锅中放入红豆，用武火蒸2小时；鱼胶粉放入碗内，倒入适量冰水，使鱼胶粉吸足水分；待吸足水分且膨胀后，用小匙搅匀，过滤成鱼胶汁。

2 锅中加入清水500克和白糖熬煮至溶化，过滤去掉杂质；凉凉后倒入大碗内，加入鱼胶汁调匀，再用打蛋器搅拌均匀。

3 加冰块拌至融化，放入蒸好的红豆、椰浆、三花淡奶搅匀，再加入鲜奶拌匀，倒入模具中，入冰箱冷藏至凝固；切成菱形小块即可食用。

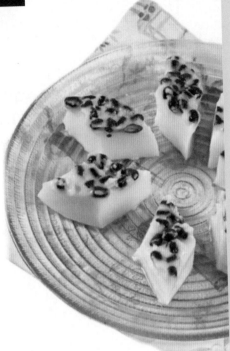

葱爆羊肉

羊肉片200克，大葱2棵，料酒1小匙，酱油、白胡椒籽、米醋各1小匙，精盐、白糖各1/2小匙，姜15克，蒜末10克。

1 羊肉切薄片，放料酒、酱油、白糖、白胡椒粉，搅拌均匀后腌5分钟。

2 大葱切成粗丝；大蒜切碎。

3 锅烧热倒油，待八成热时倒入羊肉片，快速翻炒至羊肉变色后，放葱丝和姜片翻炒15秒钟，淋一点米醋，倒蒜碎，调入精盐稍微翻炒几下即可。

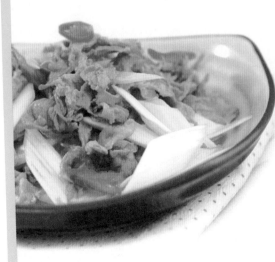

本周胎教方案

光照胎教: 给胎儿送去光明

神奇的光刺激

胎儿的感觉功能中视觉的发育较晚，一般7个月的胎儿视网膜才具有感光功能。这个时期的胎儿初步形成的视觉皮质，能够区分外部的明暗，并能间接体验孕妈妈的视觉感受。胎儿的脑神经已经发达起来，具有了思维、感觉和记忆功能。只要是不太刺激的光线，皆可给予胎儿脑部适度的明暗周期，刺激脑部发育。可以在晴朗天气外出散步，同样能让胎儿感受到光线强弱的对比。总之，此时通过外界光照，可以促进胎儿视网膜光感受细胞的功能尽早完善。

如何进行光照胎教

光照胎教最好从怀孕第二十四周开始实施，早期可适度刺激。孕妈妈每天可定时在胎儿觉醒时用手电筒(弱光)作为光源，照在自己腹部胎头的方向，每次5分钟左右。为了使胎儿适应光的变化，结束前可连续关闭、开启手电筒数次，以利胎儿的视觉健康发育。

研究还表明：光照运动不仅可以促使胎儿对光线的灵敏反应及视觉功能的健康发育，而且有益于出生后动作行为的发育成长。在用光照射时，切忌用强光，也不宜长时间照射。

抚摸胎教：准爸爸爱的表达

孕7月后，孕妈妈在腹部能明显地触摸到胎儿的头、背和肢体时，就可以增加推动散步式的抚摸胎教。孕妈妈平躺在床上，全身放松，轻轻地来回抚摸、按压、拍打腹部，同时也可用手轻轻地推动胎儿，使胎儿在宫内"散散步、做做操"。

此种练习应在医生的指导下进行，以避免因用力不当或过度而造成腹部疼痛、子宫收缩，甚至引发早产。每次5~10分钟，动作要轻柔、自然，用力均匀适当，切忌粗暴。如果胎儿用力来回扭动身体，孕妈妈应立即停止推动，可用手轻轻抚摸腹部，胎儿就会慢慢地平静下来。

音乐胎教：《月光边境》

《月光边境》是一张新世纪音乐类型的钢琴专辑，是由中国新世纪音乐作曲家林海创作及演奏的。《月光边境》中的钢琴曲能够使孕妈妈放松情绪，给人以流畅舒服的感觉，使人忍不住一听再听。清新的钢琴曲，描绘出了一个纯洁的空间，让你卸下面具，尽情地感动。孕妈妈仔细聆听，可以体会到清新、玲珑、如珠落玉盘的感觉。

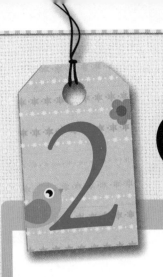

孕7月

怀孕第26周

胎儿与孕妈妈的变化

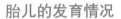

胎儿的发育情况

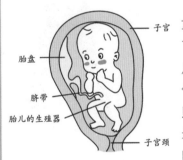

胎儿24周大了，重约900克，胎儿的体重快速增加，并能对外界的触摸做出反应了。肺泡发育进一步成熟，胎儿已经可以利用自身的肌肉练习呼吸。但是肺内还没有空气，所以还不能进行真正的呼吸。用手电筒照腹部时，胎儿的头会跟着光线移动，这表示胎儿的视神经已经开始发挥作用。眉毛、睫毛和手指甲虽然还很短，但是都具备了完整的形状。

孕妈妈的身体变化

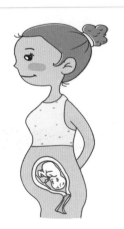

随着胎儿的成长，子宫会越来越大。最底部的肋骨无法承受上移子宫带来的压力，便会向外弯曲，就会引起肋骨疼痛。由于子宫会压迫肠胃，经常出现消化不良和胃痛。随着子宫肌肉的扩张，下腹部会经常出现像针刺一样的疼痛。可能会出现暂时性的思考能力降低或健忘等症状。

子宫

胎盘

脐带

胎儿的生殖器

子宫颈

孕妈妈健康呵护

缓解骨盆痛的保健操

孕妈妈坐在有靠背的椅子上，身体挺直地靠在椅背上。这样一方面可以避免身体弯曲而增加腹部的压力，另一方面可把身体的重力转移于椅背，从而得到充分的休息。然后用靠垫来垫脚，两腿适当地分开，以免压迫腹部。站立时要保持身体直立，这样可尽力收缩前方的腹壁肌肉，使骨盆前缘上举，这样可以有效缓解骨盆痛。

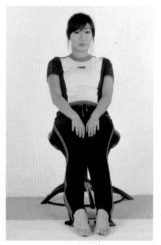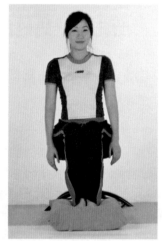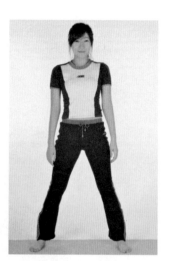

孕妈妈仰卧、屈膝，腰背缓缓向上呈反弓状，复原后静10秒钟再重复。两手掌和膝部着地，头向下垂，背呈弓状，然后边抬头、边伸背，使头、背在同一水平上。此保健操能有效缓解骨盆痛。运动时动作要轻柔，以免不小心压迫腹部有流产史及流产迹象者，禁止此动作。

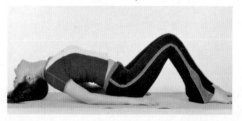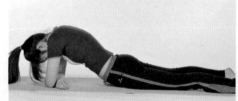

孕妈妈的正确姿态

孕妈妈的行走坐卧将对胎儿产生越来越大的影响，平日一些见怪不怪的习惯，孕妈妈要注意了。

正确坐姿

背部紧贴椅背，最好能在靠近肾脏的地方安置一个柔软的小枕头。有些职业女性怀孕后更应提高警惕了，工作期间要时常站起身来走动一下，这样不仅有助于血液循环，同时也为胎儿预留了活动空间，一举两得。

正确走姿

微收下颌，后背挺直，臀部绷紧，一步一步地走，切不可以走得太快，更不可踮着脚尖走路。强调挺直背部，一方面是为了给腹中胎儿一个相对宽裕的空间。另一方面，怀孕中后期的孕妈妈，因腹部隆起比较大，容易遮挡住脚前方的视线，继而使得她们在行走途中发生意外。

孕妈妈走路时，最好有家人陪伴，通过聊天缓解她们的身心压力。如果实在办不到，孕妈妈也可以自得其乐，一边欣赏路旁风景，一边哼唱自己喜爱的歌曲，有节奏地迈开步伐。不要在意其他人怎么看，因为保持心情自然轻松愉快，才是近期所要追求的终极目标。

本周孕妈妈注意事项

孕妈妈在怀孕26周的时候可能会觉得心绪不安，睡眠不好，常做噩梦，忧虑和紧张会对胎儿的发育十分不利，因此孕妈妈要学会放松心情，可以做一些简单有趣的事情来调节一下自己的心情。比如自己做一些给宝宝的小衣服、绣简单十字绣等。

由于孕妈妈体重的增加，身体臃肿不堪，很容易感动疲倦，此时孕妈妈可以适当地听一听柔和、欢快的音乐，安慰、放松紧张的心情，并产生一种愉悦感，而孕妈妈在心情愉快的同时，也能将这种愉快的感觉传递给胎儿；不仅如此，听音乐也是一种艺术的享受，并且腹中的胎儿也能够听到音乐声，对胎儿的艺术细胞的发育十分有利，对宝宝的智力发育和成长也十分有好处。

准爸爸培训课堂

现在孕妈妈一定很吃力，肚子越来越大，分娩已经临近，恐惧也就随之增多了。此时准爸爸要多加呵护孕妈妈，对她说没关系的，给孕妈妈做好吃的饭菜，再多给她敲敲背，孕妈妈会因而产生力量。

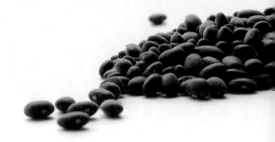

本周饮食营养

本周营养重点

重点补充

蛋白质

适量补充

铁　　钙

如何科学吃粗粮

吃粗粮时应多喝水

因为粗粮中的纤维素需要有充足的水分做后盾，才能保障肠道的正常工作。所以一般多吃1倍纤维素，就要多喝1倍水。

循序渐进吃粗粮

突然增加或减少粗粮的进食量，会引起肠道反应。对于平时以肉食为主的孕妈妈来说，增加粗粮的进食量时，为了帮助肠道适应，应该循序渐进，不可操之过急。

搭配荤菜吃粗粮

每日用餐，除了顾及口味嗜好，还应该考虑荤素搭配、平衡膳食。每天粗粮的摄入量以30~60克为宜，但也应根据个人情况适当调整。

要防止身体缺钙

孕妈妈在怀孕中期多会有抽筋、腰腿酸痛、骨关节痛、水肿等现象，这些有的由于缺钙所致，补钙首先应该从丰富食物种类、均衡饮食结构入手，其次才是选择补钙产品。牛奶、奶酪、鸡蛋、豆制品、海带、紫菜、虾皮、芝麻、山楂、海鱼等食物含钙较高。

减少盐的摄入量

怀孕7个月时常出现肢体水肿，因此，首先要少吃盐。日常饮食以清淡为佳，忌吃咸菜、咸蛋等盐含量高的食品。水肿明显者要控制每日精盐的摄取量，限制在2~4克。同时，要保证充足、均衡的营养，必须充分摄取蛋白质，适宜吃鱼、瘦肉、牛奶、鸡蛋、豆类等。忌用辛辣调料，多吃新鲜蔬菜和水果，适当补充钙元素。

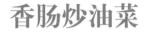

香肠炒油菜

香肠50克，油菜200克，植物油15克，精盐10克，酱油5克，料酒2.5克，鸡精1.5克，姜末、葱花各少许。

1 将香肠切成薄片；油菜洗净切成短段，梗、叶分置。

2 锅内放植物油烧热，下姜末、葱花煸炒，先放油菜梗炒，再下油菜叶炒至半熟，倒入切好的香肠片，并加入酱油、精盐、料酒、鸡精，用大火快炒几下即成。

虾米炒芹菜

芹菜200克，虾米10克，植物油15克，酱油10克，鸡精3克，精盐适量。

1 将虾米用温水浸泡；芹菜去老叶（保留大部分叶子）后洗净，切成短段，用开水烫过。

2 锅置火上，放油烧热，下芹菜快炒，并放入虾米、酱油，用大火快炒几下，出锅前撒些鸡精和盐（因为虾米已有咸味，精盐需少放）即可。

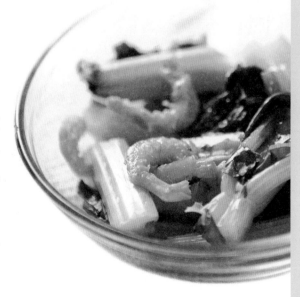

清凉栗子糕

栗子500克，白糖250克，琼脂25克，麻油50克，香精少许，精盐1小匙，胡椒粉2小匙，葱油适量。

1 栗子放入开水锅，煮至熟透捞出，剥去壳皮，用刀平压成泥。

2 琼脂浸泡4小时，加清水1千克，上蒸笼蒸化，加白糖，再蒸5分钟取出，同栗子泥一起加香精搅匀，放在抹有麻油的四个小平盘内，置冰箱冷藏，冻至稍硬时取出，切成5厘米长、2厘米宽的块即成。

回锅鸭肉

鸭胸肉300克，竹笋100克，花菜各50克，青椒、红椒各1/2个，水、糖、淀粉、酱油、豆豉酱、辣豆瓣各适量，植物油30克。

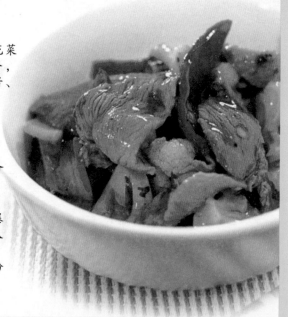

1 鸭胸洗净抹干，加少许盐、料酒擦匀装盘，入熏锅，隔水蒸12分钟取出，切片备用；竹笋洗净切片，花菜、青椒、红椒洗净切块。

2 锅中加少许植物油烧热，爆香豆豉酱、辣豆瓣酱，放入竹笋、花菜、青椒、红椒、鸭肉拌炒均匀，最后下淀粉勾芡即可。

本周胎教方案

语言胎教：绕口令

　　绕口令一般字音相近，极易混淆，孕妈妈要想念得既快又好，没有快速的思维、良好的记忆、伶俐的口齿，是很难做到的。经常说绕口令，能够使孕妈妈的思维更具敏捷性、灵活性和准确性，对胎儿的语言及思维发展具有潜移默化的影响。

小花猫

小花猫，爱画画，
先画一朵腊梅花，又画一个小喇叭，
带着腊梅花，吹着小喇叭，
回家去见妈妈，妈妈见了笑哈哈。

画蛤蟆帽

一个胖娃娃，画了三个大花活蛤蟆；
三个胖娃娃，画不出一个大花活蛤蟆。
画不出一个大花活蛤蟆的三个胖娃娃，
真不如画了三个大花活蛤蟆的一个胖娃娃。

鹅和鸽

天上一群大白鸽，河里一群大白鹅。
白鸽尖尖红嘴壳，白鹅曲项向天歌。
白鸽剪开云朵朵，白鹅拨开浪波波。
鸽乐呵呵，鹅活泼泼，
白鹅白鸽碧波蓝天真快乐。

鸭和霞

天上飘着一片霞，水上飘着一群鸭。
霞是五彩霞，鸭是麻花鸭。
麻花鸭游进五彩霞，五彩霞挽住麻花鸭。
乐坏了鸭，拍碎了霞，分不清是鸭还是霞。

大妹和小妹

大妹和小妹，一起去收麦。
大妹割大麦，小妹割小麦。
大妹帮小妹挑小麦，小妹帮大妹挑大麦。
大妹小妹收完麦，噼噼啪啪齐打麦。

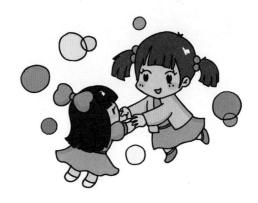

趣味胎教：简笔画

　　在画鸭子的时候，身体的姿态是重中之重，画线要一气呵成，这样线条才会更加流畅。

步骤1：画出鸭子的嘴。

步骤2：画出鸭子身体的上半部。

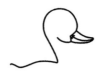

步骤3：画出鸭子的尾部和身体的前半部。

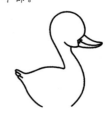

步骤4：画出鸭子的眼睛。

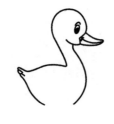

步骤5：画出鸭子的翅膀。

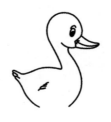

步骤6：进一步完善鸭子的翅膀。

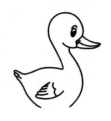

步骤7：画出河水。

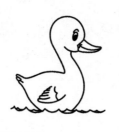

步骤8：栩栩如生的鸭子完成了。

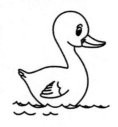

孕妈妈画一画

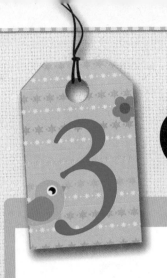

孕7月

怀孕第27周

胎儿与孕妈妈的变化

胎儿的发育情况

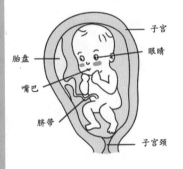

子宫
眼睛
胎盘
嘴巴
脐带
子宫颈

胎儿25周大了，胎儿重约1千克，此时的胎儿越来越胖了。胎儿的眼皮已经完全形成，而且出现了眼球，可以睁开眼睛。另外，连接耳朵的神经网也比较完善，对一些声音能做出相应的反应。胎动会越来越强烈，胎儿可以有力地踢腿，而且能上下跳动。

孕妈妈的身体变化

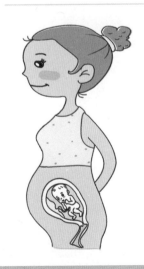

这时由于腹部迅速增大，孕妈妈会感到很容易疲劳，同时，脚肿、腿肿、痔疮、静脉曲张等不适也可能困扰着孕妈妈。注意休息、不时变换身体姿势、舒缓的伸展运动、热水浴和按摩，都能帮孕妈妈缓解不适。此时家人的关心也非常重要。子宫变大，胸部会有疼痛的感觉。出现有规律的胎动了。

孕妈妈健康呵护

孕妈妈可能出现的异常情况

孕妈妈目前已处于孕中期末，因而极有可能会出现一些有别于妊娠早、中期的异常情况。知彼知己，百战不殆。只有各位妈妈心里有所准备，遇到紧急情况才可能作出恰当处理。

阴道出血

通常只是少许血性黏液流出，民间俗称为"见红"。随着产期临近，孕妈妈子宫下段不断被拉长，以至于子宫下段及宫颈内口附近的胎膜与子宫壁分离，造成毛细血管破裂出血的结果。如果阴道出血，并无伴随性腹痛，则可能是胎盘位置异常，如胎盘前置、胎盘早期剥离等。孕妈妈一旦遇到此种情况，应到医院检查处理，确认是否为流产，以保母婴平安。

妊娠高血压综合征

常常伴有头痛、眼花等表象，极端者可能出现昏迷或抽搐。妊娠高血压综合征是导致孕产妇死亡的一个危险因素，并可能会严重危及胎儿的生命安全。孕妈妈应及时自查，出现类似状况尽早就医。

胎膜早破

具体症状是阴道突然涌出大量液体，而且持续不断，时多时少。一旦孕妈妈胎膜破裂，诱发其他器官感染的机会就会增加，严重者可造成脐带脱垂。如果孕妈妈突然遭遇此种情况，自己和家人都要切记：使孕妈妈平卧，抬高臀部，用担架或救护车送医就诊。

阵发性腹痛

孕27周，马上就要进入孕晚期了，孕妈妈的子宫敏感度增加，以至于常常感觉腹部有阵发性紧绷感，但一般情况下无明显疼痛。如若子宫阵发性收缩的强度不断强化，孕妈妈明显感觉到腹痛，并且腹痛的频率开始增加，一旦阵痛达到每5分钟1次，每次持续半分钟左右之时，孕妈妈极有可能出现流产，应及时送往医院就诊。

胎心率不稳

有的过快有的过慢，或搏动力量减弱。每分钟160次以上或110次以下，都视为胎心率异常不规则，说明胎儿处在不明危险的状况之中，应立即入院。

胎动次数减少

通常胎动不可少于10次/12小时。如果此间胎动次数减少，或12小时内未感觉到胎动。则很有可能是胎儿宫内缺氧的表现，孕妈妈应立即入院。

配置孕妈妈的小药箱

不少孕妈妈宁可自己吃苦，也不愿药物伤害胎儿，甚至连医生指导下的服药也不敢。其实有病不治同样可能带来伤害。只要坚持在医生的指导下正确用药，不仅能确保孕妈妈和胎儿的安全，还能减少胎儿感染某些疾病的机会。

助消化药

多数孕妈妈常有恶心、呕吐、消化不良等症状。可服干酵母或多酶片2～3片，每日3次。也可服健脾胃的中药，如大山楂丸等。

防治痔疮的药

怀孕后期，腹内压增加及子宫增大压迫影响静脉回流，容易导致静脉易曲张，同时还会加重痔疮的发生和发展。必要时可服用缓泻剂软化大便，可选用乳果糖、甘油等。

补血药

怀孕时，孕妈妈的血容量增加，对铁的需要量相应增加。单靠每日的饮食补充是不够的，应添加常规补铁剂。

本周孕妈妈注意事项

孕妈妈从怀孕27周开始，就可以考虑准备宝宝的用品了。建议孕妈妈，先把需要购买的宝宝用品详细列在购物清单上，然后再到婴儿用品专卖店进行购买。这样可以避免买到一些不必要的用品，浪费金钱。

孕妈妈在怀孕中后期会出现情绪比较平淡的状态，实际上这是一种心理的自我保护，此时孕妈妈容易出现情绪冷漠、较少关心他人活动、对周遭人事反应迟缓的现象。孕妈妈开始将注意力放在胎宝宝的身上，并随时留心周围潜在的危险，以保护胎宝宝的健康成长。此时孕妈妈会表现出性欲减少，对此，准爸爸要给予充分的体谅和理解。

小贴士
Xiaotieshi

准爸爸培训课堂

很多时候孕妈妈需要表达她们的情绪。不要忽视孕妈妈诉说的种种不舒服。作为准爸爸，很难想象怀孕的女人要承受什么样的身体困扰。其实很多时候，她们只要把不满发泄出来就足够了。这时候准爸爸一定要温柔地问问孕妈妈，你能替她做什么。比如此时准爸爸适时递出一杯果汁或讲个笑话……没有女人会拒绝。最好的效果是再加上几句贴心话，如你受苦了；亲爱的，我爱你。

本周饮食营养

本周营养重点

重点补充

膳食纤维

适量补充

铁　　　综合维生素

补充多种营养素

蛋白质

患有妊高征的孕妈妈因尿蛋白丢失过多，常有低蛋白血症，应该多摄入优质蛋白质以弥补其不足。但是肾脏功能异常的孕妈妈要控制蛋白质的摄入量。

锌

患有妊高征的孕妈妈，血清中锌的含量一般比较低，通过饮食补充充足的锌能够增强身体免疫力，必要时可遵医嘱服用锌制剂。

钙

补充钙在妊高征的防治中具有不可低估的意义，因为钙摄入不足可致低血钙，引起钙离子的通透性增加，促进钙离子跨膜内流，引起微小动脉血管收缩，使得血压增高，从而加重妊高征病情。妊娠期应增加乳类、鱼类和海产品的摄入量，以增加对钙的吸收，避免因摄钙不足而致低血钙及妊高征的发生。

防止体重快速增长

孕晚期热量供应过多，体重增长过快，增加了妊高征的发病率。因此，孕妈妈要注意体重增长，整个孕期体重增长以不超过12千克为宜。减少糖果、糕点、甜品、油炸食品、动物脂肪等高热量食物的摄入量。

吃水果蔬菜有讲究

苹果、桃、西瓜、草莓、梨、猕猴桃、西红柿、柑橘等，每天保证吃两样就可以了，柿子一餐一个为宜，苹果最好每天能够保证一个。寒性水果，如西瓜、香瓜、山楂等，容易造成孕妈妈腹泻，诱发子宫收缩，引起流产，特别是体质虚寒、有过流产史的妇女，应引起注意少食。怀孕中后期，孕妇往往体质偏热，此时就不宜过多食用性温的水果，如荔枝、芒果、桂圆等，容易产生便秘、湿疹等上火症状，易引起胎动不安。

一周美味食谱

油菜炒虾仁

虾仁200克，油菜250克，胡萝卜50克，莴笋150克，葱花适量，精盐1小匙，植物油1大匙，水淀粉2小匙。

1 将胡萝卜、莴笋洗净，切成长条；虾仁挑去虾线，洗净；油菜择净，用清水洗净。

2 将胡萝卜条、莴笋条、虾仁、油菜用沸水焯3分钟，捞出投凉。

3 炒锅烧热，加入植物油，六成热时放葱花爆香，加入胡萝卜条、莴笋条、虾仁、油菜，加精盐翻炒均匀，出锅前用水淀粉勾芡即可。

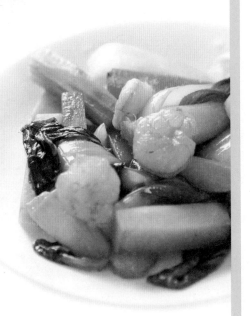

牛奶菜花

菜花400克，牛奶、鲜汤各50克，精盐、鸡精、葱花、水淀粉、花生油各适量。

1 将菜花清洗干净，掰成小朵，放入沸水锅中焯一下，捞出沥干水分备用。

2 炒锅上火烧热，放入花生油，放入葱花炒出香味。

3 加入鲜汤烧开后，放入菜花烧几分钟，加精盐、鸡精、牛奶，转小火烧片刻，用水淀粉勾芡，淋在菜花上，搅拌均匀即可出锅上盘。

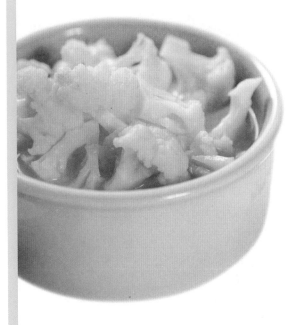

一周美味食谱

栗子饼

面粉、栗子各500克，白糖150克，鸡蛋2个，植物油100克，苏打粉1大匙。

1 先把面粉加入糖、植物油、鸡蛋、苏打粉和成面团制成小圆饼干备用。

2 把栗子煮熟后，再加白糖制成栗子馅。

3 把备好的小饼干上抹5毫米厚的栗子馅夹在中间，沾上蛋液，放入油锅内炸熟后捞出沥油，即成。

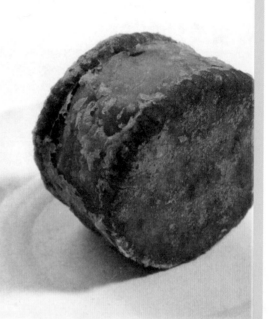

胡萝卜烧羊腩

羊腩肉300克，胡萝卜1根，葱段15克，姜片5克，精盐1/2小匙，胡椒粉1小匙，清汤750克，料酒、植物油各2大匙。

1 羊腩肉洗净，切成小块，再用沸水焯透，捞出沥干；胡萝卜去皮，洗净，切成菱形块。

2 坐锅点火，加油烧热，先下入葱段、姜片炒香，再添入清汤，放入羊腩肉炖至八分熟。

3 然后加入胡萝卜块、料酒、精盐炖至熟烂，再撒入胡椒粉调匀，即可出锅装碗。

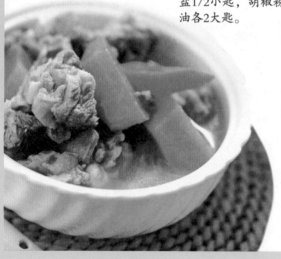

本周胎教方案

语言胎教：睡前故事《星星银元》

今天给胎儿讲一个充满爱心的小故事，告诉胎儿在生活中要帮助需要帮助的人，要怀有一颗善良的心。

星星银元

从前有个小女孩，从小父母双亡，她穷得没有地方住，也没有床儿睡，除了身上穿的衣服和手里拿的一块面包外，什么也没有了，就是那面包也是个好心人送的。她心地善良，待人诚恳，但她无依无靠，四处流浪。

一次她在野外遇了一位穷人，那人说："行行好，给我点吃的，我饿极了。"小姑娘把手中的面包全部给了他。往前走了没多久，她又遇到了一个小男孩，哭着哀求道："我好冷，给我点东西遮一遮好吗？"小女孩听了，取下了自己的帽子递给他。然后她又走了一会儿，她看见一个孩子没穿罩衫，在风中冷得直发抖，她脱下了自己的罩衫给了他。再走一会儿又有一个小女孩在乞求一件褂子，她把自己的褂子给了她。

最后，她来到了一片森林，这时天色渐渐暗起来了。走着走着又来了一个孩子，请求她施舍一件汗衫，这个善良的小女孩心想："天黑了，没有人看我，我完全可以不要汗衫。"就脱下了自己的汗衫给了这个孩子。当她就这样站着，自己一点东西也没有时，突然有些东西从天上纷纷落了下来，原来是星星变成了硬邦邦、亮晶晶的银圆。虽然她刚才还把汗衫给了人，现在身上却神奇地多了一件崭新的亚麻做的汗衫，小女孩马上把银圆捡起装在了兜里，终生不再缺钱用。

趣味胎教：对对联

五字对联

花开香富贵，竹报岁平安。
海为龙世界，云是鹤家乡。
寿同山岳永，福共海天长。
日月华光照，乾坤喜气多。
五云迎晓日，万福集新春。
三阳从地起，五福自天来。
祥光普天照，瑞气盈华门。

六字对联

与松竹梅交友，择兰荷菊为邻。
山碧千峰竞秀，水清百鸟争春。
月明五湖曙色，潮满三江春光。
户户金花报喜，家家紫燕迎春。
孔雀开屏报喜，画眉欢唱迎春。
冬去山明水秀，春来鸟语花香。
日暖风调雨顺，家和人寿年丰。

七字对联

和顺一门有百福，平安二字值千金。
一年四季春常在，万紫千红花永开。
百世岁月当代好，千古江山今朝新。
喜居宝地千年旺，福照家门万事兴。
一帆风顺年年好，万事如意步步高。
百年天地回元气，一统山河际太平。
春雨丝丝润万物，红梅点点绣千山。

美学胎教：名画欣赏《小淘气》

　　《小淘气》这幅画表现的是妈妈将孩子从栏杆上抱下来的一瞬间。孩子粉红的脸庞正对着画面，像天使一般美丽；母亲把脸庞侧面留给观赏者，留下巨大的想象空间。母亲与孩子对视的那一瞬间，正是心灵的无声交流。尤其值得揣摩的是画面的背景。正是这浓密的绿荫，让母子与外面世界隔离开来，形成一个相对封闭的空间。这个空间，在这一时刻，只属于充溢着温情的母子俩……

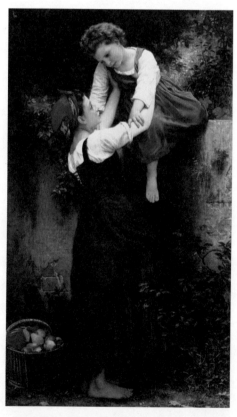

小淘气 / [法]威廉·阿道夫·布格罗

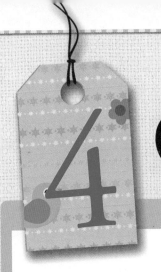

怀孕第28周

胎儿与孕妈妈的变化

胎儿的发育情况

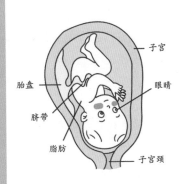

子宫

胎盘

脐带

脂肪

眼睛

子宫颈

胎儿26周大了，此时的胎儿会规律地活动、规律地睡觉和醒来、吸吮手指、抓住脐带玩耍等。大脑组织的数量有所增加，眉毛和睫毛生长得更加完整，头发变长，体重在不断增加。这个时期胎儿能眨眼睛，而且睡觉时还会做梦。虽然还没有完全成熟，但是肺部已经能完成自己的生理功能。

孕妈妈的身体变化

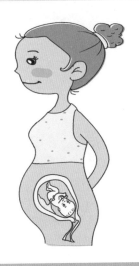

子宫范围已经扩大到肚脐上方3指。腹部的妊娠纹十分明显，乳房上的血管相当突出了。怀孕晚期不仅腹部增大，手臂、腿、脚踝等部位也容易肿胀发麻，容易感到疲劳。夜间出现轻微的水肿是非常正常的怀孕症状，所以不用担心。但是如果早晨醒来脸部严重肿胀，或者水肿一整天都不消退，就有可能是患了妊娠高血压综合征，建议及时到医院做检查。

孕妈妈健康呵护

孕晚期正确认识假宫缩

孕期进入28周，标志着孕晚期的来临，孕妈妈需要注意的事情更多了，面临的状况也更多了。孕妈妈一定要避免一次行走路途太长，也不要站立时间过长。

此时孕妈妈的肚子可能偶尔会感觉到一阵阵地发硬或发紧，如果不出意外，这就是所谓的假宫缩现象。假宫缩也叫迁延宫缩，是指真正分娩前连续多日频繁地发生宫缩现象。孕妈妈进入孕28周，无论站或坐，只要一个姿势保持稍久，腹部便会一阵阵地变硬，也就是假宫缩出现了。这大约是由于临产前子宫下段受胎儿头部下降的拉力刺激而导致的。

正常情况下，假宫缩并不伴有剧烈疼痛，每次间隔时间不等。可能十几分钟一次，也可能几个小时一次，每次持续的时间也不尽相等，几分钟到十几分钟的可能都有。如果孕妈妈感到疲劳，或者情绪十分兴奋时，假宫缩更容易发生，这只是临近分娩之前正常的征兆之一。但值得注意的是，万一孕妈妈假宫缩急剧频繁，并伴有痛感或出血现象时，则应立即送医就诊。

平衡血压有尺度

在怀孕20周以后，如果有血压升高、水肿、小便化验发现尿蛋白，就可诊断为"妊高征"了。患有妊娠高血压综合征，血液流通不畅，孕妈妈会出现头晕、眼花、胸闷及恶心呕吐的症状，而且母体不能顺利向胎盘供给营养，从而导致胎盘功能低下，严重时会造成胎儿所需的营养和氧气的不足、发育不全，甚至会出现死胎。

定期检查

定时做产前检查是及早发现妊娠高血压综合征的最好方法。每一次检查，医生都会量体重、测量血压并验尿，还会检查腿部水肿情况。这些都是判别妊娠高血压综合征的重要指标，如有异常医生会及早诊治，使病情得到控制。

自我检测

孕妈妈要经常为自己量量血压、称称体重，尤其是在怀孕36周以后，每周都应观察血压和体重的变化。

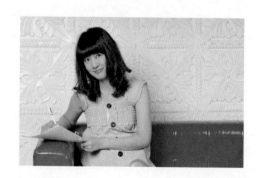

保证营养

大量摄取优质蛋白质、钙和植物性脂肪，蛋白质不足时会弱化血管，加重病情。同时，应注意摄取有利于蛋白质吸收的维生素和矿物质。

及时就医

如果出现妊娠高血压综合征症状，需用药物治疗。若胎盘功能不全日益严重并接近围产期，医生可能会决定用引产或剖宫产提前结束怀孕。

左侧卧位休息法

治疗妊娠高血压综合征首先要保证充足睡眠，休息不少于10小时，采取左侧卧位，使子宫血液更加流通，增加肾脏血流量，使水分更容易排出。

减少盐分

盐分摄入过多会导致血压升高，影响心脏功能，引发蛋白尿和水肿。要严格限制盐的摄取，每天不要超过7克。

保持平和的心态

心理压力大的情况也容易患上妊娠高血压综合征。不要有精神压力，保持平和的心态也是防治妊娠高血压综合征的重要手段。

避免过劳

避免过度劳累，保障休息时间，每天的睡眠时间应保证10小时左右，这样可以避免出现低蛋白血症和严重贫血，降低妊娠高血压综合征的发生概率。

本周孕妈妈注意事项

在孕28周以后，孕妈妈的产检要每周检查两次。在妊娠中后期，这种定期产检是非常有必要的。到了孕28周，孕妈妈可以适当地做一些乳房按摩。因为怀孕后乳房腺泡和乳腺导管的大量增生，导致结缔组织充血，在怀孕四个月后乳头开始分泌少量的黄色黏液，此时做一些适当的按摩，可以为日后顺利进行胎儿的哺乳做好准备。

小贴士 Xiaotieshi

准爸爸培训课堂

担忧，紧张，还是激动？不管准爸爸对即将扮演的父亲角色有什么感受，都可以告诉孕妈妈；对看到的孕产书有什么疑问，也都可以和孕妈妈一起探讨。对于准爸爸的参与和关注，孕妈妈一定会非常高兴。然后仔细倾听她的回答和解释，这样做表示准爸爸愿意全心投入。

本周饮食营养

本周营养重点

重点补充

铁

适量补充

蛋白质　　必需脂肪酸

饮食消水肿，安全又有效

水肿属妊娠期正常现象，孕妈妈不要过于紧张。消除水肿除了不要过于劳累，经常变换体位以外，还可以通过饮食达到消肿的目的，一些富含维生素C的食物就会起到很好的消肿效果。

冬瓜

冬瓜含有丰富的维生素、蛋白质、膳食纤维以及钙、磷、铁等矿物质，其中钾元素含量很高，钠元素含量很低。此外，冬瓜所含的丙醇二酸能抑制糖类转化成脂肪，防止体内脂肪堆积。

红豆

红豆适合于消除各种类型的水肿，不但具有利尿消肿、清热解毒的功效，还能够补血，是孕妈妈的滋补佳品。孕妈妈可以经常喝红豆汤，在煮红豆汤之前先浸泡红豆，以利于红豆熟烂。

芹菜

芹菜含利尿成分，能消除体内水钠潴留，利尿消肿。芹菜富含钾，尤其可有效预防下半身水肿的发生。芹菜中所含的膳食纤维具有很好的通便作用，尤其适合便秘的孕妈妈食用。因为芹菜具有很强的降压作用，因此血压低的孕妈妈不要多吃。

不爱吃肉更要均衡饮食

如果孕妈妈不爱吃肉，一定要补充鸡蛋、牛奶、豆制品这些蛋白质含量高的食品。应以全麦面包、胚芽面包、糙米等代替白米饭、白面。通过食用豆类，如黄豆、毛豆、绿豆，或豆腐、豆干等豆类加工品补充因未摄食肉类而缺乏的蛋白质，且多吃豆类不用担心胆固醇会过高。

肉类所含铁质可通过多摄取高铁质的水果，如番茄、猕猴桃、葡萄来补充。多摄取腰果、核桃等坚果类，其丰富的油脂可以补充人体所需热量。

一周美味食谱

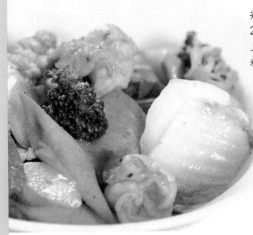

八宝菜

瘦肉100克，火腿80克，白菜300克，竹笋200克，香菇3朵，西蓝花100克，虾仁80克，精盐、植物油、酱油、胡椒粉、水淀粉各适量。

1 瘦肉、火腿、白菜、竹笋切片，香菇泡软，西蓝花切块，虾仁由背剖切洗净，备用。

2 锅内放水烧开后，加入白菜烫1分钟，西蓝花烫2分钟捞起。

3 热油，先把虾仁、瘦肉片分别炒熟捞起，放入香菇、火腿、白菜、西蓝花和竹笋片，炒约2分钟，续加入虾仁瘦肉片，再加入精盐、酱油、胡椒粉炒匀，最后用水淀粉勾芡即可。

咖喱牛肉土豆丝

牛肉300克，土豆400克、淀粉、酱油、料酒、葱、姜、精盐、咖喱粉、植物油各适量。

1 将牛肉自横断面切成丝，将淀粉、酱油、料酒调汁浸泡牛肉丝；土豆洗净去皮，切成丝。

2 将油热好，先干炒葱姜丝，再将牛肉丝下锅干炒后，将土豆丝放入，再加入酱油、精盐及咖喱粉，用大火炒几下即成。

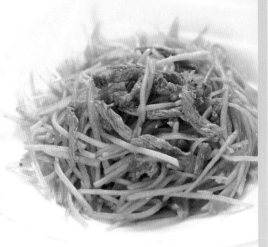

黑米面馒头

黑香米粉500克，红枣100克，白糖150克，桂花糖25克，黄豆面75克，泡打粉2小匙。

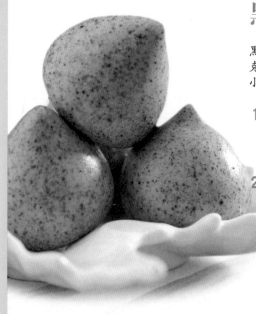

1 黑香米粉、白糖、桂花糖、泡打粉、黄豆面放一容器内拌匀，分次加入温水慢慢揉成软面团，揉匀后搓成粗条，再揪成大小相等的剂子。

2 手心抹少许凉水，取一个剂子在手心上先揉捏几下，再用双手搓成圆球，用右手食指蘸点凉水，在圆球中间按一个坑，边按边转动手指，同时以左手拇指根部并用中指协助捏拢，形成上小下大的圆锥形，至表面光滑时摆在笼屉内，在顶尖上嵌入一枝洗净的红枣，入蒸锅用旺火足汽蒸约15分钟至熟取出即成。

香菇鸭脯煲

鸭子1只，香菇1朵，西蓝花块200克，精盐1小匙，料酒2小匙，面粉2小匙，清汤200克，植物油5大匙，香油少许。

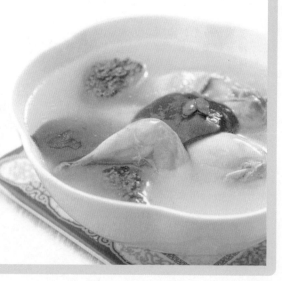

1 将鸭子洗涤整理干净，放入沸水锅中焯去血沫，捞出装碗。

2 加入清汤、葱段、姜片、料酒、精盐，用中火蒸约1小时至肉烂，取出。

3 锅中加熟猪油烧热，放入面粉炒香，再倒入蒸鸭肉的原汤熬至白浓。

本周胎教方案

运动胎教：孕妇操

双脚分开约1米宽站立，放松双肩，挺直后背。调整呼吸，双手合十置于胸前。吸气，在缓缓呼气时身体慢慢下蹲，尽力向下，保持上身与地面垂直。

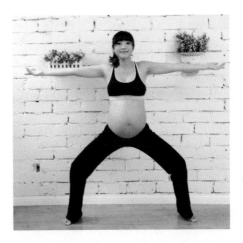

双腿分开到最大限度。双肩打开下沉，双手自然打开与肩平行，慢慢下蹲，深呼吸，保持5秒。

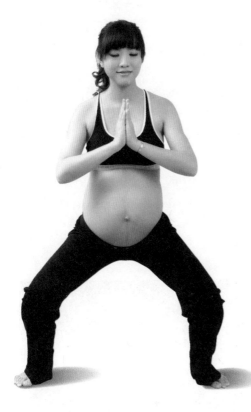

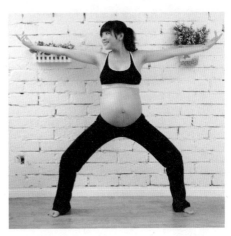

双腿分开到最大限度。双肩打开下沉，双手自然打开与肩平行，慢慢下蹲，慢慢转动颈部呈90°，保持5秒，还原，另一方向做相同动作。

语言胎教：《我有一个恋爱》

推荐孕妈妈欣赏徐志摩的《我有一个恋爱》，在这首诗中，诗人的人生追求与晶莹的星光互为融合，表达出诗人执著的爱恋与坚定的信仰。

我有一个恋爱

徐志摩

我有一个恋爱——
我爱天上的明星；
我爱他们的晶莹：
人间没有这异样的神明。
在冷峭的暮冬的黄昏，
在寂寞的灰色的清晨。
在海上，在风雨后的山顶——
永远有一颗，万颗的明星！
山涧边小草花的知心，
高楼上小孩童的欢欣，
旅行人的灯亮与南针——
万万里外闪烁的精灵！
我有一个破碎的魂灵，
像一堆破碎的水晶，
散布在荒野的枯草里——
饱啜你一瞬瞬的殷勤。
人生的冰激与柔情，
我也曾尝味，我也曾容忍；
有时阶砌下蟋蟀的秋吟，
引起我心伤，逼迫我泪零。
我袒露我的坦白的胸襟，
献爱与一天的明星；
任凭人生是幻是真
地球在或是消泯——
太空中永远有不昧的明星！

美学胎教：名画《星月夜》

《星月夜》是荷兰后印象主义画家文森特·威廉·梵高的油画名作。这幅画描绘了一个夸张变形与充满强烈震撼力的星空景象。那卷曲旋转的巨大星云，那一团团夸大了的星光，以及那一轮令人难以置信的橙黄色明月，大约是画家在梦中所见。对梵高来说，画中的图像都充满着象征的含义。那轮从月食中走出来的月亮，暗示着某种神性，使人联想到梵高所乐于提起的一句雨果的话："上帝是月食中的灯塔"。而那巨大的、形如火焰的柏树，以及夜空中像飞过的卷龙一样的星云，象征着人类的挣扎与奋斗的精神。

这幅画在梵高这里变成了一种深刻有力的呐喊，一种无法言表的精神的颤动。金黄色、深蓝色、橙色、绿色、紫色……画中的色彩都是梵高一生钟爱的颜色，它们在画中如同一些凝固而孤独的圣者，象征着光辉、生命和永恒的神秘。

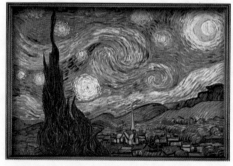

星月夜／（荷兰）文森特·威廉·梵高

第九章
孕8月

从这个月开始已经进入了孕晚期，胎儿的主要任务是运动和增加体重。这个月胎儿的生长速度会达到最高峰，因此妈妈的基础代谢率也会增至最高峰，所以孕妈妈要适度补足营养。

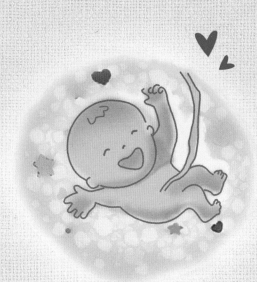

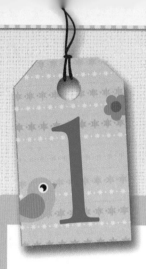

孕8月

怀孕第29周

胎儿与孕妈妈的变化

胎儿的发育情况

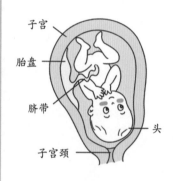

子宫
胎盘
脐带
头
子宫颈

　　胎儿27周大了，重约1.3千克。此时胎儿能完全睁开眼睛，而且能看到子宫外的亮光，所以用手电筒照射时，胎儿的头会随着光线移动。这时期的胎儿对光线、声音、味道和气味更加敏感，能区别出日光和灯光。随着脂肪层的形成，胎儿逐渐发胖，完全形成了眉毛和睫毛，头发和手指甲逐渐变长。

孕妈妈的身体变化

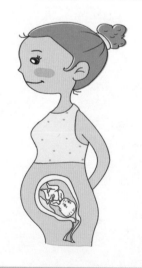

　　一般情况下，孕妈妈每天会有规律地出现4~5次的子宫收缩，这时最好暂时休息。但是，如果出现子宫收缩的频率很高，就有可能发生早产，这种情况应该去医院接受检察。为了顺利的分娩，子宫颈部排出的分泌物增多。为了预防瘙痒，孕妈妈要经常换洗内衣，保持身体的清洁。身上容易长出黑痣或雀斑，还会由于油脂和水分的不均衡导致皮肤上出现角质。

孕妈妈健康呵护

胎位不正的治疗方法

如果遇到胎位不正的情况，孕妈妈可以参考以下几种方法对其进行治疗：

中医疗法之艾灸

孕妈妈可以在医生指导下，先行仰卧并放松肌肉。医生通常以双侧至阴穴为主穴，它们大概位置是，足小趾顶距离身体轴线较远的一侧。治疗胎位不正配穴：隐白穴、三阴交穴和京门穴。艾灸适宜每日操作1~2次，每次持续时间15分钟左右，5次为一个疗程。艾灸所用的艾条是由艾绒压制而成的，燃烧时可产生一定量的烟雾。有些孕妈妈可能对这种气味比较敏感，可以要求医生使用无烟艾条。使用艾灸治疗胎位不正，操作简便，孕妈妈几乎没有痛苦或者不适感，而且费用低廉。执行一两个疗程后复查，如确实有疗效，孕妈妈也可学着自己给自己灸。

自我矫正法之"胸膝起卧"

操作：床垫、铺垫被子等相对柔软的物品；进行此矫正法之前去一次卫生间，尽量将体内多余的尿液排净，以免起卧时对膀胱造成压力；将腰带放松。

"胸膝起卧"动作要领：呈跪倒姿势；掌心贴于床铺，手臂伸直；屈前臂；胸部贴近床铺；臀部与大腿成直角；保持头低臀高状；侧脸贴于床铺。

上述动作，孕妈妈每日可重复做2~3次，每次坚持10~15分钟，通常5~7天为一疗程。这种活动方式的原理是：借外力辅助胎儿重心发生改变，促使胎儿归位。这个简单的方法不需要任何复杂的辅助条件，孕妈妈足不出户就可以做到。但是，一旦孕妈妈在练习过程中出现了头晕、恶心、腰酸难耐等极端现象，应立刻终止锻炼。

孕晚期常见不适及处理方法

孕晚期各种不适纷至沓来，不禁让孕妈妈担心自己和胎儿的健康状况。其实大部分不适是正常的，不会对孕妈妈和胎儿造成不良影响，只要处理得当，就能安然度过。

腰酸背痛

约有1/2或3/4的孕妈妈在孕晚期会感到腰酸背痛。孕晚期背痛的2个主要原因：关节变松弛以便分娩；腹部增大导致形体失去正常姿态。这时孕妈妈站立时要不时调整姿势以适应身体重心的变化。睡觉时在两腿之间塞个枕头，以便支撑背部。孕妈妈还可以在疼痛区敷一个热垫，或按摩疼痛处。

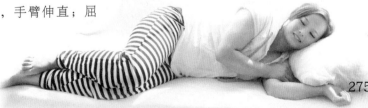

骨盆痛

孕后期，随着子宫的增大，骨盆的关节韧带被压迫牵拉，会引起疼痛。注意适时休息，可做活动骨盆的运动。

胃灼热

胃灼热是怀孕后期常见症状，当感到胃灼热时，孕妈妈要少食多餐，可以咀嚼一些苏打饼干，避免吃辛辣油腻食物；临睡前不要吃零食，因为躺下很容易胃灼热。若胃灼热难忍，孕妈妈可以咨询医生，服用怀孕期安全的药物。

小腿痉挛

怀孕后期，有些孕妈妈会出现小腿抽筋的现象。这多是由于缺钙所致。另外，孕妈妈的腹部体积增大，加重腿部肌肉的负担。不要饮用含磷较多的软饮料，拒绝快餐食品及加工过的食品。痉挛发生时，可将腿伸直，脚趾向前跷，或用力按摩几分钟即可缓解痉挛。每天睡觉前按摩腿脚，睡觉时把腿稍垫高一些，可起到预防作用。

本周孕妈妈注意事项

多种研究结果表明，孕妈妈在孕晚期必须少看电视或不看电视，因为电视机所发出的声音对胎儿来讲既嘈杂又陌生，很可能导致胎儿长期得不到很好的休息。另一方面，就电视机本身，在它播放时会释放一种隐形射线，以及高压静电。对于这些物质，我们虽然看不见摸不着，但它们对胎儿会造成无形的伤害。因此专家建议广大孕妈妈，如果非看电视不可，必须将时间控制在两个小时之内，而且距离两米开外才可以。与此同时，最好选择一些平和的画面入眼，以避免自体情绪起伏过大而影响胎儿成长。

孕29周可以适当地进行胎教。一般来说，胎教针对母亲而言居多，这就忽视了父亲的作用。实际上，聪明健康宝宝的出生在很大程度上取决于父亲，因此准爸爸要注意了，要多和宝宝说话，告诉宝宝你是多么渴望他的降临，你是多么爱他，让宝宝感受到父亲的爱。

小贴士 Xiaotieshi

准爸爸培训课堂

这一时期，准爸爸要更加关心体贴孕妈妈，耐心倾听孕妈妈诉说，给予孕妈妈精神上的鼓励和安慰，打消她心中的顾虑。准爸爸可在临睡前为孕妈妈轻轻按摩，通过按压的动作，促进血液循环、缓解压力，松弛神经，让孕妈妈酣睡入梦。

本周饮食营养

本周营养重点

重点补充

蛋白质

适量补充

综合维生素

微量元素

补充必需脂肪酸

此期是胎儿大脑细胞增殖的高峰，孕妈妈需要提供充足的必需脂肪酸，以满足大脑发育所需，多吃海产品可利于DHA的供给。鱼肉含有优质蛋白质，脂肪含量却比较低。鱼还含有各种维生素、矿物质和鱼油，有利于胎儿大脑发育和骨骼发育，是孕晚期最佳的蛋白质来源。而且鱼中富含Ω-3-脂肪酸，能有效防止早产。

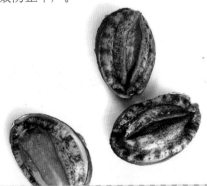

饮食少盐又少糖

怀孕后期，最危险就是妊娠高血压。为了预防妊娠高血压，要减少盐和水分以及糖分的摄取量，为此要适当改变烹调方法和饮食习惯。制作沙拉时，最好用柠檬和食醋代替酱油和盐；吃面时，最好不要喝面汤。

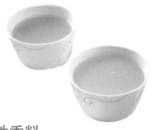

不宜吃热性香料

由于增大子宫压迫和激素的影响，孕妈妈容易出现失眠、胃灼热的症状。此时，孕妈妈不宜吃热性香料。花椒、桂皮、五香粉、辣椒等热性香料等容易消耗肠道水分，使肠道干燥、秘结。肠道发生秘结后，孕妈妈必须用力屏气解便，势必会引起腹压增大，压迫子宫内胎儿，易造成胎动不安、早产等不良后果。

注意餐次安排

餐次安排上，随着胎儿的增长，各种营养物质需要增加，胃部受到挤压，容量减少，应选择体积小、营养价值高的食品，要少食多餐，可将全天所需食品分5～6餐进食，可在正餐之间安排加餐，补充孕期需要增加的食物和营养。

孕8月

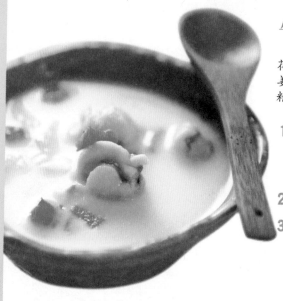

牛奶花蛤汤

花蛤400克，植物油10克，红椒、姜片、精盐、鲜奶、鸡汤、鸡精、胡椒粉各适量。

1 将花蛤放入淡盐水中浸泡使其吐清污物，然后放入滚水中煮至开口，捞起后去掉无肉的壳。

2 红椒洗净，切成细粒。

3 炒锅下油烧热，放入红椒、姜片爆香，加入鲜奶、鸡汤煮滚后，放入花蛤用猛火煮1分钟，最后加入精盐、鸡精、胡椒粉即成。

虾片粥

大米300克、大虾200克、精盐、淀粉、花生油、料酒，酱油、白糖、葱花、胡椒粉各适量。

1 将大米淘洗干净，放入盆内，加盐拌匀稍渍；将大虾去壳并挑出沙肠洗净，切成薄片，盛入碗内，放入淀粉，花生油、料酒，酱油、白糖和少许精盐，拌匀上浆。

2 锅置火上，放水烧开，倒入大米，再开后小火熬煮40～50分钟，至米粒开花，汤汁黏稠时，放入浆好的虾肉片，用大火烧滚。

3 撒上葱花、胡椒粉即可。

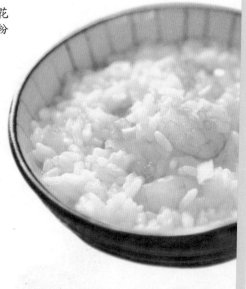

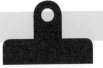

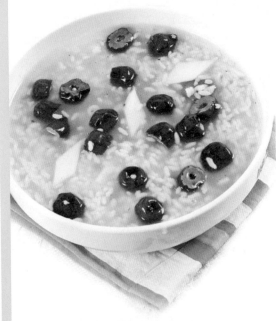

大枣山药粥

大米150克，大枣10枚，山药10克，精盐1/2小匙，冰糖100克。

1 大米淘净，放入清水中稍泡片刻，捞出沥水；锅中加入少许清水和冰糖用小火煮至溶化，过滤成冰糖汁。

2 红枣洗净，沥去水分，剔去果核，切成小块；山药去皮，放入淡盐水中浸泡，洗净黏液，沥干后切片。

3 放入沸水锅中焯烫一下，捞出过凉，沥去水分；锅置火上，加入适量清水，放入大米用旺火烧煮至沸；转小火煮25分钟至大米将熟，撇去浮沫，放入山药片、红枣。

三鲜冬瓜汤

冬瓜200克，虾仁、鱼丸各50克，油菜心2棵，葱花、姜片各5克，精盐1小匙，胡椒粉少许，鲜汤500克。

1 将冬瓜去皮及瓤，洗净，切成厚片；虾仁去沙线，洗净；油菜心洗净。

2 锅置火上，加入鲜汤烧开，先下入冬瓜片、姜片略煮一下，再加入精盐，放入虾仁、鱼丸、油菜心烧沸。

3 撇去浮沫，加入胡椒粉煮至入味，撒上葱花，即可出锅装碗。

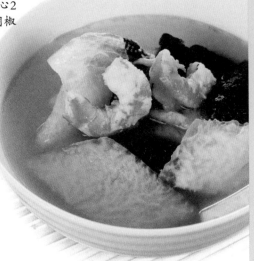

279

本周胎教方案

语言胎教：朗诵冰心的诗

　　冰心原名谢婉莹，笔名冰心，取"一片冰心在玉壶"为意，是我国著名的诗人、作家、翻译家、儿童文学家。冰心的名言是"有了爱就有了一切"。她热爱生活，热爱美好的事物。她的纯真、善良、刚毅、勇敢和正直，使她在海内外读者中享有崇高的威望。她的作品大多也承载着"爱"。

父　亲

冰心

朦胧时候，

父亲，

是一座大山，

坐在他肩头，

总能看得很远、很远。

懂事时，

父亲，

是一棵倔强的弯松，

这才发现，

我的分量是这样重、这样重。

而现在，

父亲啊！

你是一首深沉的诗，

儿子默默的读，

泪轻轻的流。

纸　船

——寄母亲

冰心

我从不肯妄弃了一张纸，

总是留着，留着，

叠成一只一只很小的船儿，

从舟上抛下在海里。

有的被天风吹卷到舟中的窗里，

有的被海浪打湿，沾在船头上。

我仍是不灰心的每天的叠着，

总希望有一只能流到我要他到的地方。

母亲，倘若你梦中看见，

一只很小的白船儿，

不要惊讶它无端入梦。

这是你至爱的女儿含着泪叠的，

万水千山，

求它载着她的爱和悲哀归来！

音乐胎教：哼唱一首儿歌

　　孕妈妈最好在孕期里多抽出一些时间来进行音乐胎教。只要孕妈妈带着对胎儿深深的母爱去唱，胎儿一定能感受到。心情愉悦地哼唱，胎儿一定会十分喜欢。

一只小毛驴

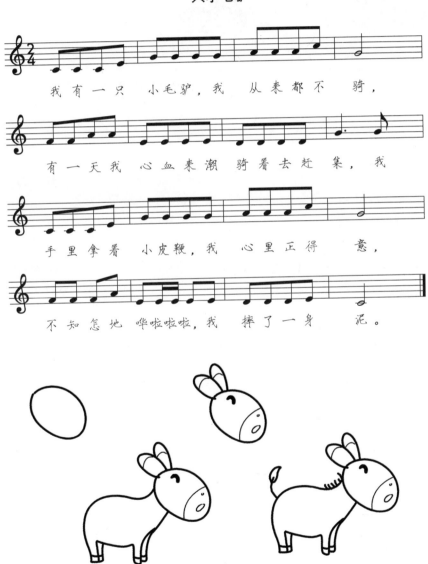

我有一只 小毛驴，我 从来都不 骑，

有一天我 心血来潮 骑着去赶 集，我

手里拿着 小皮鞭，我 心里正得 意，

不知怎地 哗啦啦啦，我 摔了一身 泥。

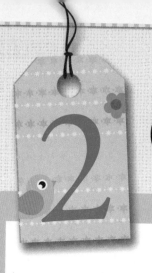

孕8月

怀孕第30周

胎儿与孕妈妈的变化

胎儿的发育情况

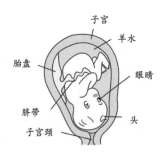

子宫
羊水
胎盘
眼睛
脐带
头
子宫颈

　　胎儿28周大了，重约1.4千克。此时胎儿的胎毛正在消失，头发变得浓密了。虽然这时候不能自己呼吸，不能自己保持体温，但是已经具备身体所需的全部器官，所以此时即使早产，胎儿的存活率也很高。如果是男婴，睾丸在肾脏附近，它们会沿着胯部移动到阴囊内，而女婴阴蒂比较明显。

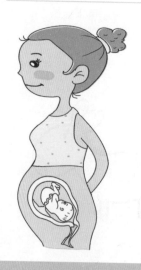

孕妈妈的身体变化

　　变大的子宫达脐上3指，可能会造成餐后的不适感。随着子宫的增大，它开始压迫横膈膜，所以孕妈妈会出现呼吸急促的症状。为了缓解呼吸急促症状，坐立姿势要端正，这样有利于减轻子宫对横膈膜的压迫。睡觉时，最好在头部和肩部及腰部垫上靠垫。容易发生便秘，消化不良和小腿痉挛。

孕妈妈健康呵护

适合孕晚期的运动

孕晚期由于腹部和胸部变大，孕妈妈的后背和肩部有可能疼痛。这时可以进行上半身和颈椎训练，这样可以防治颈部疼痛。但需要注意，在最后的12周内，不要做压迫静脉或者阻碍血液循环的运动。

上下举手臂的运动

孕妈妈舒适地坐在地板上，然后上举起双臂，并反复地做弯曲或伸直肘部的运动。向上举起手臂时吸气，向下放手臂时呼气。用同样的方法重复做该动作。

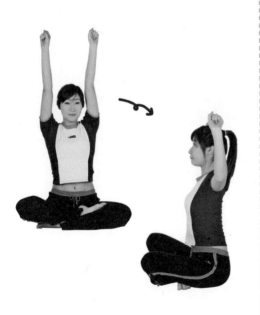

抖手运动

用力握拳，然后慢慢地松手。从上到下放下手臂，同时用力抖动双手。该运动能促进血液循环，而且能缓解手部紧张的肌肉。

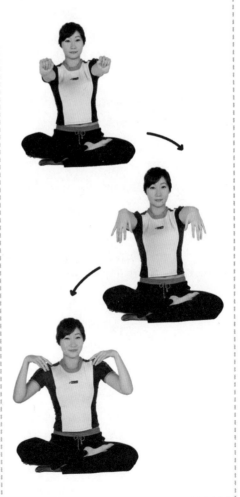

283

孕妈妈乳腺组织为何出现异常

为了迎接未来不久的哺乳期，孕妈妈的乳房在正常胀大。与此同时，左、右乳峰之间的距离开始变宽，双乳向腋下呈现扩展并下垂的趋势。除了形状的改变之外，乳房周围的皮肤往往伴随着缺乏弹性和张力的状况，双乳的外侧也是妊娠纹多发处。乳房微微胀痛，乳头变大，乳晕变大，颜色变深，这都是女性正常生理反应，具体情况视孕程长短而有所差异，有些孕晚期孕妈妈的乳头甚至会变做枣黑色。面对这一类情况，孕妈妈先请不要恐慌，听听如下解说，或对你的情绪有所安慰。

因为孕期体内孕激素水平持续增高，您乳腺组织内的腺泡和腺管也相应不断增生，乳房皮下脂肪也渐渐沉积变厚，因此使得乳房的外形发生很大的变化，而且变得敏感。一些怀孕20周以上的孕妈妈，还会泌出少量的乳汁。这时依然不要惊恐和焦虑，因为这一系列的准备工作，都是为孕妈妈能顺利哺育宝宝做准备。所以，无论孕妈妈身体组织出现上述任何状况，都是人体的一种本能生理反应罢了。

本周孕妈妈注意事项

孕妈妈在进入孕30周后，胎动的次数开始变得频繁，胎儿在妈妈的肚子里变得更加不安分起来，此时孕妈妈一定要认真地记录下胎动次数，做好自我监护。在正常的情况下胎动增多的现象，是胎儿活动频繁造成的，但也有另外的可能，就是胎儿缺氧。有时候孕妈妈由于身体虚弱、劳累造成宫内缺氧；有时因为胎儿在子宫里的转动过程中会出现脐带绕颈的现象，这就会造成胎儿呼吸窘迫，这些情况如果发现不及时，就极有可能造成胎儿生命的危险。

到了孕30周，孕妈妈由于身体变得笨拙，就会减少外出活动，喜欢在家静养，实际上这种做法对孕妈妈和胎儿都没有好处。应该多去户外走动，呼吸新鲜空气，或者在家做一些孕妈妈保健操，这样在保持一份良好心情的同时，也能够增强身体的抵抗力，对胎儿的身心发育也十分有利。

小贴士 *Xiaotieshi*

准爸爸培训课堂

如果家庭人际关系紧张，胎儿会感受到痛苦，以致影响将来性格的发育。因此准爸爸要尽力为孕妈妈和胎儿创造一个充满温暖、美好的生活环境。

本周饮食营养

本周营养重点

重点补充

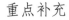

| 钙 | 蛋白质 |

适量补充

| 综合维生素 | 叶酸 |

这些食物会加重胃灼热

高浓度、高糖分的食物

蛋糕、巧克力、冰激凌、糖果、面包等很容易产生饱足感，加重胃灼热感。

刺激性食物、饮料

咖啡、茶、醋、辣椒等食物容易刺激胃黏膜，引起胃灼热。

酸性水果

刺激性食物、橙子、橘子等水果含酸较多，很容易引起胃灼热。

缓解胃灼热的方法

序号	缓解方法
1	少食多餐，使胃部不要过度膨胀，即可减少胃酸的逆流
2	睡前两小时不要进食，饭后半小时至1小时内避免卧床
3	睡觉时尽量以枕头垫高头部15厘米，以防止发生逆流
4	在医生的指导下服用药物来中和胃酸
5	体重若过重，应控制自身体重的增加，并避免食用高糖分的食物或饮料
6	油腻食物会引起消化不良；酸性食物或醋会使胃灼热加剧，孕妈妈皆应尽量避免食用
7	咖啡会使食道括约肌松弛，并加剧胃酸的回流，亦应避免饮用
8	过热食物及辛辣食物都会对胃部产生刺激，所以均宜避免食用
9	多吃含β-胡萝卜素的蔬菜，及富含维生素C的水果，如胡萝卜、甘蓝、红椒、青椒、猕猴桃

膳食要保证质量

这时期是胎儿生长最快的阶段，膳食要保证质量，品种齐全。在这个时期，母体基础代谢率达到最高峰，而且胎儿生长速度也达到最高峰。在孕中期的基础上，适当增加热量、蛋白质和必需脂肪酸摄入量，减少米、面等主食的量，均衡摄取各种营养素。

孕8月

多味黄瓜

黄瓜500克，干椒丝、姜丝、精盐、酱油、白糖、米醋、植物油、香油各适量。

1 将黄瓜洗净，切成小块，放入容器中，加入少许精盐腌渍片刻。

2 锅中加油烧热，放入干椒丝、姜丝炒香，再加入酱油、白糖、米醋略熬成汁，然后加入香油搅匀，倒入碗中。

3 将腌好的黄瓜块放入调味碗中拌匀，腌制20分钟，即可装盘上桌。

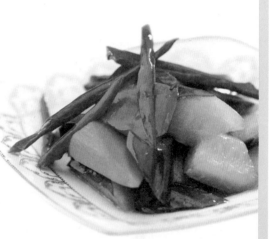

骨头白菜煲

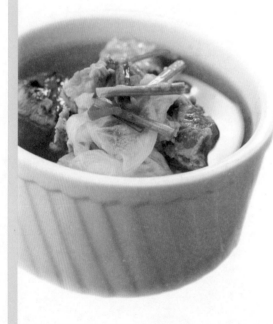

白菜嫩叶500克，猪脊骨200克，精盐2小匙，鸡精1小匙，胡椒粉少许，清汤适量。

1 将白菜嫩叶用清水洗净，撕成大块，放入沸水锅中焯烫一下，捞出用冷水过凉，沥去水分。

2 将猪脊骨砍成大块，放入清水锅中烧沸，焯烫5分钟，捞出冲净，沥去水分。

3 净锅置火上，加入清汤，放入脊骨块烧沸，转小火煮约1小时。

4 再放入白菜叶，加入精盐、鸡精、胡椒粉煮约5分钟，出锅装碗即成。

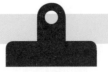

香酿枣糕

红枣1.5千克，芝麻、糯米粉各250克，白糖100克，青红丝10克，桂花酱2小匙。

1 将红枣洗净，煮熟后去核、去皮，制成枣泥，加糯米粉和好，搓成长条，做成36个面剂，擀成皮。

2 将芝麻炒熟后压碎，加白糖、青红丝、桂花酱搓匀，分成36份，逐个包入皮料中，放在模子里压成型，垫上竹叶，入笼蒸熟即成。

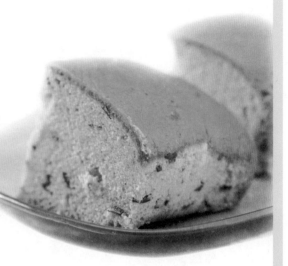

冬瓜海鲜锅

冬瓜100克，鲜鱿鱼、魔芋丝、虾丸各50克，虾仁30克，精盐1小匙，高汤适量。

1 将冬瓜去皮，洗净，切成菱形片；鲜鱿鱼洗净，先剞上十字花刀，再切成小片；虾仁去沙线，洗净。

2 锅中加水烧沸，放入冬瓜片、鱿鱼片、虾仁、虾丸略焯，捞出沥干。

3 锅置火上，添入高汤，放入鱿鱼片、虾仁、冬瓜片、魔芋丝、虾丸煮沸，再加入精盐炖至入味，即可出锅装碗。

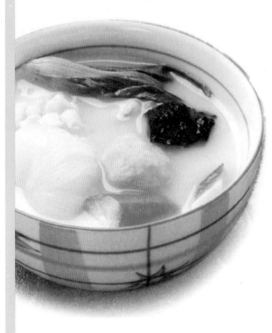

本周胎教方案

语言胎教: 读一读民间童谣

孕妈妈是不是对临产有满满的期盼和一丝的恐惧？读一读传统民谣，放松下来。

拉大锯

拉大锯，扯大锯，
姥姥家里唱大戏。
接姑娘，请女婿，
就是不让冬冬去。
不让去，也得去，
骑着小车赶上去。

新年到

新年到，放鞭炮，
噼噼啪啪真热闹。
耍龙灯，踩高跷，
包饺子，蒸年糕。
奶奶笑得直揉眼，
爷爷乐得胡子翘。

小白兔

小白兔，白又白，
两只耳朵竖起来。
爱吃萝卜爱吃菜，
蹦蹦跳跳真可爱。

我有一双小小手

我有一双小小手，
一只左来一只右。
小小手，小小手，
一共十个手指头。
我有一双小小手，
能洗脸来能漱口。
会穿衣，会梳头，
自己事情自己做。

小松鼠

小松鼠，尾巴大，
轻轻跳上又跳下，
我帮你，你帮他，
采到松果送回家。

五指歌

一二三四五，
上山打老虎。
老虎没打到，
见到小松鼠。
松鼠有几只？
让我数一数。
数来又数去，
一二三四五。

知识胎教: 认识太阳

太阳是距离地球最近的恒星，是太阳系的中心天体。太阳系质量的99.87%都集中在太阳。太阳系中的八大行星、小行星、流星、彗星、海王星天体以及星际尘埃等，都围绕着太阳运行。太阳给了地球光和热，给了地球四季，给了地球生命，没有太阳的光照，就没有地球上众多的生命，动物、植物都依靠着太阳生活。

运动胎教: 孕妇操

双腿分开到最大限度。双肩打开下沉，双手自然打开与肩平行，慢慢下蹲，深呼吸，身体慢慢转向右侧，保持5秒钟，还原，另一侧做同样动作。

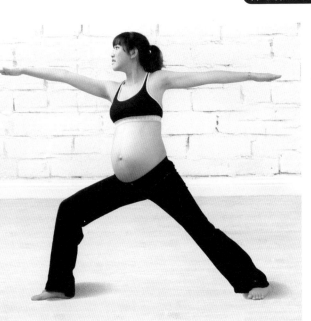

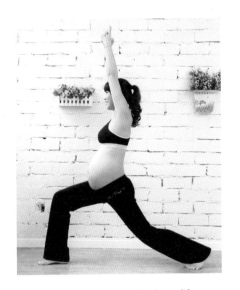

吸气，收腹、挺胸、塌腰，屈右腿，左腿向后伸直，双手并拢用力向上伸展，身体前倾。屏住呼吸，保持几秒钟，恢复初始状态。然后换腿进行。

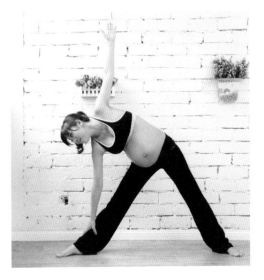

双脚分开约80厘米站立，双臂侧平举，吸气，呼气，上身缓缓向右侧弯曲，弯到极限后，右手扶小腿或脚跟，左臂尽量向上伸直，努力保持双臂上下呈一条直线，保持10秒钟，自然地呼吸，慢慢还原到原位后，再换另一侧做一次。

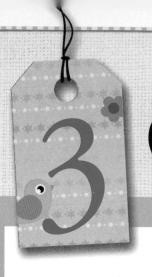

怀孕第31周

胎儿与孕妈妈的变化

胎儿的发育情况

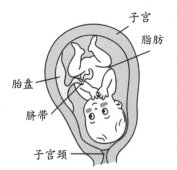

子宫
脂肪
胎盘
脐带
子宫颈

胎儿29周大了，重约1.6千克。胎儿的肺部和消化器官都已经形成，照射孕妈妈的腹部表面时，可以观察到胎儿作出的反应，眉毛和睫毛已经生长完整。此时胎儿的生长速度全面减慢，子宫空间变窄，羊水量逐渐减少。肺将是发育成熟最晚的器官。

孕妈妈的身体变化

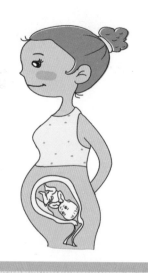

血液和体液量增加，腿部容易发生水肿。当骨盆的血管被子宫压迫时，有可能导致整个下半身的血液循环受阻。这时支撑腰部的韧带和肌肉会松弛，所以孕妈妈又会感到腰痛。孕妈妈为了支撑沉重的肚子向后倾斜身体，肩部肌肉还要支撑增大的乳房，所以越临近分娩，疼痛会越严重。孕妈妈打喷嚏或放声大笑时，会不知不觉出现尿失禁的现象，这是由于增大的子宫压迫膀胱而引起的，不用太担心。

孕妈妈健康呵护

注意子宫的五项变化

留意子宫的变化	
1	子宫开始不规则地收缩，强度很弱，然后慢慢地很有规律，强度也越来越大；收缩的时间延长，而中间间隔的时间缩短，间隔的时间在2～3分钟，而持续的时间在50～60秒钟
2	子宫慢慢张开的时候，阴道总是会排出带血的黏液，量比较少
3	分娩的前几天阴道会经常性地突然流出稀薄的液体，量有时多有时少，这称为破水，而这时孕妈妈应该去分娩医院做检查
4	在医学方面，有了产前的预兆还不算是正式临产。还需要再有一个过程和一段时间，而且每个孕妈妈进入临产的时间不同，情况也不同
5	子宫开始很有规律地收缩，间隔的时间是4～5分钟，持续时间50～60秒钟，很有强度。孕妈妈会感到一阵阵的腹痛，子宫开始发硬发紧，腹中宝宝的头也逐渐下降

开始制订分娩计划

大多数孕妇对分娩无经验，对宫缩、见红、破膜感到害怕、紧张，不知所措。如果孕妈妈对分娩感到紧张，可以在家人的陪同下到准备分娩的医院去熟悉环境。在出现临产信号时，孕妈妈就可以在家人协助下把入院所需的东西准备好，以免临产时手忙脚乱。

本周孕妈妈注意事项

进入孕31周后，有些孕妈妈会出现腿、脚部水肿，特别是到了晚上会肿得特别明显，用手轻轻摸一下都会感觉疼痛。此时可以检测一下，如果孕妈妈的血压都正常，没有尿蛋白，那么这种水肿的现象就属于正常的，妊娠后会自动消失，孕妈妈大可不必担心。

这个时期胎儿越来越大，孕妈妈此时不适合做长途旅行。准爸爸可以陪着孕妈妈去周围环境优雅、安静、空气清新的郊区或公园多走走，并注意不要太过劳累。

小贴士 *Xiaotieshi*

准爸爸培训课堂

在怀孕晚期，孕妈妈对分娩大都怀着期待和恐惧交织的矛盾心理。由于腹部膨大，压迫下肢，活动不能随心所欲，同时出现尿频、便秘等症状，使孕妈妈心烦和易激动，对丈夫的陪伴和亲人的依赖心理也随之增加。因此，以准爸爸为首的全家人要给予孕妈妈加倍的关怀和爱护。

本周饮食营养

本周营养重点

重点补充

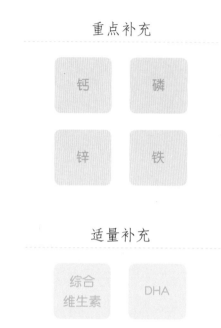

钙　　磷

锌　　铁

适量补充

综合维生素　　DHA

多吃预防便秘的食品

在怀孕末期，消化器官功能缓慢，所以孕妈妈容易发生便秘。多吃含纤维素丰富的蔬菜能防止便秘。要注意少吃一些含脂肪和热量多的食物，以免胎儿过大造成难产。

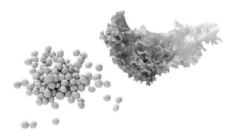

少吃甜食

有的孕妈妈特别喜欢吃甜食，孕期还是应该少吃甜食。甜食不仅指糖，米、面、糕点都属于甜食。甜食摄入过多会使母体内的血糖陡然升高又很快下降，不利于胎儿的生长发育。吃了太多的甜食后会感到口渴，而消渴则需要大量饮水，这样不仅增加心脏和肾脏的负担，还影响其他营养物质的摄入。

多吃番茄

番茄具有生津止渴、健胃消食、清热解毒、补血养血及增进食欲的功效。它含有多种维生素和营养成分，尤其是番茄中所含的茄红素，对人体的健康非常有益。

番茄生食、熟食均可，而要更多地摄取茄红素，则应对其进行烹煮加工，这样可提高茄红素的吸收利用率，抗氧化效果更好。如果生吃番茄的话，应该选择在饭后，因为空腹食用容易引起胃部不适。

孕妈妈常吃番茄，不仅能增强皮肤弹性，使脸色红润，还能减少甚至消除因激素变化而引起的面部妊娠斑。

值得注意的是，未成熟的番茄含有大量的有毒番茄碱，孕妈妈食用后，会出现恶心、呕吐、乏力等中毒症状，所以应食用熟透的番茄。

一周美味食谱

红焖海参

水发海参750克，姜块15克，香菜根、
葱段各25克，生蒜1头，甘草片5克，
精盐、鸡精、红豉油各1小匙，料酒、
酱油、水淀粉各1大匙，香油2小匙，
植物油3大匙，老汤适量。

1　水发海参收拾干净，放冷水锅内，
　　加入姜块、葱段、精盐、料酒煮几
　　分钟，捞出沥水。

2　锅中加油烧热，加入香菜根、生
　　蒜、酱油、红豉油、甘草片和老汤
　　煮25分钟，捞出杂质成酱汁。

3　加入海参块，转小火焖1小时，再
　　加入精盐、鸡精调匀，用水淀粉勾
　　芡，淋入香油，出锅装盘即成

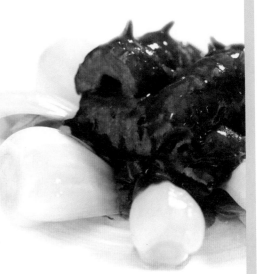

香脆三丝

白菜300克，胡萝卜200、青椒各200克，
大料2～3瓣，精盐、红尖椒、姜末、蒜
泥、鸡精、花椒粒、植物油各适量。

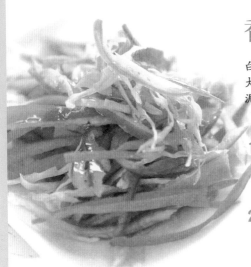

1　将白菜、胡萝卜、青椒洗净沥水，
　　切成细丝，撒上精盐腌渍5～10分
　　钟，撒上姜末、蒜泥、鸡精，拌匀
　　后装盘。

2　将红尖椒剪成细丝，与花椒粒、
　　大料一同放在小碗内，将烧热的
　　植物油倒入，凉凉后再淋到菜丝
　　上。

香芋黑米粥

黑米300克，芋头200克，大米、冰糖各100克，花生米50克，红糖3大匙。

1. 将黑米、大米混拌均匀，放入清水中浸泡2~3小时，再换清水淘洗干净。
2. 将芋头削去外皮，用清水洗净，沥干水分，切成大薄片。
3. 坐锅点火，加入适量清水烧沸，先放入黑米和大米煮约40分钟。

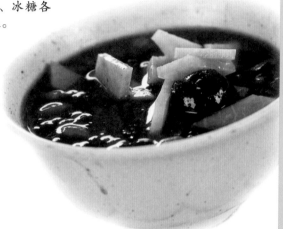

冬瓜八宝汤

冬瓜300克，干贝、虾仁、猪肉各50克，胡萝卜20克，干香菇3朵，葱段15克，精盐1小匙。

1. 冬瓜洗净，去皮及瓤，切成小块；胡萝卜洗净、去皮，切成滚刀块；虾仁去沙线、洗净。
2. 猪肉洗净，切成片；干香菇泡软，去蒂，洗净，切成小块；干贝用清水泡软，捞出沥干。
3. 锅中加入适量清水，下入干贝、虾仁、肉片、香菇、冬瓜、胡萝卜，用旺火烧沸。
4. 再转小火续煮5分钟，然后加入精盐煮匀，撒上葱段即可。

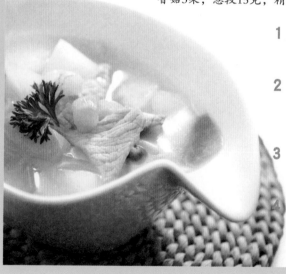

本周胎教方案

趣味胎教: 动手做捏泥——螃蟹

孕妈妈在粘贴螃蟹腿的时候可能会粘贴不上, 可以使用牙签进行辅助, 使其粘牢。

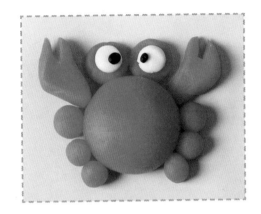

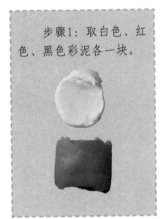

步骤1: 取白色、红色、黑色彩泥各一块。

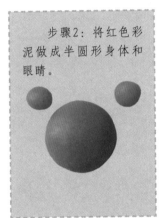

步骤2: 将红色彩泥做成半圆形身体和眼睛。

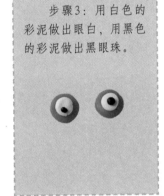

步骤3: 用白色的彩泥做出眼白, 用黑色的彩泥做出黑眼珠。

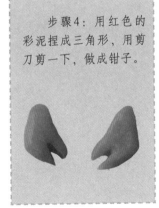

步骤4: 用红色的彩泥捏成三角形, 用剪刀剪一下, 做成钳子。

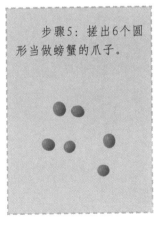

步骤5: 搓出6个圆形当做螃蟹的爪子。

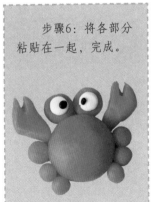

步骤6: 将各部分粘贴在一起, 完成。

语言胎教: 睡前故事《春天来了》

孕妈妈应该多去室外呼吸一下新鲜的空气，周围清新的环境会带给你一天的好心情。

春天来了

春天来了，小树发芽了，小草变绿了，小花也开了，有桃花、梨花、丁香花、玉兰花，真是漂亮极了。

晚上，天空挂着月亮，小星星在月亮婆婆身边睡着了。这时，公园里传来了好听的说话声。

桃花说："春天真好，我最喜欢春天了，太阳暖暖的，花儿也开了，多好啊！你们说是不是我先开的？是我把春天迎来的。"

梨花说："你说的不对，是我先开的，你看我全身白白的，多像雪白的玉。"

玉兰花说："你们说的都不对，是我最先和春姑娘说话的，我最香了，春姑娘最喜欢我了。"

花儿们的说话声把月亮婆婆吵醒了，月亮婆婆问花儿们："你们说什么呢？真热闹，让我也听听"

梨花向月亮婆婆招招手，高兴地说："月亮婆婆，春天真好，您告诉我们。是谁最先把春天姑娘迎来的？"

月亮婆婆想了想，微笑着说："春姑娘是小草最先迎来的，在你们没开花的时候，小草已经钻出地面了。"听了月亮婆婆的话，桃花、梨花、玉兰花都低下了头。

月亮婆婆又说："好了，孩子们，咱们睡觉吧！待一会儿春姑娘该来叫你们了。"

公园里又静静的了，月亮婆婆，还有桃花、丁香花、玉兰花都闭上眼睛了，她们的梦里春姑娘还在跳舞呢。

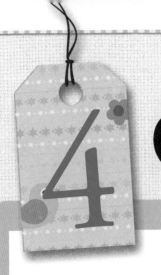

怀孕第32周

胎儿与孕妈妈的变化

胎儿的发育情况

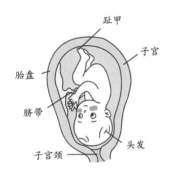

趾甲
子宫
胎盘
脐带
头发
子宫颈

胎儿30周大了，从头部到臀部长约30厘米，重约1.8千克，头部、臀部和腿部开始长成正当比例。原先特别活跃的胎儿，明显地变得迟缓。这并不是胎儿出现问题，相反的，胎儿的成长非常正常。出现这样的状况是由于孕妈妈的子宫内空间对胎儿来说日渐狭小，使得胎儿活动减少。

孕妈妈的身体变化

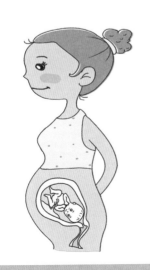

怀孕32周时，孕妈妈的体重会快速增长。随着胎儿成长，腹部内的多余空间会变小，胸部疼痛会更严重，呼吸也越来越急促。不过，当胎儿下降到骨盆位置后，症状就会得到缓解。在此之前，孕妈妈只能忍受疼痛。平时养成端正的坐姿，有助于缓解胸部疼痛。腹部的深色条纹可能变得更加明显，肚脐有可能变得平整，也有可能会明显突出。

孕妈妈健康呵护

警惕后期异常

每个孕妈妈都希望顺利地走过十月怀孕，生个健康聪明的宝宝，但是实际上常常会发生一些意外情况，给分娩造成困难。特别是怀孕后期，更应该小心每一个异常细节，不要让前期计划功亏一篑。

羊水过多或过少

羊水是胎儿的摇篮，它能稳定子宫内的温度，保护胎儿不受伤害，并有轻度的溶菌作用。它还可使羊膜保持一定的张力，防止胎盘过早剥离。临近分娩时，羊水可明显缓解子宫收缩导致的压力，使胎儿娇嫩的头颈部免受挤压。然而，羊水的量必须适度，过多、过少均会出现问题。羊水量超过2000毫升，称为羊水过多。其中30%~40%的患者是不明原因的，另外一部分则可能是并发有胎儿畸形或者是多胎妊娠，通过B超检查可以进一步明确原因。羊水量少于300毫升，称为羊水过少。在过期妊娠或者胎儿畸形时可以发生，对胎儿影响较大，甚至发生死亡，所以要十分重视。

前置胎盘

前置胎盘最主要的表现是在怀孕晚期或临产时，发生无痛性、反复阴道出血。如果处理不当，将会危及母子生命安全，需格外警惕。为了预防前置胎盘出血的发生，孕妈妈应注意充分休息，并保证充足的营养、同时还应坚持产前检查，尽量少去拥挤的场所，避免猛起猛蹲、长时间仰卧等。

胎盘早剥

孕晚期正常位置的胎盘在胎儿娩出前，部分或全部从子宫壁剥离，叫做胎盘早剥。其主要表现为剧烈腹痛、腰酸背痛、子宫变硬，可伴少量阴道出血。剥离面出血过多时，还会出现恶心、呕吐、面色苍白、出汗、血压下降等休克征象。如果不及时处理，会危及母子生命，因此要引起重视。

胎膜早破

胎膜早破后，子宫内部与外界相通，容易导致宫内感染。腹部外伤、宫颈内口松弛、孕晚期粗暴性交、胎膜感染、胎膜发育不良，以及缺乏微量元素锌、铜等都有可能出现胎膜早破。胎膜早破后不久，就可能有规律性宫缩，所以一旦发生胎膜早破，应马上住院待产。

孕妈妈的胎动现象

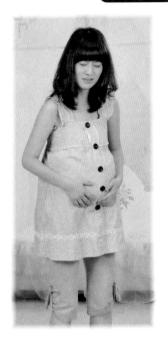

孕32周孕妈妈会经常感觉到强烈的胎动，这是因为胎宝宝正在妈妈腹中运动，比如：在胎儿做全身性的运动时，孕妈妈就能强烈地感觉到。孕妈妈感觉到胎儿在腹中翻身，这种运动持续时间比较长，而且胎儿运动的力量也比较强。有时宝宝会在妈妈腹中做一些踢腿、伸胳膊的动作，这些运动持续时间相对来说比较短，动作也忽快忽慢，运动的力量也比较弱，只有偶尔踢腿的时候，孕妈妈才会感觉宝宝的力量比较强。在一般情况下，此时的胎动是比较有规律的，上午的胎动是比较均匀的，下午胎动慢慢减少，晚饭后或者夜间7～10点之间胎动次数是最多的时候。

本周孕妈妈注意事项

进入孕32周后，孕妈妈可能会面临身体上的许多突发状况。比如，体重突然增加，手、脚、脸部水肿，头痛，视力下降等，这些都有可能是子痫前期的信号，能够引起蛋白尿和高血压，对母亲和胎儿都有影响，要时刻留心，如果有异常现象，要立刻就医。本周开始，孕妈妈要时刻注意控制体重，不要让体重增加过快。过量的营养会导致生出体重过大的宝宝，这并非好事。出生时体重超过4000克的宝宝很容易会因为低血糖而使脑部受到损伤。还会因为个头过大导致宝宝在分娩过程中出现窒息、颅内出血等状况，为孕妈妈带来难产的危险，因此，为了宝宝和妈妈的健康，一定要注意适量饮食。建议孕妈妈在家里准备体重秤，每天固定一个时间去称一下体重，这不失为一个控制体重的好办法。

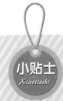

小贴士
Xiaotieshi

准爸爸培训课堂

准爸爸可以用几种颜色的笔将汉字描得五颜六色，写出各种各样的花样。拿着自己制作好的字卡，一边抚摸着孕妈妈的腹部，一边念卡片上的汉字，并将汉字的特色和所指的实物向胎儿做描述。教腹中的胎儿认识汉字，最关键的是要用心去教，用心感受。

本周饮食营养

本周营养重点

重点补充

维生素K

适量补充

钙　　蛋白质

营养不宜过剩

这个时期，孕妈妈要保证足够的营养，满足自身子宫和乳房增大、血容量增多，以及供给胎儿生长发育的需要。

需要注意的是，一定要根据自身体质调整营养，注意饮食安排。如果营养摄入的不合理或过多，会使胎儿长得太大，造成难产。

维生素K的作用

维生素K是参与血液凝固的一种重要物质，如果人体缺乏维生素K，就等于缺乏凝血因子，容易造成出血或出血难止。

专家指出，人体自身不能制造维生素K，只有靠食补或肠道菌群合成。由于维生素K比较难以通过胎盘吸收，所以婴儿体内原本就缺乏，同时，没有足够的菌群帮助合成。

如何补充维生素K

孕妇可以多食维生素K含量丰富的食物，如菠菜、番茄及鱼类等。新生儿也要补充维生素K。

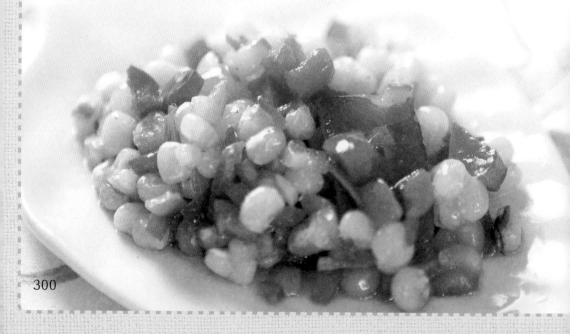

一周美味食谱

腰果拌肚丁

熟猪肚250克，腰果75克，芹菜50克，葱花25克，花椒5粒，精盐1大匙，鸡精、米醋、白糖各1小匙，辣椒油2大匙，香油1/2小匙。

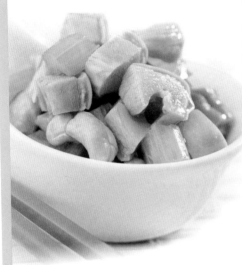

1 腰果用温水浸泡，再捞入清水锅中，加入精盐、花椒烧开，转小火煮约30分钟，捞出沥干水分。

2 芹菜择洗干净，放入沸水锅焯烫3分钟，捞出过凉，切成小段；猪肚切成1厘米见方的丁。

3 将猪肚、腰果、芹菜一同放入碗中，加入葱花、精盐、鸡精、米醋、白糖、辣椒油、香油调拌均匀即可。

鱼肉馄饨

鱼肉300克，淀粉300克，猪肉馅350克，精盐、绍酒、绿叶菜、葱花、鸡油各适量。

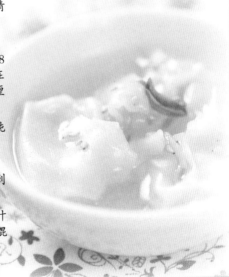

1 将鱼肉剁成膏，加精盐拌匀，做成18个鱼丸；砧板上放淀粉，把鱼丸放在淀粉里滚动，用擀面杖做成直径7厘米的鱼肉馄饨皮。

2 将猪肉馅做成18个馅心，用鱼肉馄饨皮卷好捏牢。

3 大火烧锅，放入清水烧沸，下馄饨，用筷子轻搅，以免黏结；用小火烧到馄饨浮上水面5分钟左右，即可捞出。

4 在汤中加盐和绍酒，烧沸后放入绿叶菜（韭菜、香菜均可），倒入盛有馄饨的碗中，撒葱花，淋鸡油即可。

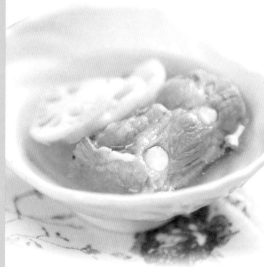

莲藕排骨汤

莲藕、排骨各300克，盐1小匙。

1 将排骨洗干净，放入滚水中氽烫，捞出。

2 莲藕去皮，切约1厘米厚片。

3 排骨、莲藕放入锅中加入半锅冷水，中火煮开，改小火慢熬1～1.5小时，熬煮至排骨熟烂，加入盐调匀即可盛出。

山药黑芝麻粥

大米、山药各100克，黑芝麻15克，冰糖适量。

1 大米淘洗干净；山药清洗干净，刮掉外皮，切成滚刀小块。

2 将大米、山药和黑芝麻一起装入高压锅，加入足量的水，再加入冰糖，盖好盖子。

3 大火烧至上汽后，转小火煮10分钟。

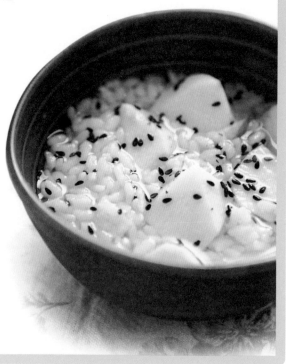

本周胎教方案

音乐胎教：欣赏《远航》

孕妈妈可听一些象征着勇气和智慧的歌，让歌声伴着孕妈妈的声音，告诉胎儿勇敢的意义。《远航》是电影《哥伦布传》的主题曲，《远航》这首歌朴实无华、意境悠远，既有心情的宣泄，又带点淡淡的忧伤，透出一股苍茫，给人以力量。

远航

I am sailing 我在航行

Home again 'cross the sea

跨越海洋再次归家

I am sailing stormy waters

我在暴风中航行

To be near you 向你靠近

To be free 获得自由

I am flying 我在飞翔

Like a bird 'cross the sky

像只鸟儿飞越天空

I am flying passing high clouds

我在白云中穿越飞翔

To be near you 向你靠近

To be free 获得自由

Can you hear me 你可听到我的心声

Through the dark night far away

夜空茫茫，远隔万里

I am dying 我生命垂危

Forever crying 永远哭泣

To be near you 向你靠近

Who can say 其中甘苦谁能说

Can you hear me 你可听到我的心声

Through the dark night far away

夜空茫茫，远隔万里

I am dying 我生命垂危

Forever crying 永远哭泣

To be near you 向你靠近

Who can say 其中甘苦谁能说

We are sailing 我们在航行

Home again 'cross the sea

跨越海洋 再次归家

We are sailing stormy waters

我们在暴风中航行

To be near you 向你靠近

To be free 获得自由

Oh Lord 哦，上帝

To be near you 向你靠近

To be free 获得自由

情绪胎教：避免产前抑郁

临近预产期，准爸爸应该抽出更多的时间陪在妻子身边，给她更多的信心和勇气，让孕妈妈远离产前焦虑。

产前焦虑来袭

由于临近预产期，孕妈妈对分娩的恐惧、焦虑或不安会加重，对分娩"谈虎色变"。有些孕妈妈对临产时如何应对，如有临产先兆，会不会来不及到医院等问题过于担心，因而稍有"风吹草动"就赶到医院，甚至在尚未临产，无任何异常的情况下，要求提前住院。

产前抑郁症请走开

做好分娩准备：分娩的准备包括孕晚期的健康检查、心理上的准备和物质上的准备。一切准备的目的都是希望母婴平安，所以，准备的过程也是对孕妈妈的安慰。如果孕妈妈了解到家人及医生为自己做了大量的工作，并且对意外情况也有所考虑，那么，她的心中就应该有底了。

孕晚期以后，特别是临近预产期，丈夫应留在家中，使妻子心中有所依托。

转移注意力：孕晚期，孕妈妈可以适当做一些有利于健康的活动，以此转移注意力，避免出现产前抑郁。

孕妈妈可以选择自己感兴趣的事情，如唱歌、画画、做手工，晚上与丈夫一起散步，倾诉心中的疑虑和不安，获得丈夫的安慰。不要整日因为担心安全问题而闭门在家，独自胡思乱想，整日担心各种莫名的问题，更易导致精神紧张。

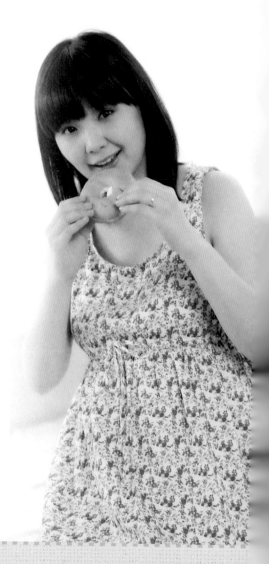

第十章
孕9月

胎儿与妈妈之间的物质交换越来越频繁，通过胎盘和妈妈之间的血液循环也越来越快，胎儿变得红润起来，看上去比以前更漂亮了。

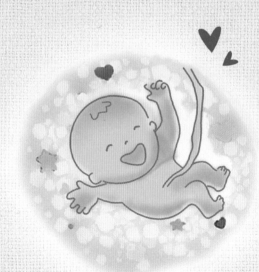

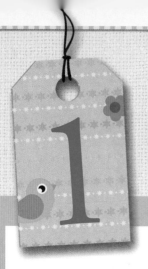

孕9月

怀孕第33周

胎儿与孕妈妈的变化

胎儿的发育情况

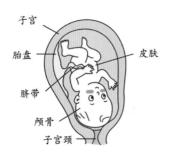

子宫
胎盘
脐带
颅骨
子宫颈
皮肤

胎儿31周大了，重约2千克。除了肺部以外，其他器官的发育基本上接近尾声。为了活动肺部，胎儿通过吞吐羊水的方法进行呼吸练习。男宝宝的睾丸完全进入到了阴囊中。羊水量达到了最高峰，并一直维持到分娩结束。胎儿的皮肤由红色变成了粉红色。现在的胎儿没有多少活动空间了。

孕妈妈的身体变化

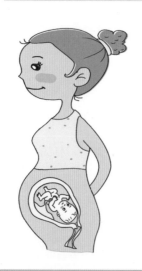

这个时期，腹部的变化特别明显，又鼓又硬，使得肚脐都凸露出来。这时排尿次数会增多，而且有排尿不净的感觉。随着分娩期临近，孕妈妈的性欲也明显下降。所以在怀孕晚期，应该暂时节制性生活，提倡以轻柔的爱抚表达夫妻间的爱意，有助于减轻孕妈妈的心理负担。孕妈妈体重增加每周不应超过0.5千克，胸部的不适日渐明显。

孕妈妈健康呵护

开始为迎接宝宝做准备

如何选择分娩医院

其实孕妈妈在接受初诊的时候就应该决定好分娩医院，而且不管是产前的检查还是分娩都应该在同一家医院。每所医院对待孕妈妈情况的处理方式都不同，所以如果孕妈妈从最初检查一直到分娩都选择同一家医院，而医生对孕妈妈各方面的情况也非常熟悉了解，这样对母亲和胎儿都是有好处的。值得注意的是，有的准父母会在产前选择分娩医院，那么准父母就要考虑多方面的问题，如：医院在剖宫产和自然分娩方面的技术水平是不是优秀呢？分娩后母子是在同室还是分开呢？丈夫以及家人可不可以到医院探望呢？医院对分娩时会阴切开有什么见解呢？这些都是必须要考虑的问题。

准爸爸要做哪些准备

还有七周的时间，宝宝就要呱呱落地了，从这个阶段开始，准爸爸就要行动起来，为迎接小宝宝出世做准备：在妻子分娩前就要将房间收拾好，这样可以使孕妈妈和宝宝在整洁又干净的环境中愉快地度过产褥期。房间采光要好，并且要时常保持通风、安静和干燥。由于孕妈妈在分娩前行动十分不方便，准爸爸应该主动地将家里的被褥和床单等拆洗干净，并且经常放在阳光下进行暴晒和消毒。准爸爸要在分娩前备好家里需要的用品以及食物，还要多购一些洗涤用品，如：洗衣粉、洗洁精、肥皂、去污粉等。

如果孕妈妈要求去买一些婴儿的用品，准爸爸一定要有耐心。准爸爸要在这个时候开始了解宝宝在出生以后需要什么，并且陪着孕妈妈一起为宝宝选一些必需品。这样不仅能防止意外的发生，而且会让孕妈妈感觉到安全感和幸福感。准爸爸要避免提起不开心的事，不要将不良的情绪带到临产前。总之，准爸爸要多陪在孕妈妈身边，帮助孕妈妈做好充足的心理准备，共同迎接宝宝的出世。

孕妈妈需要进行分娩的练习

马上就要临近分娩，每个孕妈妈都应该了解大量知识，为分娩做充分的准备，这样就可以避免孕妈妈在分娩时过于紧张而导致分娩混乱。

1．妈妈可以用腹部呼吸和胸部呼吸进行练习。用腹部呼吸的方法是：仰卧之后，将两腿慢慢地分开，但是膝盖要稍微地呈弯曲状态。手指中的四指并拢，只留拇指张开放在腹部。拇指大概放在肚脐以下的位置，轻轻呼吸，让腹部逐渐有膨隆感并鼓起。当腹部鼓起达到最大程度，开始慢慢地吐气，让腹部恢复原状，如此反复。当宫缩比较严重时，可以用胸部呼吸法来缓解。在宫缩剧烈时，屏住呼吸3～4秒钟，如此向肛门的方向用力，在用力的同时要将吸入的气再呼出。

2. 孕妈妈还应尽可能地做一些出力的练习，孕妈妈在锻炼的过程中注意腹部的深呼吸。在宫缩时进行深呼吸，吸气和呼气时都要深而慢。当宫口完全张开后，孕妈妈要将双腿弯曲慢慢分开，用两手去抓紧扶手朝下部用力，维持的时间越长越好，这样可以增加腹部的压力，促进胎儿顺利产出。

在练习的过程中一定要避免大声呻吟或者大声喊叫，这样不但不能减轻孕妈妈的疼痛，反而会因为过度的换气导致母体缺氧，胎儿各部分的血液不能正常循环，由此引发碱血病等。同时也会大量地消耗母体的体力，等到需要用力时反而无力可用。由此可见，这些都会对分娩中的孕妈妈和胎儿造成不良的影响，所以孕妈妈要用正确科学的方法进行分娩前的练习。

本周孕妈妈注意事项

在孕晚期，孕妈妈除了要时刻关注自身的身体变化之外，还要学习分娩的相关知识。最好孕妈妈和准爸爸要了解早产的预防和应对方式，这样在出现意外时候，可以自己做一些简单的处理。

进入孕33周后，大多数的孕妈妈在晚上睡觉时会出现腿部抽筋的症状，这种状况的发生是由于孕妈妈在孕中期体重增加，导致双腿负担加重，且腿部肌肉经常处于疲劳的状态；另外，在怀孕后孕妈妈对钙的需求量明显增加，如果钙摄取不足，就会增加肌肉、神经的兴奋性，并且人的血钙水平在夜晚会稍低，因此小腿抽筋常常在夜间发作，此时孕妈妈就要多注意休息及补钙，尽量避免抽筋现象发生。

小贴士 Xiaotieshi　**准爸爸培训课堂**

准爸爸要经常询问孕妈妈的身体状态，重视每周定期检查的结果，要对可能会发生的紧急状况做好万般的准备。孕妈妈外出的时候最好尽量同行。

本周饮食营养

本周营养重点

重点补充

钙　　铁

适量补充

综合维生素　　蛋白质

加大钙的摄入量

胎儿体内的钙一半以上都是在怀孕期最后两个月储存的,如果此时摄入的钙量不足,胎儿就会动用母体骨骼中的钙,容易导致孕妈妈发生软骨病。富含钙质的食物有牛奶、虾皮、核桃、南瓜子、鱼松等。

每日脂类摄入量控制在60克

此时,胎儿大脑中的某些部分还没有发育成熟,孕妈妈需要适量补充脂类,尤其是植物油。每天摄入的总脂量应为60克左右。

适当增加铁的摄入

现在胎儿的肝脏以每天5毫克的速度储存铁,直到存储量达到540毫克。若铁的摄入量不足,就会影响胎儿体内铁的存储,出生后易患缺铁性贫血。动物肝脏、黑木耳、芝麻等含有丰富的铁。

膳食纤维不可少

孕晚期,逐渐增大的胎儿给孕妈妈带来负担,孕妈妈很容易发生便秘。由于便秘,又可能患上内外痔。为了缓解便秘带来的痛苦,孕妈妈应该注意摄取足够量的膳食纤维,以促进肠道蠕动。全麦面包、芹菜、胡萝卜、白薯、土豆、豆芽、菜花等各种新鲜蔬菜和水果中都含有丰富的膳食纤维。孕妈妈还应该适当进行户外运动,并养成每日定时排便的习惯。

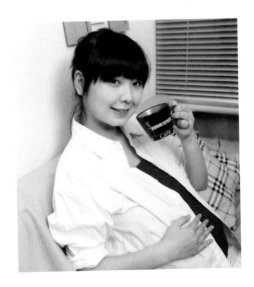

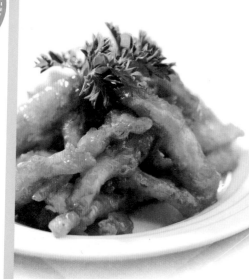

炸烹银鱼

银鱼400克，鸡蛋2个，葱末、姜末、精盐、料酒、鸡精、胡椒粉、白糖、辣酱油、淀粉、清汤、植物油各适量。

1 银鱼洗净，加入精盐、料酒、胡椒粉、鸡精拌匀，腌渍30分钟，再加上鸡蛋液和淀粉调拌均匀，放入油锅内炸呈金黄色，捞出沥油。

2 取小碗，加入辣酱油、料酒、精盐、白糖、胡椒粉、鸡精和清汤调匀成清汁。

3 锅中加少许植物油烧热，下入葱末、姜末炝锅，倒入炸好的银鱼，然后烹入清汁炒匀，淋入香油，出锅装盘即成。

冬瓜鲤鱼汤

冬瓜200克、鲤鱼1尾、生姜、绍酒、枸杞、植物油、精盐、胡椒粉各适量。

1 将嫩冬瓜去皮、籽切成丝；鲤鱼处理干净；生姜切丝。

2 锅内烧油，投入鲤鱼，用小火煮透，下入姜丝，攒入绍酒，注入适量清汤，煮至汤质发白。

3 加入冬瓜丝、枸杞，调入精盐、胡椒粉，续煮7分钟即可。

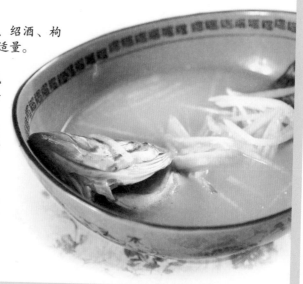

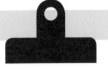

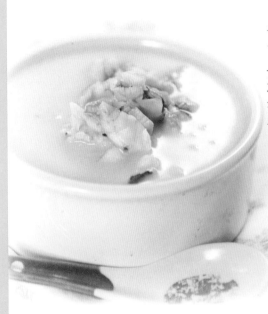

黄鱼羹

黄鱼肉200克，嫩笋50克，鸡蛋1个，葱末、姜末、葱段各1小匙，植物油、香油、清汤、水淀粉各适量，精盐少许。

1 将黄鱼肉切成小片；嫩笋洗净切丁；鸡蛋打散。

2 锅中热油，爆香葱段和姜末，放入黄鱼片、清汤、嫩笋和精盐，烧沸后撇去浮沫。

3 用水淀粉勾芡，然后淋入蛋液，最后加入葱末和香油即可。

海鲜面

面条150克，香菇30克，菠菜20克，虾50克，鲑鱼、牡蛎、花枝、姜丝、盐、料酒、白胡椒粉各适量。

1 虾洗净、剔去肠泥；花枝洗净、十字切花；菠菜切段；香菇洗净，切开备用；鲑鱼、牡蛎洗净，去杂质。

2 面条煮至五分熟时，加入虾、花枝、鲑鱼、蚵、香菇、菠菜及姜丝，煮至面条九分熟，再加入盐、料酒、白胡椒粉拌匀即可。

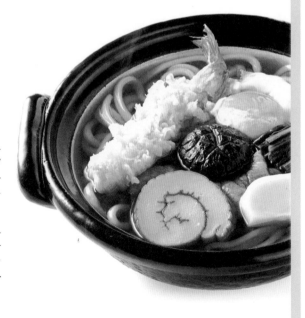

本周胎教方案

语言胎教: 朗诵《太阳颂》

孕妈妈可以在感到害怕时朗诵泰戈尔的《太阳颂》，这首诗可以使孕妈妈心里充满阳光。

太阳颂（节选）

泰戈尔

啊，太阳，我的朋友，
舒展你光的金莲！
举起铮亮的巨钺
劈开饱盈泪水的苦难的乌黑云团！
我知你端坐在莲花中央，
披散的发丝金光闪闪。
催醒万物的梵音
飞自你怀抱的燃烧的琴弦。
今生今世
第一个黎明，你曾吻遍
我纯洁的额际。
你的热吻点燃的光流
在我心海翻涌着灿烂的波涛。
永不平静的火焰
在我的歌里腾跃呼啸。
印着吻痕的我的碧血
在韵律的洪水里旋舞。

如痴似狂的乐音
融合着炽热的情愫
飘向四方。
你的吻也引起心灵无端的啼哭、
莫名的忧伤。
谨向你熊熊的祭火中
我追寻的真理的形象顶礼。
远古的诗人，昏眠的海滨
你吹响驱散黑暗的苇笛
是我的一颗心；
从笛孔袅袅流逸
天空云彩的缤纷、
林中初绽的素馨的芳菲、
岩泉的叮咚。
旋律的跌宕中活力的春水
涨满我周身。

趣味胎教：为胎儿制作爱心小手套

步骤1：将裁好的布料相对而放，在位于剪裁线以内0.4厘米的位置对周围进行粗缝。按相同形状和方法制作2块。

针脚距离：
0.2~0.3厘米

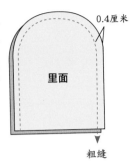

0.4厘米

里面

粗缝

步骤2：在步骤1的基础上，将粗缝的手套翻过来，在距离手套边缘0.5厘米处进行粗缝。

针脚距离：
0.3~0.4厘米

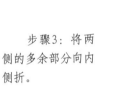

0.5厘米

表面

粗缝

步骤3：将两侧的多余部分向内侧折。

表面

向内折

步骤4：将手套封口处从外面1厘米处进行翻折，然后再折2厘米。

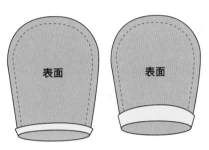

表面　　表面

步骤5：粗缝手套口处。留出1厘米能放松紧带的位置不缝。

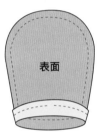

表面

放入松紧带的地方（1厘米）

步骤6：放入松紧带，封口。

放入松紧带的方法：剪一条长14厘米的松紧带，一端插上别针插入留口处，向里推别针的同时，松紧带便也穿了进去。最后，将松紧带的两端叠放在一起进行锁边。

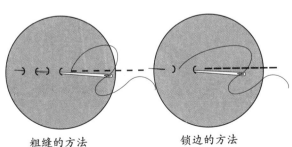

粗缝的方法　　　　锁边的方法

粗缝：针脚和距离都按照同样的长度进行缝制，且前后面针脚的距离也相同。

锁边：缝完一针后，向后错一下再缝下一针，这是针法中最结实的方法之一。

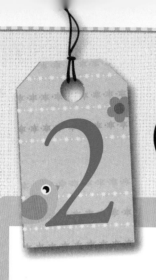

孕9月

怀孕第34周

胎儿与孕妈妈的变化

胎儿的发育情况

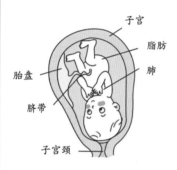

子宫

脂肪

肺

胎盘

脐带

子宫颈

　　此时胎儿32周大了，重约2.3千克。胎儿现在太大了，已经不能漂浮在羊水里，运动较以前缓慢。这个时期，大部分胎儿把头部朝向妈妈的子宫，开始为出生做准备。胎儿的颅骨还比较柔软，尚未完全闭合。这种状态有利于胎儿顺利滑出产道。除了颅骨，其他的骨骼都会变得结实。

孕妈妈的身体变化

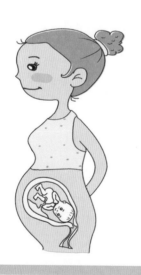

　　为了支撑硕大的腹部，腿部总会承受很大的重量，所以容易出现痉挛或疼痛，有时还会感到腹部抽痛，一阵阵紧缩。这时应该避免劳累，尽量躺下休息，而且把腿稍稍架高一点。工作时需长时间站立的孕妈妈感到劳累时，会出现腹部紧缩或胯部肌肉疼痛。如果发现自己的手和脸突然肿起来，那就一定要去看医生。

孕妈妈健康呵护

有助顺产的产前运动

为了迎接分娩，这时期孕妈妈应该坚持做一些强化骨盆肌肉的运动。另外，在预产期的前2周练习分娩促进运动，将有助于顺产。

提臀运动

在仰卧状态下屈膝，然后向上推臀部。推上或放下时，大腿和臀部应该用力。通过此运动能强化骨盆周围的肌肉。

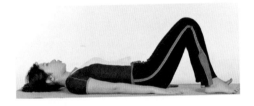

骨盆运动

孕妈妈张开双腿，身体下蹲，同时身体往前倾，以不压迫腹部为准。注意掌握力度，不要过于用力，以免摔倒。

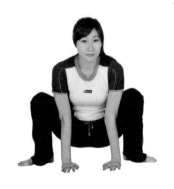

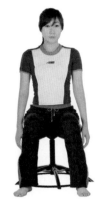

下肢运动

坐在椅子上，双脚尽量分开，每次持续10分钟即可。

抬腿运动

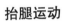

自然站立，将一条腿用力提至45°，脚踝稍微往上提，换腿，重复做。

前后活动骨盆

在站立状态下，双脚分开与肩同宽，然后稍微屈膝。固定上半身后，用力向前推骨盆，然后再向后推骨盆。该运动能锻炼骨盆下方的肌肉。

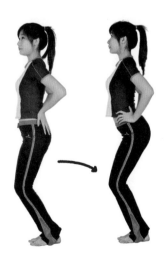

预防胎盘早剥的对策

1．预防妊娠高血压综合征：妊娠高血压的孕妇易发生胎盘早剥，所以预防胎盘早剥要预防和控制妊娠高血压疾病。孕妈妈在怀孕中晚期特别是在34周左右，非常容易发生妊娠高血压综合征。孕妈妈一旦出现高血压、水肿和蛋白尿等症状，千万不要恐慌，要及时寻求医生帮助，尽快接受专业的治疗，从根本上降低出现胎盘早剥的概率。

2．怀孕34周孕妈妈要特别留意突然出现的腹痛：在妊娠过程中，特别是怀孕34周前后，如果孕妈妈出现突发性的腹痛或持续流血，应该马上送到医院治疗。当医院确认是胎盘早剥时，孕妈妈应迅速采取措施并终止妊娠，最好在胎盘早剥后的五小时内实施分娩，这样才可以保护孕妈妈身体不再受伤害。

3．养成定期体检的习惯：孕妈妈产前一定要养成定期体检的习惯，因为体检的目的就是，能及时发现身体出现的异常，做到及时救治。如果孕妈妈出现了胎盘早剥，凭借先进的医疗设备和技术是完全能够检测出来的，这样就可以及时采取相应对策，防止病情进一步恶化。

本周孕妈妈注意事项

从本周开始，胎儿在孕妈妈的腹中是头部朝下的，并且随着身体一天天长大，胎儿活动的空间也越来越小，由于空间所限，胎儿可能会有些紧张、不自然，此时孕妈妈除了避免大幅度地活动外，不要忘了和胎儿进行言语的沟通，告诉胎儿他很安全，让胎儿在妈妈的腹中度过最后的温暖时光。另一方面，孕妈妈还要开始注意吃东西的口味了，这会决定宝宝出生后对食物的兴趣取向，因此，孕妈妈的奶粉口味应该开始换为婴儿奶粉了。

孕妈妈的皮肤在怀孕后会开始变得很敏感，因此要加倍呵护，清水沐浴是最安全可靠的方式，也不会引起肌肤的任何不良反应，但注意不要沐浴次数过多，以免刺激皮肤。在沐浴露的选择方面，因为怀孕，孕妈妈的皮肤会变得异常娇嫩，此时可以选用一些刺激性小的沐浴露，如婴儿类型的沐浴露。

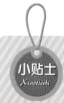

小贴士 *Xiaotieshi*

准爸爸培训课堂

在怀孕晚期，大家往往将精力集中在胎儿的分娩上，而忽略了孕妈妈，分娩之后孕妈妈有可能患上分娩抑郁症，所以准爸爸及家人必须主动关心孕妈妈，给予孕妈妈公主般的照顾，孕妈妈会因此而感动的。

本周饮食营养

本周营养重点

重点补充

钙

铁

适量补充

综合
维生素

膳食
纤维

多补充水分

体内水分不充足，粪便就无法形成，粪便太少，就无法刺激直肠产生收缩，也就不会产生便意，所以，补充水分是减轻便秘症状的重要方法。每日至少喝1000毫升水。

安排合理饮食

禁食辛辣食物，多吃一些含纤维多的食物，如芹菜、萝卜、香蕉、蜂蜜、豆类等。

多吃能提高睡眠质量的食物

大部分孕妈妈在怀孕最后几周睡眠不好。一方面是由于增大的子宫造成身体不适，另一方面也可能是怀着对宝宝即将到来的期待。这时期必须避免使用影响睡眠的食物，如茶、咖啡等富含咖啡因的食物。多吃蔬菜和水果，睡前孕妈妈不要大吃大喝，以免影响睡眠。

给孕妈妈加分的零食

酸奶

酸奶含益生菌，可以帮孕妈妈调理肠胃，同时又富含蛋白质，是补充蛋白质很好的来源。

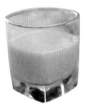

全麦面包

全麦面包能够增加体内的膳食纤维，还能补充更全面的营养，有便秘问题的孕妈妈可以尝试把它作为零食。

大枣

大枣的营养价值很高。因为它不仅自身含有丰富的维生素C，还能给孕妈妈补充铁，是很好的孕期零食。

清汤慈笋

鲜慈笋400克，桑叶、精盐、胡椒粉、料酒各适量。

1 鲜慈笋切下老根，剥去壳，削去内皮，切成极薄的片；桑叶洗净。

2 将鲜慈笋片倒入锅内，加入桑叶、清水煮一会儿，捞在凉水内，拣出桑叶。

3 烧开清汤，加入精盐、胡椒粉、料酒调好味，下入笋片，烧开撇去浮沫即可。

苦瓜酸菜猪骨汤

苦瓜1根，猪软骨200克，酸菜150克，黄豆芽100克，生姜3片，精盐1小匙，胡椒粉1/2小匙。

1 苦瓜洗净，剖开去籽，切块，用清水冲一下去苦味。酸菜、黄豆芽分别用清水洗净。

2 猪软骨剁成小块，放入沸水中汆烫5分钟，去净血水，捞出投凉。

3 汤锅中倒入足量清水煮沸，加入猪软骨、苦瓜、酸菜、黄豆芽、姜片，中火煮40分钟，出锅前加入精盐、胡椒粉调味即可。

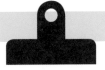

蔬菜豆皮卷

豆皮1张，绿豆芽、豆干各50克，胡萝卜20克，甘蓝菜40克，盐、香油各适量。

1 先将甘蓝菜洗净、切丝；胡萝卜洗净、去皮、切丝；绿豆芽洗净；豆干洗净，切丝备用。

2 将所有切成丝的原料用热水烫熟，然后加盐和香油拌匀。

3 将拌好的原料均匀地放在豆皮上，卷起，用中小火煎至表皮金黄。待放凉后切成小卷，摆入盘中即可食用。

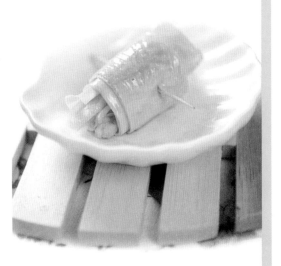

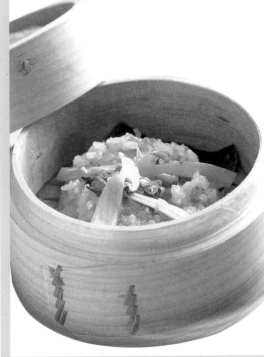

香菇米饭

糯米400克，猪瘦肉100克、香菇30克，姜、虾米、盐、植物油、酱油、料酒各适量。

1 糯米洗净后用水浸泡8小时。猪瘦肉、香菇切细丝，虾米泡软。姜带皮拍软后切末。

2 电饭煲中倒入少量植物油，接通电源。

3 热后放入姜末、猪瘦肉丝，略炒至变色，放虾米、香菇、料酒、酱油、盐。

4 把泡发好的糯米倒入锅中，加入水，像蒸米饭一样蒸熟即可。

本周胎教方案

音乐胎教：哼唱《摇篮曲》

舒伯特的这首《摇篮曲》是众多摇篮曲中最流行的一首，广为传唱。舒伯特的《摇篮曲》是利用稳定和弦和不稳定和弦的不断交替，来体现摇篮摆动的效果的。这是一首民歌风格的歌曲，音乐充满无限的温存和抚爱。

摇篮曲

舒伯特

睡吧，睡吧，我亲爱的宝贝，
妈妈的双手轻轻摇着你。
摇篮摇你，快快安睡，
夜里安静，被里多温暖。
睡吧，睡吧，我亲爱的宝贝，
妈妈的手臂永远保护你。
世上一切，快快安睡，
一切温暖，全都属于你。
睡吧，睡吧，我亲爱的宝贝，
妈妈爱你，妈妈喜欢你。
一束百合，一束玫瑰，
等你醒来，妈妈都给你。
睡吧，睡吧，我亲爱的宝贝，
妈妈爱你，妈妈喜欢你。

美学胎教：名画欣赏《干草车》

推荐孕妈妈欣赏英国画家约翰·康斯太勃尔的名作《干草车》。约翰·康斯太勃尔是英国皇家美术学院院士，19世纪英国最伟大的风景画家。他的作品真实生动地表现了瞬息万变的大自然景色，对后来的浪漫主义绘画有着很大的影响。

这幅《干草车》是康斯太勃尔描绘田园风光的代表作品。他绚丽而浑厚的色彩、抒情诗般的笔触色调和真实的描绘令人陶醉。从深远透明的云层中透现出来的阳光洒在树梢和绿草地上。近景着重描绘农舍和古树及一条小河流，一辆大车正涉水而过，引得小狗狂吠。这幅画中的天空画得极美，透明滋润，不同色彩的云朵像天鹅绒似的在天际飘浮滚动，清澈的河水中映出美丽的天空、古树和房舍，更增添了乡村的恬静，使整个画面充满阳光。

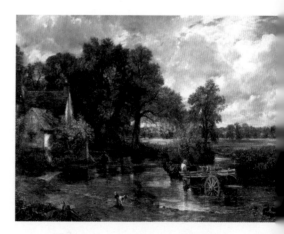

干草车 /［英］约翰·康斯太勃尔

语言胎教：经典故事《田螺姑娘》

田螺姑娘

从前，有个孤苦伶仃的青年农民，靠给地主种田为生，每天日出耕作，日落回家，辛勤劳动。一天，他在田里捡到一只特别大的田螺，心里很惊奇，也很高兴，把它带回家，放在水缸里，精心用水养着。

有一天，农民照例早上去地里劳动，回家却见到灶上有香喷喷的米饭，厨房里有美味可口的鱼肉蔬菜，茶壶里有烧开的热水，第二天回来又是这样。两天，三天……天天如此，那个农民决定要把事情弄清楚，第二天鸡叫头遍，他像以往一样，扛着锄头下田去劳动，天一亮他就匆匆赶回家，想看一看是哪一位好心人。他大老远就看到自家屋顶的烟囱已炊烟袅袅，他加快脚步，要亲眼看一下究竟是谁在烧火煮饭。可是当他蹑手蹑脚，贴近门缝往里看时，家里毫无动静，走进门，只见桌上饭菜飘香，灶中火仍在烧着，水在锅里沸腾，还没来得及舀起，只是热心的烧饭人不见了。

一天又过去了。农民又起了个大早，鸡叫下地，天没亮就往家里赶。家里的炊烟还未升起，他悄悄靠近篱笆墙，躲在暗处，全神贯注地看着屋里的一切。不一会儿，他终于看到一个年轻美丽的姑娘从水缸里缓缓走出，身上的衣裳并没有因水而有稍微的湿润。姑娘移步到了灶前，就开始烧火做菜煮饭。

年轻人看得真真切切，连忙飞快地跑进门，走到水缸边，一看，自己捡回的大田螺只剩下个空壳。他惊奇地拿着空壳看了又看，然后走到灶前，向正在烧火煮饭的年轻姑娘说道："请问这位姑娘，您从什么地方来？为什么要帮我烧饭？"姑娘没想到他会在这个时候出现，大吃一惊，又听他盘问自己的来历，便不知如何是好。年轻姑娘想回到水缸中，却被挡住了去路。青年农民一再追问，年轻姑娘没有办法，只得把实情告诉了他，她就是田螺姑娘。

青年非常喜欢田螺姑娘，后来他们就结了婚。

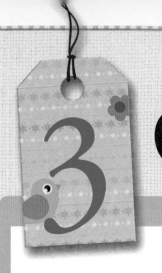

孕9月

怀孕第35周

胎儿与孕妈妈的变化

胎儿的发育情况

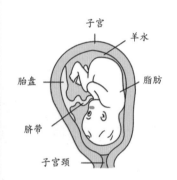

子宫　羊水
胎盘　脂肪
脐带
子宫颈

　　胎儿33周大了，胎儿拥有了完整的手指甲，手指甲又长又尖，子宫内的胎儿活动双臂时经常被指甲划伤，所以刚出生时，很多婴儿的脸上有被划伤的痕迹。这时出生的宝宝，存活率在90%以上。胎儿的中枢神经系统、消化系统、呼吸系统基本发育完毕。

孕妈妈的身体变化

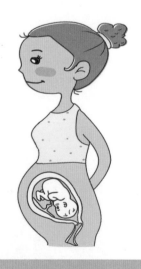

　　进入怀孕35周时，子宫底高度达到最大，已经上移到胸口附近。子宫会挤压胃部或肺部，同时压迫心脏，所以此时呼吸困难和胸部疼痛的程度最为严重。日益临近的分娩会使孕妈妈忐忑不安；和丈夫、朋友或父母多聊聊，也许可以稍微缓解一下内心的压力。随着分娩的临近，身体变重，孕妈妈情绪波动较大，很难进入到熟睡状态。

孕妈妈健康呵护

孕妈妈要与失眠说不

研究表明，怀孕期间如果孕妈妈每天休息时间不足6小时，那么剖官产的概率就会比那些睡眠充足的孕妈妈要高。然而，有相当多的孕妈妈在孕期过程中都会出现不同程度的睡眠障碍，这也是孕妈妈一直以来的困扰。那么孕妈妈睡眠不足究竟会带来哪些影响呢？

众所周知，睡眠不足会使一个人精神不振，它不只对脑部产生影响，还对一个人身体系统带来伤害，对一般人如此，更何况是怀孕35周的孕妈妈。美国妇产科医学会的一项研究表明，如果孕妈妈每天晚上休息的时间少于6小时，那么剖宫产的概率是其睡眠时间的5倍。孕妈妈由于睡眠不足出现的精神压力与焦虑，同样影响着腹中胎儿。

医生直言："睡眠不足的孕妈妈，很可能引发自身体内的胰岛素过高，从而增加孕期中罹患糖尿病的概率，同时血压升高还会导致产程推后等情况。"

睡眠不足有哪些征兆呢？有专家认为成年人睡足8小时就算充足，但有的专家却认为"睡到自然醒"才是最好的睡眠质量，但在实际中，每个人对睡眠的需求与个人身体素质有关，有些人只睡6个小时仍然体力充沛，可有些人睡眠时间甚至超过12小时可还是会感觉到疲倦。因此，不能一概而论。但可以肯定的是，如果出现白天嗜睡、常常健忘、血压忽然升高、早上起来浑身乏力、夜间盗汗等情况说明睡眠存在不足，对于这点孕妈妈应该予以重视。

不能忽视的尿路感染

由于女性特殊的生理特征和妊娠期间的身体变化，孕妈妈很容易发生尿路感染。孕妈妈在孕期出现尿路感染表现主要有：尿频、尿急、尿痛甚至还会出现血尿，而直接引发膀胱炎，严重者除了有明显的膀胱炎症状外，还会出现急性肾炎。据研究表明，孕妈妈在怀孕期间尿路感染的发生率在0.5‰左右，如果孕妈妈不及时治疗，就会给胎儿成长带来极大的伤害。

一些不必担忧的孕期问题

随着产期临近，身体上一点细小的变化都会让孕妈妈感到紧张。下面就一些怀孕后期出现的并让孕妈妈感到困惑的身体变化做一些说明。

骨盆痛

孕后期，随着子宫增大，骨盆的关节、韧带被压迫牵拉，会引起疼痛。注意适时休息，即可减轻。

腿部出现痉挛

腿部痉挛或抽痛是怀孕后期的常见现象，多发生于夜晚睡觉时。水肿、腿部肌肉过度劳累、缺钙等因素是其主要成因。在发生水肿的时候，由于血液流通不畅导致体内氧气供应不足，也会使小腿发生痉挛。出现这种情况时，应在洗浴时按摩小腿，睡前将双腿稍稍垫高。另外，高弹力长袜和压迫绷带也有助于缓解痉挛症状。

出现水肿

每到下午，孕妈妈会感到全身水肿，这是因为受孕后孕妈妈体内的血液量增加、血液浓度降低，增大的子宫阻碍了下半身的血液循环而导致。为防止腿部水肿，休息时应将双腿稍稍垫高，轻轻按摩腿部，以加快血液循环。另外，应该避免长时间坐着或站立，外出时最好穿高弹力的长袜和矮跟的鞋子。

活动时腹部抽痛

怀孕晚期，孕妈妈有时会感到腹部突然抽痛发硬，这是分娩即将来临的前兆，是子宫肌肉的不规则收缩导致的。出现了上述现象时应卧床，伸直双腿休息。

本周孕妈妈注意事项

从本周开始，孕妈妈要提前准备好住院用的物品了，包括入院押金、所需的材料证件、分娩费用以及宝宝出生后所需的衣服、被褥、奶瓶、尿布等物品。

在临近预产期之前，应该和家人商量好去哪家医院分娩，并根据医生建议选择分娩方式。从这个时期开始，孕妈妈尤其要注意胎动时间了。胎儿的生命活动包括心跳、呼吸以及四肢、躯干等活动，它是胎儿是否安好的标志，如果出现胎位异常的现象，一定要及时去医院就诊。

小贴士 *Xiaotieshi*

准爸爸培训课堂

专家指出，从某种意义上说，想要生一个聪明健康的宝宝，在一定程度上取决于准爸爸。因此，做一个负责任的准爸爸，对于孕育一个聪明的宝宝有着非常重要的意义。如果有人笑话准爸爸热衷于胎教，不要觉得尴尬，为了自己心爱的妻子和自己爱情的结晶平安、健康，即使再累，也是值得的，所以准爸爸一定要认真对待。

本周饮食营养

本周营养重点

重点补充

蛋白质

适量补充

综合维生素　　铁

给孕妈妈加分的零食

奶酪

奶酪是牛奶"浓缩"成的精华，含有丰富的蛋白质、B族维生素、钙和多种有利于孕妈妈吸收的营养成分。

板栗

板栗含有丰富的蛋白质、脂肪、碳水化合物、钙、磷、铁、锌、多种维生素等营养成分，有健脾养胃、补肾强筋、活血止血的功效，还有利于骨盆的发育成熟，并消除孕期的疲劳。

苹果

苹果酸甜香脆，而且还含有构成胎儿骨骼及牙齿所必需的成分，能防治孕妈妈骨质软化症。苹果的香气还可缓解抑郁情绪。

葡萄干

能补气血，利水消肿，其含铁量非常高，可以预防孕期贫血和水肿。

核桃

核桃是一种营养价值非常高的食物，它自身含有丰富的维生素E、亚麻酸以及磷脂。

储备能量

孕妈妈可以多吃一些脂肪和碳水化合物等含量较高的食品，为分娩储备能量。脂肪每天60克，碳水化合物每天500克左右。多吃一些粥、面汤等易消化的食物。还要注意粗细粮搭配、蔬粮搭配，避免便秘。

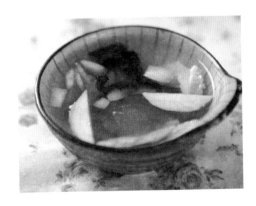

孕9月

鸡肉炒三丁

鸡胸脯肉200克，笋、莴笋各1根，青辣椒、鸡蛋各1个，酱油、醋各1小匙，泡辣椒末1大匙，精盐2/5小匙，姜末、蒜泥、葱花、水淀粉各适量，高汤5大匙，植物油500克。

1 鸡蛋取蛋清；鸡胸脯肉切小块，用精盐、蛋清、水淀粉抓匀上浆；笋、莴笋剥去外皮，切丁；青辣椒洗净，去蒂、去籽，切丁。

2 精盐、酱油、醋、高汤、水淀粉调成芡汁。

3 炒锅烧热，加植物油，四成热时放入鸡块滑散，放入笋丁、莴笋丁炸熟，捞出沥油。

4 锅中留少许底油，放入泡辣椒末爆香，再加姜末、蒜泥炒出香味，然后放入鸡肉丁、笋丁、莴笋丁、青椒丁、葱花翻炒均匀，即可。

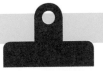

豆腐干炒鸡粒

五香豆腐干3块，鸡胸脯肉100克，荸荠5个，熟芝麻、松子仁各适量，青辣椒、红辣椒各1个，葱花、姜末、蒜末各适量，精盐1/2小匙，蚝油、酱油各1/2大匙，植物油1大匙。

1 将五香豆腐干切成丁；荸荠去皮洗净，用刀拍碎。鸡胸脯肉切成小丁，加精盐腌制；青辣椒、红辣椒洗净，去蒂，去籽，分别切成小丁。

2 炒锅烧热，加植物油，三成热时放入鸡丁炒散，再放入五香豆腐干、葱花、姜末、蒜末用中火翻炒，待五香豆腐干炒透后，加入荸荠翻炒，加入精盐、蚝油、酱油调味，炒匀后撒入芝麻、松仁即可。

香菜萝卜

香菜50克、白萝卜200克、植物油、盐、味精各适量。

1 白萝卜洗净，去皮，切成片备用。

2 香菜洗净，切成小段。

3 烧热油，下入白萝卜片煸炒，炒透后加适量盐，小火烧至烂熟时，再放入香菜、味精调味。

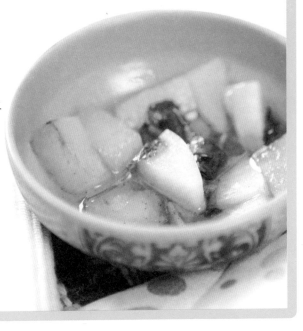

本周胎教方案

音乐胎教：唱一首儿歌

当胎儿听到好的音乐时也会感到幸福。对于胎儿来说，除了妈妈的声音以外，最好听的声音就是音乐。孕妈妈听音乐的时间最好控制在半小时左右，尽量选择一些舒缓的曲子，并且声音不能太大。

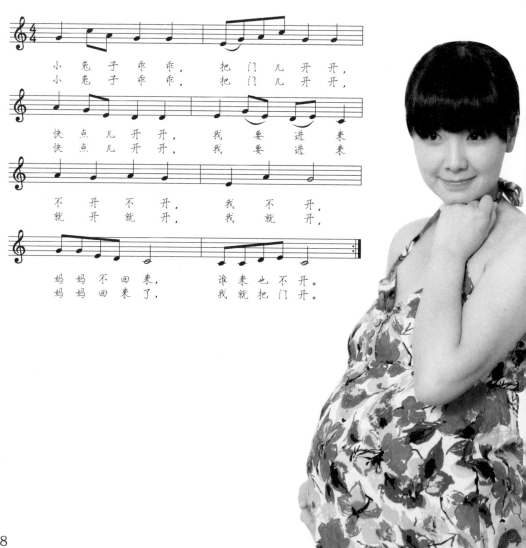

小兔子乖乖

小兔子乖乖，把门儿开开，
小兔子乖乖，把门儿开开，
快点儿开开，我要进来，
快点儿开开，我要进来，
不开不开，我不开，
就开就开，我就开，
妈妈不回来，谁来也不开。
妈妈回来了，我就把门开。

怀孕第36周

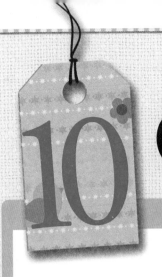

胎儿与孕妈妈的变化

胎儿的发育情况

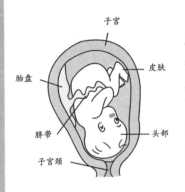

子宫

皮肤

胎盘

头部

脐带

子宫颈

胎儿34周大了，重约2.8千克。各器官发育成熟，等待降生时刻的到来。肺部功能基本成熟，但是还不能靠自身的力量呼吸，所以这时期出生，还要依赖人工呼吸器。剩下的1个月内，胎儿的胎毛几乎全部脱落，仅在肩部、手臂、腿或者身体有皱褶的部位残留一些。在这个阶段，大多数胎儿会采取头向下的姿势准备出生。

孕妈妈的身体变化

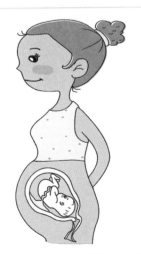

本周孕妈妈肚脐到子宫顶部的距离缩短，会有腹部下坠感，这是胎儿头部进入产道引起的。随着胎儿下降，上腹部会出现多余空间，孕妈妈的呼吸终于变得顺畅，但是骨盆及膀胱的压迫感会加重。腹部下坠感因人而异，有些孕妈妈在分娩前几周就有感觉，有些孕妈妈则在阵痛开始后才有感觉。

孕妈妈健康呵护

注意临产信号

经过十月怀胎，胎儿在子宫里发育成熟，就要离开母体出世了。胎儿要出世，有什么信号呢？如果孕妈妈有以下感觉产生，这就说明胎儿离出生的日子不远了，孕妈妈需要随时做好准备。

孕妈妈腹部轻松感

孕妈妈在临产前1～2周，由于胎儿先露部下降进入骨盆，子宫底部降低，常感到上腹部较前舒适，呼吸较轻快，食量增多。

假阵缩

与临产前的宫缩相比，假阵缩有如下特点：持续时间短、间歇时间长，且不规律，宫缩强度不增加，宫缩只引起轻微胀痛且局限于下腹部，宫颈口不随其扩张。

下腹坠胀

在产期来临时，孕妈妈由于胎儿先露部下降压迫盆腔内膀胱、直肠等组织，常常感到下腹坠胀、尿频、腰酸等。

羊水流出

在分娩前几个小时会有羊水从体内流出，这是临产的一个征兆，应及时去医院。

见红

在分娩前24～48小时，阴道会流出一些混有血的黏液，即见红。这是由于子宫下段与子宫颈发生扩张，附近的胎膜与子宫壁发生分离，毛细血管破裂出血，与子宫颈里的黏液混合而形成带血的黏液性分泌物。若阴道出血量较多，超过月经量，不应认为是分娩先兆，而要想到有无怀孕晚期出血性疾病，如前置胎盘、胎盘早剥等。

其他异常

如有剧烈腹痛或月经样出血时，应赶快去医院接受检查。

请准确记录以下几点并告诉医生：

1. 子宫收缩开始时间____月____日____时____分，间隔时间为____分，宫缩的持续时间____分。

2. 见红的时间为____时____分，量____。

3. 破水的 时间____时____分，羊水量____。

以上所述只是分娩的先兆征象，不能作为诊断临产的依据。

孕妈妈睡眠指南

对于随时做好准备分娩的孕妈妈来说，要保证睡眠的质量和时间。

本周孕妈妈会因为出现尿频而影响睡眠的质量，所以在临睡前孕妈妈不要喝过多的汤或水，并且避免使用含咖啡和酒精的饮料等。

本周的孕妈妈可能会因为分娩而感到紧张或恐惧，导致失眠。这种属于心理方面引起的失眠，可以采用改善睡眠环境的方式来解除。孕妈妈可以欣赏轻柔温馨的音乐，还可以运用其他方法来转移自己的注意力，不要总让自己处于紧张与恐惧状态中。

孕妈妈需要注意自己的睡眠姿势。在孕36周，孕妈妈腹部的凸起已经接近最高点了，此时孕妈妈的翻身将变得十分困难，孕妈妈在孕期过程中已经知道，仰卧是不正确的睡眠姿势，而最佳的睡眠姿势是左侧卧。但是在整个夜晚，孕妈妈又不能长期保持一个姿势，所以应采取左右交替的方法缓慢进行。舒适的卧室环境有助于孕妈妈的睡眠，

孕妈妈的卧室应做好良好的通风和保湿工作，睡眠的床和枕头要以舒适为主。

最后几周的睡眠对孕妈妈和胎儿来说非常重要，孕妈妈应提高睡眠的质量，保持充分的体力迎接新生命的诞生。

本周孕妈妈注意事项

此时胎儿在体内的发育更加突出，孕妈妈的腹中相当沉重，行动非常不方便。因此孕妈妈在上下楼梯或洗澡时一定要注意安全，不要滑倒；做家务或外出活动时也要注意动作轻缓，不可过猛、过急；避免去人多的地方；如果外出一定要有人陪伴，并选择安全的交通工具，注意不要坐颠簸的车子，坐车时避免时间过长。

临产前的阵痛及分娩，会给孕妈妈带来很大的身体和心理负担，此时如果能在孕期多做一些有助分娩的运动，就能够帮助孕妈妈顺利地度过妊娠期。同时，这些运动和联系对减缓分娩疼痛和产后体形的恢复也都有帮助。

小贴士 *Xiaotieshi*　　**准爸爸培训课堂**

此时要更加关心孕妈妈，经常向她和胎儿传达爱的信息。要让孕妈妈随时都可以联系到自己。坚持给孕妈妈和胎儿读一些童话书。多为孕妈妈做腿部及腰部按摩，增加顺利分娩的自信心，并与胎儿进行交谈。

本周饮食营养

本周营养重点

重点补充

综合
维生素

适量补充

钙   铁

补充综合维生素

进入本周，孕妈妈的胃部仍会有挤压感，所以每餐可能进食不多。不能充分摄取维生素和足够的铁、钙，这时可以适当加餐，以保证营养的总量。

孕36周里，必须补充维生素和足够的铁、钙，充足的水溶性维生素，以维生素B_1最为重要。此时如果维生素B_1不足，易引起呕吐、倦怠、体乏，还可影响分娩时子宫收缩，使产程延长，分娩困难。另外，胎儿肝脏以每天5毫克的速度储存铁，直到存储量可达300～400毫克。此时铁摄入不足，可影响胎儿体内铁的存储，出生后易患缺铁性贫血。妊娠全过程都需要补充钙，但胎儿体内的钙一半以上是在怀孕期最后两个月储存的。如9个孕月里钙的摄入量不足，胎儿就要动用母体骨骼中的钙，致使孕妈妈发生软骨病。

此外在孕36周，要继续控制盐的摄取量，以减轻水肿的不适。由于孕妈妈的胃部容纳食物的空间不多，所以不要一次性地大量饮水，以免影响进食。

这些食物要多吃

只有母体的膀胱功能完善，才能分娩出骨骼和身体各器官健全的宝宝，因此要多食用能强化膀胱功能的食品。海藻和益母草都具有此功效。准备喂养母乳的孕妈妈该从这个时期开始比平时多摄取40毫克左右的维生素。多食用大白菜、辣椒、菠菜、生菜、橘子等食物。

每日膳食构成

食物种类	食用量
米、面主粮	350～450克
鸡蛋	1～2个
禽、畜、鱼肉	200克
动物肝脏	50克
豆类及制品	50～100克
新鲜蔬菜	500～750克
时令水果	100克
乳类	250～500克
植物油	30克

一周美味食谱

炝金针菇

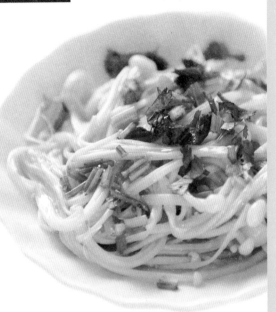

金针菇250克，香菜10克，精盐1/2小匙，白糖、白醋各少许，葱油2小匙，葱花适量。

1 将金针菇用清水冲洗干净，剪去根部，用沸水焯软，捞起冲凉。香菜洗净，去根，切成末。

2 将金针菇放入盘中，加葱花、香菜末、精盐、白糖、白醋、葱油拌匀入味即可。

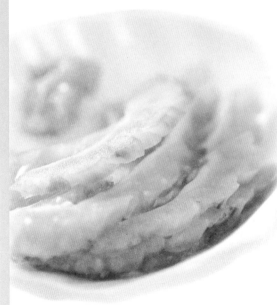

翠瓜小菜

绿苦瓜半条，芥末酱1小匙，色拉酱5匙，糖1匙，海鲜酱油1匙。

1 苦瓜洗净对剖两半，去籽，再切对半，用锋利的小刀去净白色内瓤。

2 将苦瓜斜切薄片，泡入加盐的冷开水中，放入冰箱冷藏至呈透明状。

3 取出，完全沥干水分装盘，调味料与色拉酱和匀，蘸佐料食用。

比萨三明治

厚片吐司1片，乳酪丝3大匙，青豆仁1大匙，罐头菠萝1片，热狗1小根。

1 菠萝片及热狗切丁。

2 吐司先放入烤箱烤1分钟。

3 烤过的吐司上面放青豆仁、菠萝丁、热狗丁，最上层铺乳酪丝，放入预温的烤箱中以190℃烤至表面金黄即可。

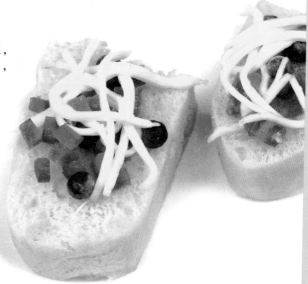

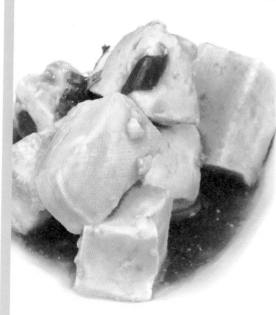

牡蛎豆腐

牡蛎250克，豆腐1盒，红辣椒、葱各1个，香菜3棵，蒜头2粒，豆豉1大匙，酱油2大匙，糖、香油各1小匙。

1 牡蛎洗净，氽汤备用；红辣椒切片；葱切末；豆腐切小块；蒜头拍扁；香菜切段。

2 锅中倒入2大匙油烧热，先爆香蒜头，加入烫好的牡蛎拌炒，再加入豆腐、红辣椒、豆豉、酱油和糖稍煮，最后撒上葱末及香菜，并淋上香油即可。

本周胎教方案

语言胎教:《小猴子照镜子》

小猴子照镜子

今天,森林学校开学了,小动物都打扮得整整齐齐去上学。小兔子跑呀跑地上学了;小松鼠跳呀跳地上学了;小狗熊淌着汗赶着上学去了。小猴子也背上书包,高高兴兴地上学去了,路上还和小蝴蝶玩捉迷藏哩!唉,小猴子发觉人家都上学去了,才半跑半跳地赶到学校……

到了教室,长颈鹿老师已经在上课了。老师温和地说:"小猴子,怎么迟到了?快到座位上去吧。"小猴子一下坐到桌子上去了。

老师又温和地说:"小猴子,看其他小朋友是坐在哪里的?"小猴子看见别人都坐在椅子上,只好乖乖地回到座位上去。长颈鹿老师叫小朋友把双手放在膝盖上,可是小猴子只顾玩自己的玩具。长颈鹿老师仍然温和地说:"小猴子,看看周围的小朋友双手放在哪里?"小猴子只好放下玩具,把双手放在膝盖上。

长颈鹿老师讲完了一个好听的故事,大家唱了歌,又玩了游戏,然后老师让大家伏在桌上,闭上眼睛休息一下。

小兔子第一个伏在桌上,闭上眼睛;小猴子东张西望,不愿伏在桌上。长颈鹿老师再次温和地说:"小猴子,看看别人怎样做?"小猴子突然大声哭起来。

长颈鹿老师拿了个镜子给小猴子。镜子里出现一个丑八怪,眼睛斜斜、嘴巴歪歪、鼻子扁扁,多难看!小猴子不愿看。

一会儿,长颈鹿老师叫小猴子笑笑,咦?真奇怪,丑的不见了,只见眼睛咪咪、嘴巴咧咧、鼻子圆圆,好可爱的小猴子!

小猴子想看清楚,老师不给了,急得小猴子直叫!老师又把镜子放在小猴子的面前。老师叫小猴子对镜子再笑笑,小猴子一笑,镜子里小猴子也笑了。小猴子可乐了,手舞足蹈,镜子里那只小猴子也乐得手舞足蹈。

长颈鹿老师微笑着告诉小猴子:"镜子里面的正是你自己。你哭,样子就丑了;你笑,样子就可爱了。"老师又说:"如果想谁都喜欢你,就要乖,要不,连自己都不喜欢自己啦!"小猴子乖乖地和其他小朋友一样,伏在桌上闭上眼睛,睡着了。

镜子里的小猴子也闭上眼睛,睡着了。

音乐胎教：和胎儿在音乐中跳舞

准爸爸和妻子一起进行胎教效果最好。如果夫妻一起来欣赏胎教音乐的话，不仅对胎儿有益，还会增进夫妻之间的幸福感。选择胎教音乐时，最好是夫妻一起去选。夫妻在一起聆听胎教音乐的时候，如果可以，丈夫最好一边照顾怀孕的妻子，一边爱抚妻子腹中的胎儿，保持这样温馨的气氛，胎教效果会更好。

两只老虎

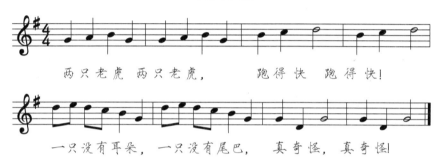

两只老虎 两只老虎，　　跑得快 跑得快！

一只没有耳朵，一只没有尾巴，　　真奇怪，真奇怪！

美学胎教：名画欣赏《三月》

推荐孕妈妈欣赏俄国著名画家列维坦的名作《三月》。列维坦是俄国杰出的写生画家，现实主义风景画大师。列维坦的作品极富诗意，深刻而真实地表现了俄罗斯大自然的特点与多方面的优美。

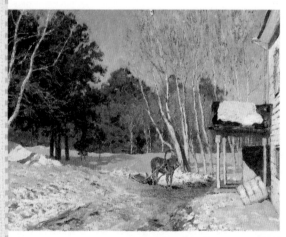

三月 /（俄）伊萨克·列维坦

这是一幅俄罗斯农村平凡的初春景色。画面上，积雪消融，土地渐渐苏醒过来，散发着蕴藏了整整一个冬季的醇厚气息。不落叶的乔木带着沉郁的绿色，落叶乔木则在枝头泛起点点春意。画面右侧那只露出小小一点的房屋，是全画的点睛之笔，那种柠檬黄，让人心中充满温暖。瞧，连那匹马似乎也为这种柠檬黄而感动，双眼温柔地凝视着房屋，那双眼睛曾看尽了一整个寒冬。

第十一章
孕10月

终于要等到宝宝出生了，现在胎儿还要依赖妈妈源源不断地给他输送营养，让他长出更多的肌肉和脂肪，变得更加强壮。

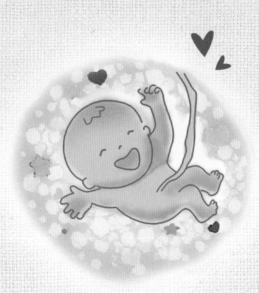

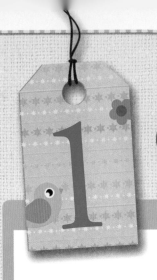

孕10月

怀孕第37周

胎儿与孕妈妈的变化

胎儿的发育情况

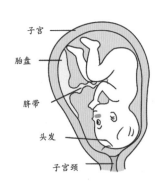

子宫

胎盘

脐带

头发

子宫颈

　　胎儿35周大了，重约3千克。胎儿持续生长着，体重在不断增加，大量的皮下脂肪生成，现在的他已经足月了，可以随时出生。现在胎儿的免疫系统也渐渐发育完成，后期的母乳喂养能增加宝宝的免疫力。如果胎儿现在是臀位，可以用体位倒转纠正胎位。

孕妈妈的身体变化

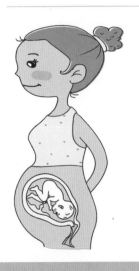

　　随着预产期的临近，孕妈妈下腹部经常出现收缩或疼痛，甚至会产生阵痛的错觉。疼痛不规则时，这种疼痛并非阵痛，而是身体为适应分娩时的阵痛而出现的正常现象。随着分娩期的接近，子宫口开始变得湿润、柔软、富有弹性，有助于胎儿顺产。再坚持几天，就可以和宝宝见面了，孕妈妈现在要做的是充分休息，做好一切准备，耐心等待分娩的来临。

孕妈妈健康呵护

剖宫产和顺产哪个更好

其实无论剖宫产还是顺产都有各自的优缺点，这需要根据胎儿和孕妈妈的身体状况来决定，必须听从专业医生的指示，不能根据个人意愿决定。还需要根据胎盘的情况、羊水的多少、胎儿的大小等，最后才能作出综合判断。如果一切情况都正常，通常医生还是会建议孕妈妈采取顺产。可能有的孕妈妈对于分娩时的疼痛会产生恐惧感，所以主动提出剖宫产，但这种做法是不明智的。

顺产是一种正常的生理现象。当孕妈妈开始分娩时，胎儿通过产道的挤压和子宫地收缩，会使胎儿的胸部发生有节律的压缩和扩张，进而促进胎儿肺部运动，同时还有助于胎儿口中鼻中的各种黏液挤出，以保证呼吸系统的畅通。

在顺产时，胎儿的头部因受压而刺激呼吸中枢神经，这样一来出生后的胎儿就不容易患呼吸系统并发症。另一方面，顺产的胎儿从胎盘中吸收的血液比较多，不容易发生贫血。在这个过程中，由于胎儿在产道的时间比较长，所以出生后的胎儿对环境的适应能力比较强。而就孕妈妈来说，其顺产之后身体恢复会比较快，而且可以立即进食。

顺产有以上的优点，但是也有缺点，而分娩时疼痛比剖宫产严重就是其最突出的缺点。此外，分娩过程中阴道会产生突发情况或者其他并发症等。

正常情况下，孕妈妈在医生的帮助下，会顺利完成分娩的全过程，所以孕妈妈不必担心分娩时出现的突发状况。

而剖宫产是在胎位不正、胎儿过大、骨盆狭窄等特殊情况下才采用的方法。虽然剖宫产避免了自然分娩时的疼痛，但是这种方法容易给胎儿带来疾病并发症。这是由于胎儿未经过产道的挤压，使得胎体中的肺液无法挤出，导致胎儿出生后不能自主呼吸，从而容易发生新生儿窒息或者肺透明膜并发症等。另一方面，孕妈妈在剖宫产后，由于流血比较多，身体上的伤口愈合比较慢，容易造成伤口感染等，而且手术后不能马上进食，因此会影响孕妈妈给胎儿进行母乳哺喂。

无论选择剖宫产还是顺产，这些都应在检查之后，结合医生的综合考虑来选择适合自己的分娩方式。

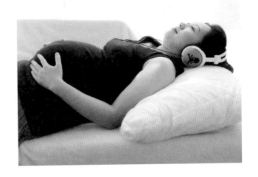

分娩计划一览表

分娩计划	执行方案	备注
最后检查	检查妈妈健康状况 检查胎儿发育情况 重新计算预产期	预防宝宝迟到
选择分娩方式	了解分娩方式 了解分娩过程 咨询医生	在听从医生建议的情况下勇敢选择自然分娩
放松心情	重新温习呼吸运动 多与亲友沟通 向丈夫倾诉心中的不安	以愉悦的心情迎接宝宝
准备分娩	对阵痛做好心理准备 摄取适当的营养，储备体力 运用缓解阵痛的各种有效方法	准爸爸争取陪伴进入产房的机会
迎接新生儿	了解新生儿的健康标准 确认婴儿用品的齐全	
24小时内新妈妈的调养	关注新妈妈情况变化 保持充分的休息，适当补充营养 可以开始轻微运动，恢复体力 及早排尿 适时坐起或下床	

本周孕妈妈注意事项

在孕晚期，产前检查是必需的，而且应该做到每周检查一次。产前检查的作用除了能检测到胎儿的成长发育之外，还能够观察到胎盘的功能是否正常，因此要引起孕妈妈的重视。从这一时期开始，孕妈妈要注意自己的血压了。如果血压偏高，一定要去看医生，不要任意地服用降压药物、利尿剂等，以免造成不必要的危险。在这个怀孕的最后阶段，也要尽量避免服用刺激性大的药物，虽然胎儿的情况已经趋于稳定，但是为了防止感染病菌，还是尽量要避免服用药物。

在孕晚期，不少孕妈妈会觉得胃口大开，但也有不少的孕妈妈觉得胃口变差了，每次吃饭的量也开始变小，因而很担忧自己是否得了什么疾病。其实孕妈妈大可不必担心，胃口变差并不代表肠胃出了什么毛病，而是因为到了孕晚期时，子宫的膨隆变大压迫胃部，使得胃容量变小，因此吃一点就感觉很饱了。

本周饮食营养

本周营养重点

重点补充

| 维生素D | 铁 | 钙 |

适量补充

| 锌 |

补锌助顺产

很多孕妈妈不了解锌有一个更为重要的作用，那就是分娩方式与其孕期的饮食中锌含量有关。换句话说，孕妈妈每天摄取的锌越多，其顺产的机会越大，反之，孕妈妈剖宫产或借助产钳的机会就会增加。

对于大多数孕妈妈来说，通过食物补充锌是最有效，也是最安全的。因此，孕妈妈在日常饮食中一定要注意补充锌元素。

孕妈妈可以经常吃些动物肝脏、肉、蛋、鱼以及粗粮、干豆，这些都是含锌比较丰富的食物。另外，像核桃、瓜子、花生都是含锌较多的小零食，每天最好都吃些，这样能起到较好的补锌作用。还有一种水果是补充锌非常好的来源。那就是苹果，它不仅富含锌等微量元素，还富含脂质、糖类、多种维生素等营养成分，尤其是细纤维含量高，有助于胎儿大脑皮层边缘部海马区的发育，同时对胎儿后天的记忆力有帮助。

限制碳水化合物的摄入量

如果孕妈妈碳水化合物摄取不足，可能导致蛋白质缺乏或酮症酸中毒。不过，孕37周开始必须稍加限制碳水化合物的摄入，以免胎儿过大。现在，孕妈妈要吃一些有补益作用的膳食，可以更好地蓄积能量，迎接宝宝的到来。还可以吃一些淡水鱼，有促进乳汁分泌的作用，为宝宝准备营养充足的初乳。

顺产的饮食原则

孕妈妈如果暴饮暴食，不注意控制体重，营养补充过多、脂肪摄入过多就会造成腹中胎儿发育过大，分娩时就不容易顺利通过产道。

胎儿的体重如果超过4千克，就被医学上称为巨大儿，孕妈妈的难产率就会大大增加。如果在分娩前的检查中医生预测胎儿体重超过4千克，一般就会建议孕妈妈以剖宫产方式分娩。

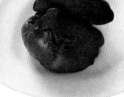

孕10月

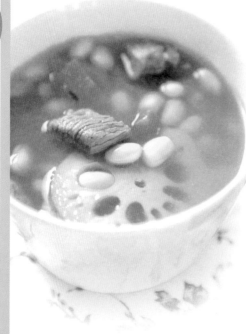

黄豆莲藕炖牛肉

牛肉400克，莲藕、胡萝卜各1根，黄豆50克，精盐适量。

1 将牛肉洗净，切成块，用沸水焯去血水，捞出控水；莲藕削去外皮，洗净，切成滚刀块；胡萝卜洗净，去皮，切成滚刀块；黄豆洗净，放入清水中泡至发胀。

2 汤锅中加入清水烧沸，放入牛肉块、莲藕块、胡萝卜块、黄豆，大火煮沸后转小火炖1小时至牛肉熟烂，出锅前加精盐调味即可。

香菇炒栗子

香菇50克，生栗子6个，葱花、姜末、蒜末各适量，精盐1/2小匙，蚝油1小匙，植物油1大匙。

1 香菇用清水洗净，切成块。栗子蒸熟，剥去外皮，栗子肉用刀切成两半。

2 将香菇和栗子分别用沸水焯一下，捞出控水。

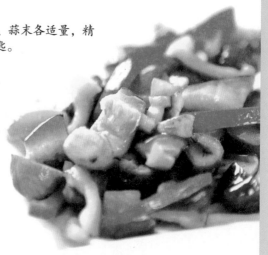

板栗焖鸡块

鸡肉250克，板栗100克，生姜、葱白、酱油、盐、鸡精、绍酒、白糖、植物油各适量。

1 鸡肉剁成小块，加酱油、绍酒腌制10分钟；板栗去壳和膜。

2 锅上火烧热放油，投入生姜、葱白煸香，倒入鸡块炒至水分将干。

加入酱油、盐、白糖、绍酒和水，没过鸡块，旺火烧沸，撇去浮沫，改小火焖10分钟，放入板栗继续焖至肉烂栗酥，旺火收汁，加入鸡精即可装盘。

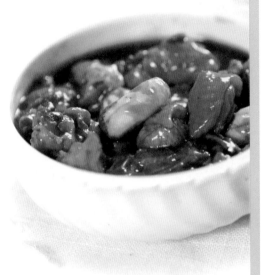

番茄煎蛋

番茄300克，鸡蛋150克，鸡精1克，盐2克，植物油20克。

1 将鸡蛋打入碗内，加少许盐，调成蛋液；番茄用开水烫后，去皮切片。

2 炒锅放油烧至六成热时，倒入蛋液，煎熟，加番茄片翻炒片刻，加盐及鸡精调味即可。

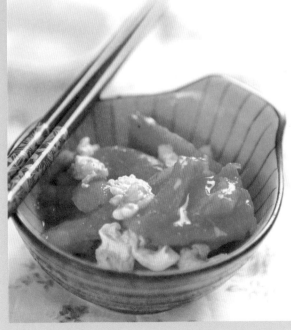

343

本周胎教方案

语言胎教：现代诗《雪花的快乐》

雪花的快乐

假如我是一朵雪花，
翩翩地在半空里潇洒，
我一定认清我的方向——
飞扬，飞扬，飞扬——
这地面上有我的方向。
不去那冷寞的幽谷，
不去那凄清的山麓，
也不上荒街去惆怅——
飞扬，飞扬，飞扬——
你看，我有我的方向！

在半空里娟娟的飞舞，
认明了那清幽的住处，
等着她来花园里探望——
飞扬，飞扬，飞扬——
啊，她身上有朱砂梅的清香！
那时我凭借我的身轻，
盈盈的，沾住了她的衣襟，
贴近她柔波似的心胸——
消溶，消溶，消溶——
溶入了她柔波似的心胸！

音乐胎教：聆听《渔舟唱晚》

古筝独奏曲《渔舟唱晚》是一首著名的北派筝曲。《渔舟唱晚》的曲名取自唐代诗人王勃在《滕王阁序》里："渔舟唱晚，响穷彭蠡之滨"中的"渔舟唱晚"四个字。《渔舟唱晚》形象地描绘了夕阳西下，晚霞斑斓，渔歌四起，渔夫满载着丰收喜悦的欢乐情景，表现了作者对祖国美丽河山的赞美和热爱。

第一段悠扬如歌、平稳流畅的抒情乐段，配合左手的揉、吟等演奏技巧，展示了优美的湖光山色：渐渐西沉的夕阳，缓缓移动的帆影，轻轻歌唱的渔民……给人以"唱晚"之意，抒发了作者内心的感受和对景色的赞赏。

第二段旋律从前一段音乐发展而来，从全曲来看，"徵"音是旋律的中心音，这段音乐形象地表现了渔夫荡桨归舟、乘风破浪前进的欢乐情绪。

第三段在旋律的进行中，运用了一连串的音型模进和变奏手法。形象地刻画了荡桨声、摇橹声和浪花飞溅声。随着音乐的发展，速度渐次加快，力度不断增强，加之突出运用了古筝特有的各种按滑叠用的催板奏法，展现出渔舟近岸、渔歌飞扬的热烈景象。

情绪胎教：深呼吸训练，平复心绪

好的呼吸方法不仅给胎儿提供足量的新鲜空气，更可帮助孕妈妈在分娩过程中正确用力，保证分娩的顺利进行。因此孕妈妈需要掌握正确的呼吸方法。

做饭时保持呼吸节奏

当做一些费力的家务时，采用腹式呼吸：吸气，鼓肚子；呼气，吸肚子，然后再呼气。

吹气球

平时可以准备一些气球，没事的时候用力吹气球，直到感觉肺部的空气全部被呼出，然后持续几秒钟，再用鼻子做深呼吸。

抬起手臂，再放下

在散步的时候，将手臂平举到与肩同高，然后按照呼吸的节奏将手臂向上抬20厘米，再放下。

运动训练法

双脚分开站立与臀部同宽，右脚向侧面跨一大步，然后是左脚，将手放在臀部上保持平衡，在同一方向重复15秒，然后换方向重复。

散步放松

以放松短小的步伐向前迈，一定要以一个感到舒适的调子进行，手臂自然放在身体两侧，可以利用这种散步的方法训练用鼻子深呼吸，然后用口呼气，

如果能在海边或绿荫下进行这种散步就更好不过了。孕妈妈可以尝试一种轻松简单的散步方法。

间隔式散步法：首先进行一个10分钟的放松热身散步，然后以中速慢走1分钟，最后快速走2分钟。行走的过程中要保持抬头，肩膀放平，手肘弯曲放在身体两侧。两臂在行走的过程中应该摆动起来保持身体的平衡，重复这种散步方法6次，最后进行放松慢走5分钟。

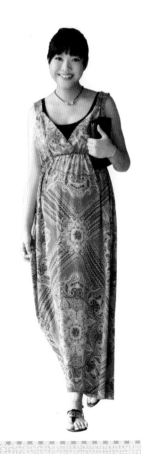

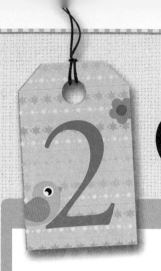

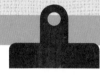

怀孕第38周

胎儿与孕妈妈的变化

胎儿的发育情况

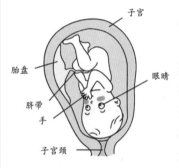

子宫
胎盘
脐带
手
眼睛
子宫颈

　　胎儿36周大了，重约3.2千克。这个时期，身体各部位的骨骼均匀发育。这个时期，胎儿的身体充满了整个子宫，所以胎儿要弯曲身体，双手向前合拢。胎儿的头部会朝向骨盆内的方向，准备出生。孕妈妈的骨盆腔包围着胎儿，会好好地保护胎儿。

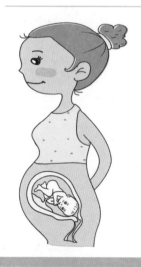

孕妈妈的身体变化

　　宫缩是即将分娩的讯号，而大部分孕妈妈在子宫收缩之前，会经历假阵痛收缩。假阵痛收缩类似阵痛，但是不同于子宫收缩。假阵痛收缩没有规律，而且稍微活动，疼痛就会消失。避免仰卧姿势，否则容易造成呼吸困难和恶心。

孕妈妈健康呵护

认清分娩信号为成功分娩做准备

距离预产期越来越近，孕妈妈此时要时刻留意可能出现的分娩信号，这样才能为成功分娩做好充足的准备。那么分娩信号究竟有哪些呢？

子宫底下降

一般情况下，孕妈妈在距离预产期前两周左右，子宫底都会下降，上腹部会变得轻松起来，呼吸也比以前舒畅，并且胃部在怀孕期间受压的情况也得以缓解，食欲也随之增加。

下腹部有受压迫的感觉

由于分娩时先露出的部分已经降到骨盆入口处，因此出现下腹部坠胀，并且出现压迫膀胱的现象。此时孕妈妈会感到腰酸腿痛，走路非常不方便，需要有人搀扶，且尿频现象也增多起来。

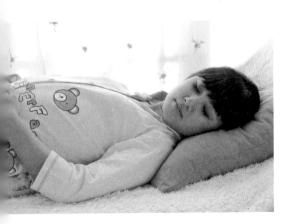

腹部出现有规律的阵痛

很多孕妈妈在怀孕38周时，腹部会出现有规律阵痛，这预示着即将要分娩。她们刚开始出现的阵痛持续时间一般不会超过1分钟，且间隔在15分钟左右。以后腹部的阵痛时间会逐渐延长，同时间隔时间会缩短。

见红

在孕期的最后几周，子宫颈的分泌物增多，白带也随之增加。一般情况下，孕妈妈子宫颈的分泌物为黏稠的液体，并在宫颈内形成防止细菌入侵的黏液栓。随着孕妈妈子宫不断进行收缩，这种黏液栓随着分娩开始的宫缩而排出，又由于子宫内口胎膜与宫壁的分离，有少量出血。这种出血与子宫黏液栓混合，自阴道排出，称为见红。如果孕妈妈出现见红，可以看成是分娩即将开始的预兆。但要观察出血量是不是太高，如果出血量高于平常量，就要考虑身体是否异常，及时寻求医生的帮助。

破水

孕妈妈阴道内流出羊水，又被称为"破水"。由于孕妈妈子宫进行着强有力的收缩且子宫压力不断增加，子宫口张大，胎儿头部下降，这样就引起胎膜破裂，从而使羊水从孕妈妈的阴道中流出，出现了这种情况也预示着离胎儿降生已经不远了。

在孕38周，是否出现上述症状要视孕妈妈身体的实际情况而定，但大多数孕妈妈在孕40周是会出现以上临产信号的，也有些孕妈妈在孕38周就会出现这些症状。这些都是正常的妊娠现象，孕妈妈切勿过度紧张。

假性宫缩不要过度紧张

对于怀孕38周的孕妈妈来说，出现假性宫缩也是常见的现象，孕妈妈大可不必过分紧张。妇产科医生认为，如果孕妈妈长时间保持同样的姿势，或久坐或站立，就会感到腹部一阵阵地变硬，这便是假性宫缩。假性宫缩间隔的时间少则十几分钟，多则一个小时，且每次持续的时间也不尽相同。尤其当孕妈妈感到兴奋时，更容易出现这种现象，它的出现也预示着分娩即将要开始，假性宫缩时常在产前2~3周出现。由于孕妈妈子宫下段受胎儿向下坠的刺激，出现假性宫缩的情况会增多。如果孕妈妈只是偶尔出现这种症状且持续时间不长，阴道也没有出血，不必过分紧张。但如果出现的频率非常多且间隔时间较短，同时阴道还伴有流血等现象，孕妈妈就要立即接受医生的诊治，以免发生意外。

本周孕妈妈注意事项

怀孕38周开始，已经属于围产期了。围产期后期是指，怀孕28周以后到分娩后一周的重要时期，因此有必要做好围产期保健，以保护孕妈妈的健康和促进宝宝的生长发育。在孕晚期，孕妈妈高高隆起的腹部会影响腿部的静脉血回流，使血液无法迅速地回流至脑部，就很容易在孕妈妈改变姿势时造成脑部供血不足，导致血压降低。因此，在改变姿势时，孕妈妈要注意动作要轻缓，避免因突然站起引起头晕，甚至跌倒的现象发生。

在即将临产的关键时期，孕妈妈要多看书或阅读杂志，来学习一些育婴的基本操作方法了。如冲调奶粉、母乳哺喂的正确姿势等。

本周饮食营养

本周营养重点

重点补充		适量补充
蛋白质	膳食纤维	综合维生素

吃容易消化的食物

孕10月的时候，尽量多吃一些东西。进食的时候要吃容易消化的，如面条鸡蛋汤、牛奶、酸奶、巧克力等，不吃油性大的食物。孕妈妈要吃饱吃好，这样才能为分娩准备足够的能量。

这些食物要多吃

只有母体的膀胱功能完善，才能分娩出骨骼和身体各器官健全的宝宝，因此要多食用能强化膀胱功能的食品。海藻和益母草都具有此功效。准备喂养母乳的孕妈妈应从这个时期开始比平时多摄取40毫克左右的维生素。多食用大白菜、辣椒、菠菜、生菜、橘子等食物。

如何根据产程安排饮食

产程是指孕妈妈生产分娩婴儿的全过程。分娩的过程分为3个产程。

第一产程：宫口扩张期

在整个分娩过程中所占的时间最长。虽然阵痛会影响到正常进食，但为了保证体力，孕妈妈应吃些蛋糕、稀饭、烂糊面等柔软、清淡且易消化的食物，应多次进食，每次不宜吃太多。

第二产程：胎儿分娩期

孕妈妈可喝些糖水、果汁、菜汤、牛奶、藕粉等，以补充能量。这个阶段，鼓励吃一些高热量的流食或半流食。

第三产程：胎盘娩出期

通常时间较短，不必勉强进食。若出现产程延长的现象，应给孕妈妈喝些糖水、果汁。

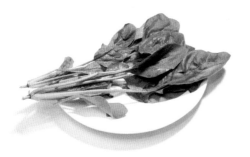
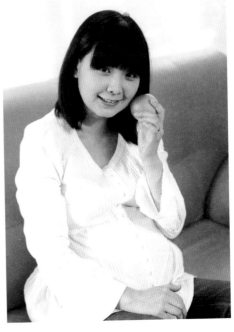

349

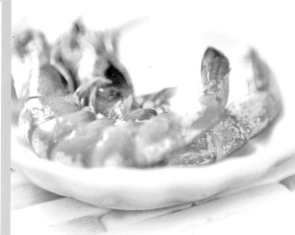

红烧大虾

大虾500克，生抽2匙，白糖1匙，大蒜4瓣，水适量。

1 将虾洗净后，剪去虾枪，沥干水后备用。

2 锅中放油，四成热后放入大蒜爆锅，至蒜瓣呈金黄色，倒入大虾爆炒半分钟。

3 放入生抽、白糖炒匀，倒入没及一半虾身的水，盖盖儿煮开后，再煮两分钟即可。

清香小炒

南瓜1/2，莴笋1棵，干木耳20克，油菜2棵，葱花、姜末各适量，精盐、料酒各1小匙，植物油1大匙。

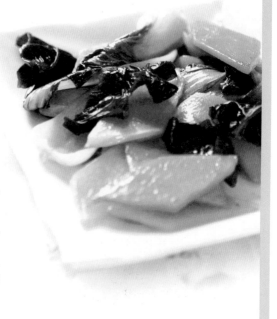

1 将南瓜洗净，去瓤，切成片。莴笋剥去外壳，洗净，切片。木耳用清水泡发，撕成小朵。油菜洗净，掰开。

2 将南瓜片、莴笋片、木耳、油菜分别用沸水焯一下，捞出控水。

3 炒锅烧热，加植物油，七八成热时用葱花、姜末爆香，放入南瓜片、莴笋片、木耳、油菜，加精盐、料酒翻炒均匀即可。

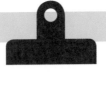

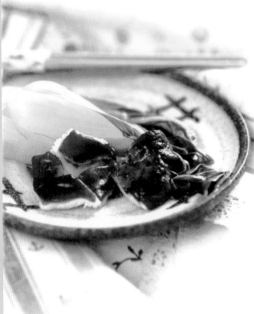

香菇油菜心

香菇50克，油菜心10根，酱油、白糖、味精、水淀粉、植物油各适量。

1　香菇用温水浸泡后，剪去根，反复清洗干净，挤去水分，备用。

2　油菜心洗净，放油锅中略炒一下，装盘。

3　锅内放油烧热，然后放入香菇略煸炒一下，再加入酱油、白糖，加盖烧煮入味。加入味精，用水淀粉勾芡，淋油，盛在煸炒过的油菜心上面即可。

柴香豆腐

盒装豆腐1盒，柴鱼片（明太鱼片）30克，鸡蛋1/2个，淀粉适量，酱油1茶匙，蒜末、香油各1/3茶匙。

1　鸡蛋打散成鸡蛋液；豆腐切大块，裹上淀粉、鸡蛋液及柴鱼片。

2　起油锅，放准备好的豆腐块，炸至金黄时捞出，蘸酱油食用即可。

3　锅内放油烧热，然后放入香菇略煸炒一下，再加入酱油、白糖，加盖烧煮入味。加入味精，用水淀粉勾芡，淋油，盛在煸炒过的油菜心上面即可。

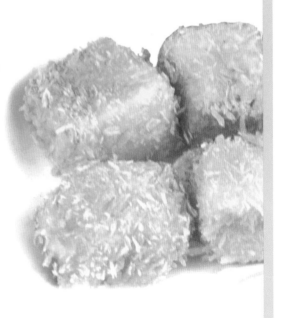

本周胎教方案

语言胎教：朗诵《偶成》

偶成

戴望舒

生命永远等待春天，
春天不会让所有的洁白融化，
僵硬的凝冰可能永远不会解冻，
可凝冰永远拥有春天，
湛蓝的天空，冷峻的雪峰。

好东西不会都永远存在，
相信我吧，
失去的是雪，
我永远拥有水。
冬天来了，
我的拥有没有少，
春天来了，
我的拥有没有多。

可我长大了，成熟了，
我的拥有多了，
那毕竟是自然的一部分，
自然长大的一部分，
其实，自己应该拥有的你一生都
不会完全拥有，
顺其自然吧，
不能每秒都测量自己的身高，
不能每天都娇艳欲滴。

情绪胎教：轻松面对分娩

不怕难产

大多数孕妈妈对分娩无经验、无知识，对宫缩、见红、破膜感到害怕、紧张，不知所措。怕痛、怕出血、怕胎儿出现意外状况。是顺产还是难产，一般取决于产力、产道和胎儿自身3个因素。对后两个因素，一般产前都能作出判断，如果有异常发生，肯定会在产前决定是否进行剖宫产。所以，只要产力正常，自然分娩的希望很大。如果每天担心自己会难产，势必会造成很大的心理负担，正确的态度是调动自身的有利因素，积极参与分娩，即使因为特殊的原因不能自然分娩，也不要情绪沮丧，还可以采取其他方式分娩。

不怕疼痛

面对即将来临的产痛，孕妈妈精神上可能会有一定压力，这主要受亲属、妈妈和姐妹的影响，或受周围环境发生的影响，如病房内其他孕妈妈的分娩经过，待产室内其他孕妈妈的嚎叫或呻吟等刺激造成。子宫收缩可能会使孕妈妈感到有些疼，但这并非不能忍受。如果出现疼痛，医生会让孕妈妈深呼吸或对孕妈妈进行按摩，减少疼痛，如果实在不行，还可以用安定等药物来镇痛。

远离产前焦虑

面对即将来临的产痛，孕妈妈精神上可能会有一定压力，这主要受亲属、妈妈和姐妹的影响，或受周围环境发生的影响，如病房内其他孕妈妈的分娩经过，待产室内临产前焦急与等待、期盼与担心，矛盾交织，很多孕妈妈既渴望早一天见到宝宝，又会为分娩时宝宝或自己是否受到伤害而担心，过度的焦虑与担心会影响孕妈妈的睡眠与休息，引发妊娠高血压综合征，会增加分娩的困难，甚至导致难产。这些不良的心理状况需要与产科医生、心理医生及时沟通，得到丈夫及家人的关爱也是保持孕妈妈良好精神状态的重要支柱。

美学胎教：《西斯廷圣母》

画中最美的一瞬间

拉斐尔的画对美丽与神圣、爱慕与敬仰都描画得恰到好处，使人获得一种纯洁、高尚的精神享受。画中圣母脚踩云端，代表人间权威的统治者教皇西斯廷二世，身披华贵的教皇圣袍，取下桂冠，虔诚地欢迎圣母驾临人间。圣母的另一侧是圣女渥瓦拉，她代表着平民百姓来迎驾，她的形象妖媚动人，沉浸在深思之中。她转过头，怀着母性的仁慈俯视着小天使，仿佛同他们分享着思想的隐秘，这是拉斐尔的画中最美的一瞬间。人们忍不住追随小天使向上的目光，最终与圣母相遇，这是目光和心灵的汇合。

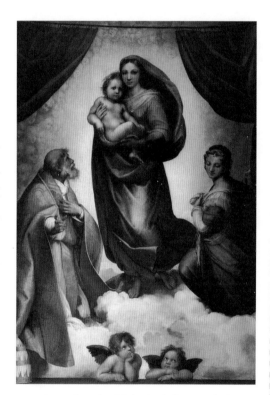

西斯廷圣母 / （意）拉斐尔·圣齐奥

来自圣母的祝福

从天而降的圣母出现在我们的面前，初看丝毫不觉其动，但是当我们注视圣母的眼睛时，仿佛她正向你走来，她年轻美丽的面孔庄重而又平和，细看那颤动的双唇，仿佛听到圣母的祝福。趴在下方的两个小天使睁着大眼仰望圣母的降临，稚气童心跃然画上。

孕10月

怀孕第39周

胎儿与孕妈妈的变化

胎儿的发育情况

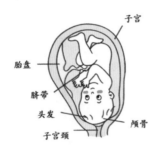

子宫
胎盘
脐带
头发
颅骨
子宫颈

胎儿37周大了，重约3.3千克。此时胎儿的大部分胎毛会脱落，手指甲和脚趾甲完全形成。另外，胎儿的肠道内充满暗绿色胎便。胎便是由胎儿肠道内掉落物和胎毛、色素等物质混合而成。一般情况下，在分娩过程中被排出，或者出生后几天内变成大便排到体外。

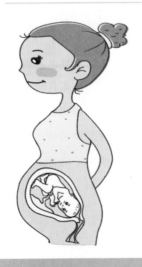

孕妈妈的身体变化

控制体重的增长，否则胎儿位置的下降可能会使行走变得更加困难。分娩后原来腹部扩增的部位可能会留下白色纹路。孕妈妈出现有规律的子宫收缩之外，还会出现其他分娩的征兆。由于羊膜的破裂，会流出羊水、堵住子宫颈管的黏液、血液的混合物，这就预示着即将开始分娩，所以应该尽快去医院。

孕妈妈健康呵护

分娩时该怎样用力

向上用力

分娩姿势有很多种，现在的大部分医院采用的是躺在产床上，向上用力的仰卧位。这种姿势便于监视分娩的进程，紧急的时候方便进行会阴切开术和吸引分娩术等处置方法。子宫口完全打开的时候，就会很自然有种要用力的感觉。用力要领：用力时两脚要岔开，下颌要紧收，后背和腰要贴近床，用力的方式和大便的时候差不多。迎合着阵痛的节奏，用腹部的力量，而不是臀部用力。

侧卧位的用力

侧卧位一般的是卧在左侧，子宫不会压迫大静脉，也不会引起母体血压下降，能给胎儿输送足够的营养和氧气。还能让会阴部放松，防止会阴部裂伤，向上用力呼吸都很舒服，也能减轻长时间阵痛带来的疲劳。缺点是胎儿头出来的时候必须支撑起一条腿。

了解胎儿分娩回旋4阶段

1. 胎儿的身体蜷曲着，颚就要贴在胸口了，进入骨盆，称衔接、下降。

2. 骨盆的出口很长，胎儿脸朝下，头部向妈妈后背处回转了90°，为俯屈，内旋转。

3. 向与第一回旋相反的方向回旋，按前头部、脸、后头部的顺序出生，为仰伸，外旋转。

4. 胎儿完全出来了。

用力方法	
手和脚	用力时，双手要握紧，两腿岔开。大腿一旦合并，产道就会关闭，这时膝盖应向外侧倾倒
视线	不要看着天花板，扬起下巴也不好，要收起下巴。视线要放在肚脐周围。用力时不要闭上眼睛，这样会用不上力
臀部	腹部用力的时候，阴道周围也有按压的感觉，类似于排便的感觉
从后背到腰	在疼痛的时候用力，后背很容易弯曲，这样不容易用上力气。即使很痛，后背和腰也要躺在产床上，不要弯曲

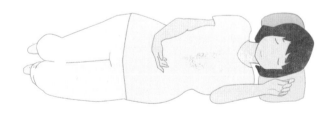

足月能否提前剖宫产

胎儿到37周就是足月，不过有个说法叫"瓜熟蒂落"。医学上发现37周足月孩子似有呼吸窘迫可能，所以一般是有产兆后出来比较合适。

现在的医疗技术很发达，所以建议还是等有分娩迹象后再去医院安排手术，这样肯定会对分娩有好处的，前提是在羊水和胎盘都正常的情况，如果羊水量少了，或是胎盘功能老化等情况出现，那就得赶紧进行剖宫产或催产。

分娩会不会需要很长时间

一般来说，经产妇所用的时间较短，初产妇所用的时间长些。统计数据表明女性在分娩第一胎的时候平均花费大约12个小时，第二胎平均需要8.5个小时。但是这并不意味着女性在这十多个小时里要一直忍受没有间断的疼痛。

分娩究竟需要多长时间因人而异，遗传因素也会起到一定的作用。因此，不妨询问母亲、姨妈和外祖母的分娩过程，提前做好心理准备多少会有所帮助。有的产妇宫缩特别强，产程也明显地缩短，不到三小时就分娩，称为"急产"。还有的产妇，因为年龄和精神因素，对分娩充满了畏惧，还没有正式临产，生活节奏就已经被打乱，吃不好，睡不好，结果消耗了体力，到正式临产时则疲乏无力，因而产程延长了，如果产程超过24小时则称为"滞产"。

本周孕妈妈注意事项

在临产前，孕妈妈要和准爸爸重新计算一下预产期，通常预产期的前三周和后二周都属于正常的分娩期，而如果超过了7天没有动静，那么就应该尽早住院待产了。

此时孕妈妈的心情可能会很紧张，其实大可不必，要明白生孩子是每一位女性都会经历的事，代表着你即将诞生一个小生命，你作为母亲是伟大的，也是快乐的，跟自己的身体谈谈心，跟自己腹中的宝宝谈谈心，跟丈夫谈谈心，让自己尽量放松下来。要知道，如果过分紧张和恐惧，身体就会呈现一种僵硬的状态，那么子宫在收缩时就会更疼，对孕妈妈和胎儿一点儿好处都没有。

小贴士 Xiaotieshi　准爸爸培训课堂

自然分娩还是剖宫产，此时应该决定下来。如果孕妈妈的身体状况完全正常，最好选择自然产。自然产的宝宝体质要比剖宫产的宝宝强，也不会伤到孕妈妈的元气。如果夫妻双方意见分歧的话，最好跟孕妈妈充分沟通，听取她的建议。

本周饮食营养

本周营养重点

重点补充

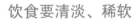

| 蛋白质 | 碳水化合物 |

适量补充

| 脂肪 | 综合维生素 | 矿物质 |

饮食要清淡、稀软

分娩当天的饮食应稀、软、清淡，以补充水分，易消化为主。可以先喝一些热牛奶、粥等。牛奶不仅可以补充水分，还可以补充孕妈妈特别需要的钙。粥类甜香可口，有益于脾胃，孕妈妈这天不妨多喝一些。

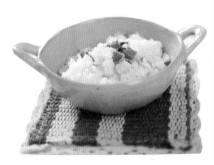

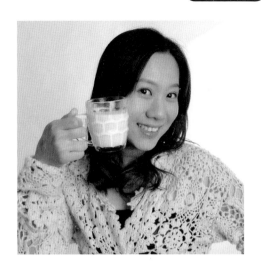

分娩当天不能敷衍了事

临产之时，孕妈妈要有足够的能量供给，才能保障分娩顺利。以下这些食物，会对分娩有所帮助。

哪些食物适宜临产的孕妈妈	
巧克力	享有"助产大力士"的美誉。在分娩时，巧克力可助孕妈妈一臂之力
红糖水	在第二产程时，孕妈妈会消耗很多能量，而食用红糖水可补充体力
牛奶	孕妈妈在分娩期间喝点牛奶，可补充能量
藕粉	含有大量的淀粉，可在人体内转变为糖，为孕妈妈提供能量苋菜粥具有清热、滑胎的功效，可帮助孕妈妈顺利分娩
空心菜粥	孕妈妈在临产时食用，可滑胎易产
坚果	如花生、核桃、松子等，富含脂肪和蛋白质，对顺利分娩非常有益

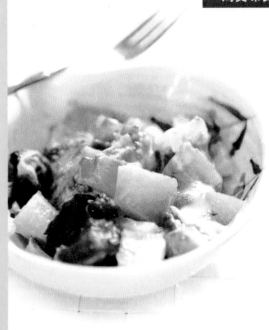

蔬菜沙拉

卷心菜200克，番茄80克，黄瓜60克，青椒30克，白皮洋葱30克，植物油、精盐、柠檬汁、蜂蜜各适量。

1. 把所有材料洗净，卷心菜、番茄切片，青椒、洋葱切成环形片。

2. 把切好的材料拌匀，放在盘子里。

3. 把植物油、精盐、柠檬汁、蜂蜜混合，搅拌均匀，淋在蔬菜上即可。

蚝油牛肉

口蘑150克，牛肉200克，胡萝卜半根，蚝油2小匙，酱油2小匙，料酒1小匙，姜丝、香油各少许，高汤、淀粉各适量，植物油2大匙。

1. 口蘑洗净，切片；胡萝卜洗净，切丝；牛肉切细丝，加少许酱油与淀粉拌匀上浆。

2. 炒锅烧热，加植物油，三成热时放入牛肉丝炒散，捞出沥油；锅中下入姜丝爆香，再下入胡萝卜丝、口蘑片，然后放入牛肉丝、高汤、蚝油、酱油、料酒翻炒，出锅前勾芡后淋入香油即可。

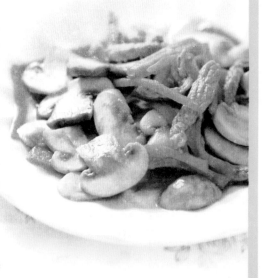

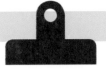

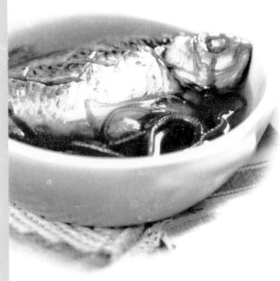

海带炖酥鱼

小鲫鱼200克、干海带80克，料酒、盐、酱油、醋、白糖、葱段、姜片各适量。

1 将小鲫鱼去内脏洗净；干海带泡发后切宽条，上锅蒸20分钟后备用。

2 将鱼摆在小锅内，在上面码上一层海带条，放上料酒、盐、酱油、醋、白糖、葱段、姜片。

3 加水没过菜面，大火煮开后，小火焖至汤稠即可。

发菜鸡茸蛋汤

水发发菜80克，鸡蛋皮110克，鸡肉茸150克，料酒、葱汁、姜汁各20克，高汤适量，盐3克，味精1克，芝麻油5克。

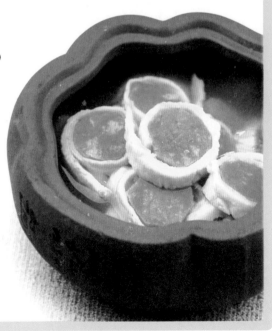

1 鸡肉茸内加入葱汁、姜汁、料酒、盐各半，同一方向充分搅匀，均匀地抹在鸡蛋皮上，上面铺上发菜，卷成卷。

2 将制好的发菜鸡茸蛋卷放入容器内，入蒸锅蒸至熟透取出。

3 将蒸好的鸡茸蛋卷横切成片，放入汤碗内，锅内加入葱汁、姜汁、高汤、余下的料酒、盐烧开，加味精，出锅前淋入芝麻油即成。

本周胎教方案

美学胎教：欣赏齐白石的《虾》

　　齐白石画的虾，体现了高度的笔墨技巧，在表现了水墨、宣纸的独特性能外，又将虾的质感表现得淋漓尽致，齐白石画的虾也是白石笔下最生动的作品之一。

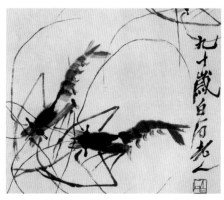

虾／齐白石

情绪胎教：分娩是一种幸福的痛

分娩

分娩，使生命走向辉煌，
做母亲，让女人完整。
痛苦与幸福同时存在，
降生的那一刻就注定，
一切成果一头系在幸福，
另一头系在痛苦，
——撕心裂肺的痛苦。
划破产房里一丝丝的血腥，
我听见了，从久远的年代传来，
那是一种裂帛的惨叫。
伴随着电闪雷鸣，凄风苦雨，
每一个稚嫩的生命，
都降生在母亲无助的痛苦之中。

有了母亲，出世的那一刻，
每一个幼小脆弱的生命，
不会躺在泥水里，也不会匍匐冰天雪地。
母亲会把儿女揽在怀里，
尽管母亲还在流血，还在痛苦中挣扎……
懵懂的小生命会以笑靥报答母亲，
尽管还不谙世事，也分辨不清赤橙黄绿青蓝紫。
他的梦里却已经有了颜色，
母亲，是橘黄色的温情，粉红色的呓语。
尽管人类从蒙昧的时代走来，
分娩却还例行着亘古不变的过程。
不管是顺产还是难产，母亲要承受一切，
体会着那种幸福的痛……

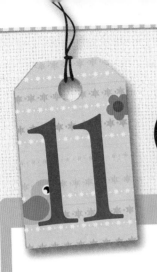

怀孕第40周

胎儿与孕妈妈的变化

胎儿的发育情况

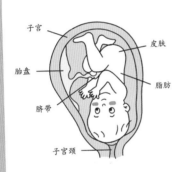

子宫
皮肤
胎盘
脂肪
脐带
子宫颈

　　虽然分娩主要是通过孕妈妈的痛苦与努力完成的，但从分娩开始的瞬间直到来到世上为止，胎儿也付出了相当大的努力。配合子宫的收缩和孕妈妈的用力，胎儿为了从狭窄且弯曲的产道里挤出，也在不停地转动身体、变换姿势。为了顺利产下胎儿，孕妈妈要尽最大努力，听从医生的指示非常重要。

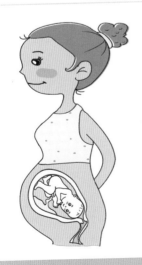

孕妈妈的身体变化

　　腹部皮肤处于紧绷状态，可伴有瘙痒的感觉。乳晕颜色变深，这在哺乳时能作为视觉信号，起到引导宝宝的作用。孕妈妈腹部感到针刺似的疼痛，并且这种疼痛以30分钟或1小时为间隔持续发生，那么这时就可以认定阵痛开始。阵痛的时间间隔因人而异。一旦阵痛间隔时间小于30分钟，不要慌张，应沉着地做好住院准备。

孕妈妈健康呵护

突发情况的应急

临近分娩身边没有亲人怎么办

如果临近分娩的时候身边没有家人的话，一定不要过于紧张。可以事先自己模仿一遍当自己一个人在家将要分娩时候的情景，将分娩顺序记录下来。

外出时突然要分娩怎么办

即使进入了临产期，真正分娩的时间也是很难把握的，所以一旦外出的时候，必须带着自己的医疗保健卡、手纸、毛巾、医院的地址记录本、家人的联系电话等必备品。

胎动异常时要马上去医院

第一次分娩的人会每隔10分钟阵痛，非初次分娩的孕妇每隔15分钟阵痛。一旦阵痛间隔在10～15分钟时就要马上去医院，因为张力的间隔缩短了，分娩就接近了，孕妈妈需要及时检查。如果阵痛发生仅有5～7分钟的间隔，这时候就要立刻把孕妈妈送往医院，因为孕妈妈马上要分娩了。

羊水大量流出时要马上去医院

包裹胎儿的羊膜破裂，接着羊水流了出来，流出来破裂的羊膜会弄脏衣服。当羊膜真正破裂的时候，羊水会"哗"地一下子大量流出，这时应立刻与产院联系。

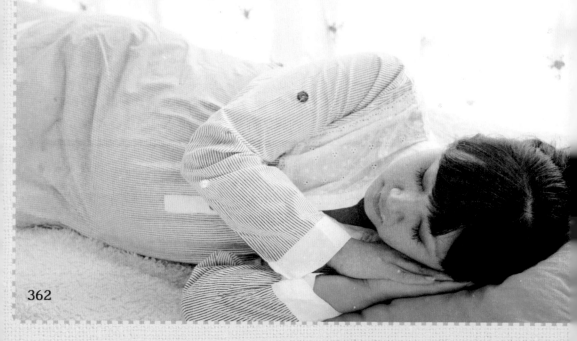

本周孕妈妈注意事项

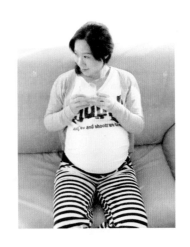

不能忽视孕期的最后检查。越来越临近分娩了，很多孕妈妈可能会忽视去医院检查。她们认为，胎儿很快就会降临到世间，此时身体是不会有问题的。殊不知，这往往会出现令她们意想不到的情况。妇产科医生建议，孕妈妈一定要去医院做全面检查，以便随时掌握腹中胎儿的情况，确保胎儿安全。

孕妈妈要养精蓄锐，充分休息。此时，孕妈妈的身体负担越来越重，行动非常不便，稍微活动身体就会感到疲倦。对于这种情况，孕妈妈不要从事一些耗费体力的活动，要注意充分休息保证充足的睡眠，这样才能为临近的分娩做好充足的准备。

不要贪食。对于怀孕40周的孕妈妈来说，这个时期胎儿会向下滑动，这也有效减轻了对孕妈妈胃部的压迫，在这种情况下，孕妈妈的食欲也随之增加，很容易贪食。对此，要特别提醒的是，不能在临近分娩时贪食，应当保持饮食规律，注意控制自身的体重，这样才能有效减轻分娩时的痛苦。

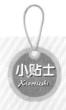

小贴士 Xiaotieshi

准爸爸培训课堂

住院待产时，准爸爸和孕妈妈一起练习用力要领，帮孕妈妈缓解分娩前的压力。

掌握用力要领	
1	在分娩过程中，将注意力集中在产道上
2	身体尽量不要向后仰，收下颌，看着自己的肚脐用力
3	紧紧抓住产床的把手或丈夫的手，像摇船桨一样，朝自己这边提
4	双膝尽量打开，脚掌稳稳地踩在脚踏板上，保持脚后跟用力
5	背部紧紧贴在床上，背部不要离开产床，只有紧紧地贴住，才能使得上劲
6	保持背部肌肉绷紧用力，感觉强烈时，不能拧着身体
7	尽可能地配合医生的要求做，大胆用力才能达到最佳效果

本周饮食营养

本周营养重点

重点补充

| 蛋白质 | 钙 | 铁 |

适量补充

综合维生素

待产时少食多餐

初产妇的平均产程为12小时，少数产妇的总产程可达到16～20小时。因此，孕妈妈在待产过程中既不能过于饥渴，也不能暴饮暴食，应少量多次进食，吃高热量易消化的食物，并注意摄入足够的水分，以保证有充沛的精力及体力在胎儿娩出过程中用力。

营养情况自测

宫高满40周	下限30厘米	上限34厘米	标准32厘米
腹围满40周	下限89厘米	上限100厘米	标准94厘米

开始为产后哺乳做准备

到了孕晚期用，打算母乳喂养的孕妈妈就要开始为产后哺乳而储备营养。

要避免食用影响乳汁分泌的食物，以免破坏哺乳效果。能抑制乳汁分泌的食物有：韭菜、麦芽、人参等。此时应适当吃些牛奶、羊奶、蛋、鱼、肉等动物性蛋白质或大豆及其制品。

促进乳汁分泌的食物

丝瓜络	单纯将丝瓜煨汤是达不到催乳的效果的。把丝瓜络和肉汤炖煮，才可以起到催奶的作用
花生	花生可用于缓解脾虚反胃、水肿、妇女白带、贫血及各种出血症及肺燥咳嗽、干咳久咳、产后催奶等病症
莴笋	莴笋有很好的催奶功效，孕妈妈可以用莴笋烧猪蹄，这种食法不仅减少油腻，清香可口，而且比单用猪蹄催乳效果更佳

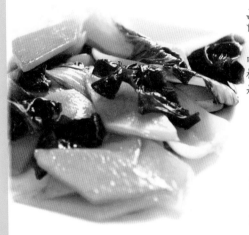

清香小炒

南瓜半个，莴笋1棵，干木耳20克，油菜2棵，葱花、姜末各适量，盐、料酒各1小匙，植物油1大匙。

1 将南瓜洗净，去瓤，切成片；莴笋剥去外壳，洗净，切片；木耳用清水泡发，撕成小朵；油菜洗净，掰开。

2 将南瓜片、莴笋片、木耳、油菜分别用沸水焯一下，捞出控水。

3 炒锅烧热，加植物油，七八成热时用葱花、姜末爆香，放入南瓜片、莴笋片、木耳、油菜，加盐、料酒翻炒均匀，即可食用。

家乡蔬菜面

鸡里脊肉100克，胡萝卜、蘑菇、菠菜各50克，香菇20克，蔬菜面25克，葱末、麻油、盐、鸡精各适量。

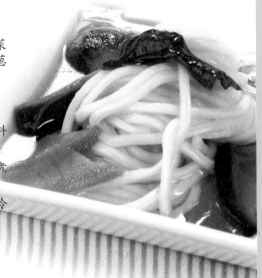

1 把胡萝卜、香菇、蘑菇切成片，加水700毫升，煮开后，放入调料调好味，制成面汤备用。

2 将鸡里脊肉、菠菜放入锅中煮滚。

3 将蔬菜面放入锅中煮透，过冷水，再过一下汤后盛入碗。

4 撒葱末，加入鸡里脊肉、菠菜，倒入面汤即可食用。

365

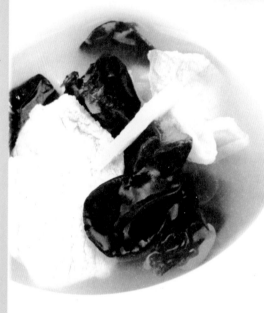

黑木耳肉羹汤

里脊肉100克，干黑木耳40克，姜3~5片，酱油、麻油、淀粉、盐、黑胡椒粉各少许。

1 里脊肉切块，用刀背将肉拍松，放入碗中，加酱油和麻油腌泡，待烹调前捞出沾裹上淀粉做成肉羹备用。

2 黑木耳泡3~4小时择净。

3 锅中加水，放入黑木耳及姜片煮半小时左右，至黑木耳微软，加入里脊肉烫煮熟，再加盐即可。

烧虾片

大虾400克，胡萝卜片少许，蛋白1个，猪油750克，绍酒1大匙，盐、味精、葱、姜末各少许，淀粉适量。

1 大虾去头、尾、皮，挑除沙线，洗干净，片成片装碗，加入少许盐调味，蘸上"蛋清浆"，下入油锅，滑散倒入漏匙。

2 留少许底油，用葱、姜末炝锅，烹绍酒，下入虾片、胡萝卜片翻炒，加入盐、味精，用水淀粉勾芡，淋明油，出锅即可。

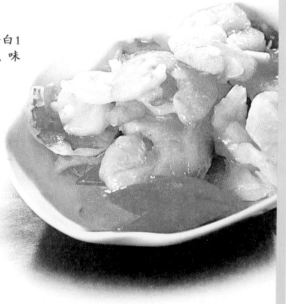

本周胎教方案

美学胎教：名画欣赏《亲吻》

不再猜测，不再胡思乱想，就要和他见面了……不要过分期待，也不要过分焦虑，不要把分娩看做是很困难的事情，这是一位母亲必然要接受的历练。在感到焦虑的时候，欣赏一幅名画，心绪也许会得到平静。静静地等待着他的第一声啼哭……

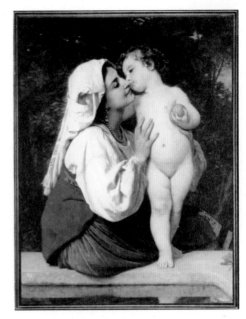

亲吻／（法）阿道夫·威廉·布格罗

语言胎教：思念

静夜思
李白

床前明月光，
疑是地上霜。
举头望明月，
低头思故乡。

相思
王维

红豆生南国，
春来发几枝。
劝君多采撷，
此物最相思。

鹊桥仙
秦观

纤云弄巧，
飞星传恨，
银汉迢迢暗度。
金风玉露一相逢，
便胜却、人间无数。
柔情似水，佳期如梦，
忍顾鹊桥归路。
两情若是久长时，
又岂在、朝朝暮暮！

无题
李商隐

昨夜星辰昨夜风，
画楼西畔桂堂东。
身无彩凤双飞翼，
心有灵犀一点通。
隔座送钩春酒暖，
分曹射覆蜡灯红。
嗟余听鼓应官去，
走马兰台类转蓬。